大数据时代的医学图像深度学习与前沿

张红梅　卢虹冰　主编

吕孟叶　刘梦汀　许夏瑜　副主编

清華大學出版社
北　京

内 容 简 介

本书介绍了人工智能领域的基础理论和方法，包括机器学习方法的简要介绍；深度学习的数学基础；网络架构设计改进、训练及优化步骤；深度学习在医学图像目标检测、分类、分割、图像生成、稀疏重建和图神经网络在临床应用的案例，并附有程序。本书可做为高等院校生物医学工程专业教材和其他理工科高年级本科生和研究生教材，也可供相关科技人员参考。

图书在版编目（CIP）数据

大数据时代的医学图像深度学习与前沿 / 张红梅，卢虹冰主编. -- 北京 : 清华大学出版社, 2024. 8.
ISBN 978-7-302-67122-0
Ⅰ. R445
中国国家版本馆 CIP 数据核字第 2024SJ4286 号

责任编辑：孙　宇
封面设计：王晓旭
责任校对：李建庄
责任印制：宋　林
出版发行：清华大学出版社
网　　址：https://www.tup.com.cn，https://www.wqxuetang.com
地　　址：北京清华大学学研大厦 A 座　**邮　　编：**100084
社 总 机：010-83470000　**邮　　购：**010-62786544
投稿与读者服务：010-62776969，c-service@tup.tsinghua.edu.cn
质量反馈：010-62772015，zhiliang@tup.tsinghua.edu.cn
印 装 者：三河市铭诚印务有限公司
经　　销：全国新华书店
开　　本：185mm×260mm　**印　张：**15.25　**字　　数：**341 千字
版　　次：2024 年 8 月第 1 版　**印　　次：**2024 年 8 月第 1 次印刷
定　　价：89.00 元

产品编号：101418-01

编委会名单

主　　编： 张红梅　卢虹冰

副 主 编： 吕孟叶　刘梦汀　许夏瑜

编　　者： 张红梅　卢虹冰　吕孟叶　刘梦汀　许夏瑜

廖国粮　张方元　赵加坤　王丽娟

学术秘书： 张方元　张　博

序

欢迎来到智能医学图像分析这一引人入胜的世界！本书将成为您探索人工智能技术在医学图像分析领域应用的全面指南，通过深入浅出的方式，引导您了解每个关键概念，并通过丰富的案例展示这些概念的实际应用。

第 1 章介绍了机器学习的基本原理，覆盖从监督学习技术（如朴素贝叶斯和 K-近邻）到无监督学习方法（如聚类和关联规则学习）的内容，促进读者对机器学习基础算法的理解。第 2 章深入探讨深度学习的数学基础，涵盖激活函数、损失函数及卷积神经网络（CNNs）和循环神经网络（RNNs）的结构等核心概念。第 3 章揭示了训练和优化人工神经网络的基本步骤，包括定义任务、准备数据集、评估模型和网络优化等关键环节。第 4 章专注于深度学习在医学图像分类中的应用，讲解 VGG、ResNet、DenseNet 和 Inception 等流行架构。第 5 章深入探讨目标检测领域的算法，剖析两阶段模型（如 R-CNN）和单阶段模型（如 YOLO）的运行机制与特点。第 6 章讨论生物医学图像分割的技术和应用，如 U-Net、注意机制和改进的损失函数。第 7 章介绍医学图像生成，包括自动编码器、生成对抗网络（GANs）和扩散模型等技术，并展示其在临床应用中的最新进展。第 8 章涵盖了 Transformer 和自注意机制的基础知识及其在医学图像分析中的应用。第 9 章探讨从稀疏数据中重建图像的方法和挑战。最后，在第 10 章探讨图神经网络的基本方法和多种实际应用，包括前沿的图注意力网络和时空图神经网络。

本书的编写团队包括多位在智能医学图像分析领域具有深厚专业知识的专家：张红梅和赵加坤、张方元合作编写了第 1 章，张红梅、廖国粮和吕孟叶合作编写了第 2 章，吕孟叶和刘梦汀合作编写了第 3 章。第 3 章和第 5 章由廖国粮编写，第 6 章由许夏瑜编写，第 7 章和第 10 章由刘梦汀编写，第 8 章和第 9 章由吕孟叶编写。全书统稿由张红梅和张方元完成。

无论您是渴望掌握基础知识的新手，还是寻求了解最新进展的专业人士，本书都将是您不可多得的资源。智能医学影像经历着日新月异的变革与发展，该书在编写过程中难免有疏漏或不妥，敬请读者指正。我们期待着与您一同在智能医学图像分析的旅程中前进，探索未来的可能性。祝您学习愉快。

杨晓峰
埃默里大学
2024 年 6 月

目　录

第 1 章

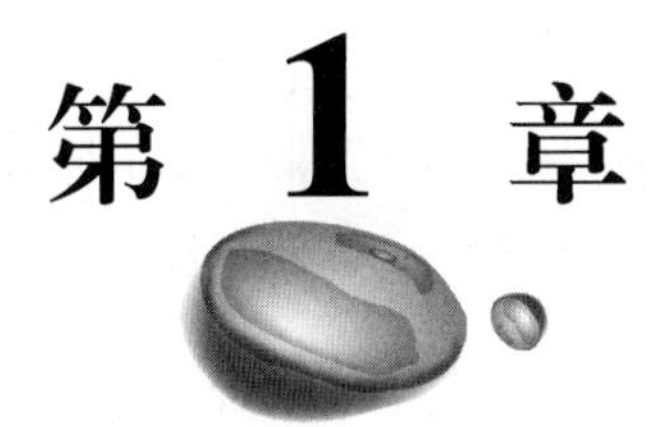

机器学习原理

1.1 机器学习方法

人工智能是当前最热门的话题之一，计算机技术与互联网技术的快速发展更是将对人工智能的研究推向一个新的高潮。人工智能是研究模拟和扩展人类智能的理论与方法及其应用的一门新兴技术科学。作为人工智能核心研究领域之一的机器学习，其研究动机是为了使计算机系统具有人的学习能力以实现人工智能。机器学习就是把无序的数据转换为有用的信息，作为人工智能的核心，是使计算机具有智能的根本途径。进入 21 世纪以来，类似于降水、地震、湿度等巨量地学数据，振动、形变等巨量工业信号数据，如何从这些海量数据中抽离出有价值的信息，一直备受学界关注（HARRINGTON，2013）。

在开始研究之前，首先构建一个肺癌分类系统，其实这个很有趣，如果完全可以根据各型肺癌的分化程度和形态特征将肺癌分类，那么是不是部分肺癌学者就可以退休了（表 1-1）？

表 1-1　基于特征的肺癌分类表

分类	位置	比例
小细胞肺癌	倾向于黏膜下生长	20%左右
鳞癌	有向管腔内生长的倾向	40%～50%
腺癌	多生长在肺边缘小支气管的黏液腺	25%左右
大细胞肺癌	多发在肺门附近或肺边缘的支气管	1%左右

表 1-1 中的比例为数值型，可用十进制数字表示，而位置则为枚举类型。尽管可能未枚举所有情况，但充分表明机器学习的主要任务为分类。想识别出肺癌并判断其细分类型，从而实现精准用药。简便方法在于患者接受检查后，肺癌分类系统接收医学图像数据，假定已经获取所有特征，那么就可以判断肺癌类型并指导医疗实践。

为测试机器学习算法效果，我们通常使用两套独立样本集：训练数据和测试数据。在机器学习算法程序运行过程中，先将训练样本输入，完成训练后输入测试样本。此时不提供目标变量（肺癌类型），由程序判定样本属于哪个类别。通过比较测试样本预测的目标变量与实际类别之间的差异，可得到算法精确度。

机器学习的另一项任务就是回归，其主要是预测数值型数据，分类和回归同属监督学习，与其对应的就是无监督学习，将数据集合分成由类似对象组成的多个类的过程是聚类，寻找数据统计值的过程叫密度估计。表 1-2 给出了机器学习的主要任务，以及解决相应问题的算法。

表 1-2　常见的机器学习方法

监督学习		无监督学习
K-近邻算法	线性回归	K-means
朴素贝叶斯算法	Lasso 回归系数	最大期望算法
决策树	局部加权回归	DBSCAN
SVM	Ridge 回归	Parzen 窗设计

机器学习的算法各不相同，但是使用算法创建程序的过程极其相似，它通常遵循以下流程。

（1）收集数据：提取数据的方法很多，但为评价算法，我们通常会使用公开的数据集。

（2）准备输入数据：主要是确保格式符合算法的需求。

（3）分析输入数据：主要检查我们的数据是否存在垃圾数据，这一步需要人工参与。

（4）训练算法：将前面得到的数据输入到算法中，从中抽取知识和信息。得到的知识存储为计算机可以处理的格式，方便后续使用。

（5）测试算法：为了评估算法，必须测试算法工作的效果。监督算法考量目标变量值，无监督学习也必须用其他评测手段检验算法成功率。

（6）使用算法：将算法转换为应用程序，执行实际任务，如果碰见新的问题，重复执行上述步骤。

1.1.1　支持向量机

1.1.1.1　基本原理

支持向量机（support vector machine，SVM）是监督学习的常用方法（CORTES and VAPNIK，1995）。20 世纪 90 年代初 Vapnik 等人根据统计学习理论提出的一种新的机器学习方法，它以结构风险最小化原则为理论基础，通过适当地选择函数子集及该子集中的判别函数，使学习机器的实际风险达到最小，保证了通过有限训练样本得到的小误差分类器，对独立测试集的测试误差仍然较小。

支持向量机的基本思想：首先，在线性可分的情况下，在原空间寻找两类样本的最优分类超平面；在线性不可分的情况下，加入松弛变量进行分析，通过使用非线性映射将低维输入空间的样本映射到高维属性空间使其变为线性情况，从而使得在高维属性空间采用线性算法对样本的非线性进行分析成为可能，并在该特征空间中寻找最优分类超平面。其次，它通过使用结构风险最小化原理在属性空间构建最优分类超平面，使分类器得到全局最优，并在整个样本空间的期望风险以某个概率满足一定上界。

突出的优点主要有：①基于统计学习理论中结构风险最小化原则和 VC 维理论，具有良好的泛化能力，即由有限的训练样本得到的小的误差能够保证使独立的测试集仍保持小的误差。②支持向量机的求解问题对应的是一个凸优化问题，因此局部最优解一定是全局最优解。③核函数的成功应用，将非线性问题转化为线性问题求解。④分类间隔的最大化，使得支持向量机算法具有较好的鲁棒性。由于 SVM 自身的突出优势，因此被越来越多的研究人员作为强有力的学习工具，以解决模式识别、回归估计等领域的难题。⑤python 中有 sklearn.svm import SVC 以及 matlab 中的 LIBSVM 等完善的工具包。

1.1.1.2 最优分类面和广义最优分类面

SVM 是从线性可分情况下的最优分类面发展而来的，基本思想可用图 1-1 来说明。对于一维空间中的点、二维空间中的直线、三维空间中的平面，以及高维空间中的超平面，图中实心点和空心点代表两类样本，H 为它们之间的分类超平面，H1、H2 分别为过各类中离分类面最近的样本且平行于分类面的超平面，它们之间的距离△叫作分类间隔（margin）。

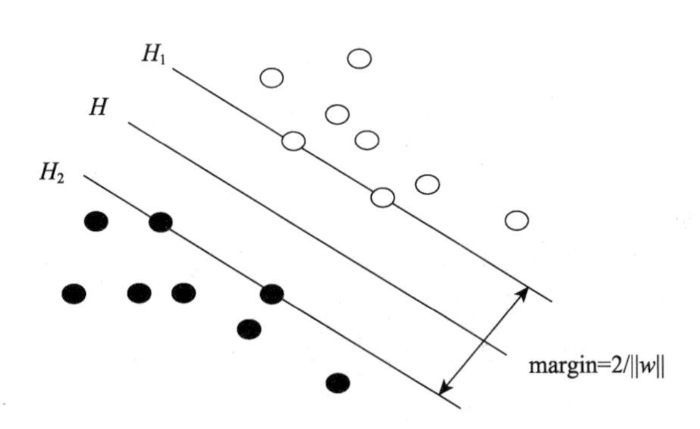

图 1-1 最优分类面示意图

所谓最优分类面要求分类面不但能将两类正确分开，而且使分类间隔最大。将两类正确分开是为了保证训练错误率为 0，也就是经验风险最小（为 0）。使分类空隙最大实际上就是使推广性的界中的置信范围最小，从而使真实风险最小。推广到高维空间，最优分类线就成为最优分类面。

设线性可分样本集为 $(x_i, y_{i\_}), i=1,\cdots,n, x\in R^d, y\in\{+1,-1\}$ 是类别符号。d 维空间中线性判别函数的一般形式为是类别符号。d 维空间中线性判别函数的一般形式为 $g(x)=w\cdot x+b$（注：w 代表 Hilbert 空间中权向量；b 代表阈值），分类线方程为 $w\cdot x+b=0$。将判别函数进行归一化，使两类所有样本都满足 $|g(x)|=1$，也就是使离分类面最近的样本的 $|g(x)|=1$，此时分类间隔等于 $2/\|w\|$，因此使间隔最大等价于使 $\|w\|$（或 $\|w\|^2$）最小。要求分类线对所有样本正确分类，就是要求它满足

$$y_i[(w\cdot x)+b]-1\geqslant 0, i=1,2,\cdots,n \tag{1.1}$$

满足上述条件式（1.1），并且使$\|w\|^2$最小的分类面叫作最优分类面，这两类样本中离分类面最近的点且平行于最优分类面的超平面 H1、H2 上的训练样本点就称作支持向量（support vector），因为它们“支持”了最优分类面（图 1-2）。

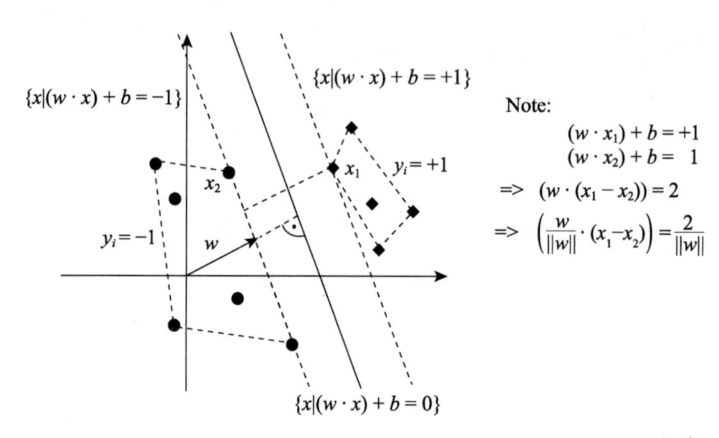

图 1-2　最优分类示意图

利用 Lagrange（拉格朗日）优化方法可以把上述最优分类面问题转化为如下这种较简单的对偶问题，即：在约束条件，

$$\sum_{i=1}^{n} y_i\alpha_i = 0 \tag{1.2a}$$

$$\alpha_i \geqslant 0, i = 1,2,\cdots,n \tag{1.2b}$$

下面对α_i（注：对偶变量即拉格朗日乘子）求解下列函数的最大值：

$$\mathrm{Q}(\alpha) = \sum_{\mathrm{i}=1}^{n}\alpha_i - \frac{1}{2}\sum_{i,j=1}^{n}\alpha_i\alpha_j y_i y_j (x_i x_j) \tag{1.3}$$

若α^*为最优解，则

$$w^* = \sum_{i=1}^{n}\alpha^* y\alpha_i \tag{1.4}$$

即最优分类面的权系数向量是训练样本向量的线性组合。

式（1.3）由来：利用 Lagrange 函数计算如下，

$$L(w,b,\alpha) = \frac{1}{2}\|w\|^2 - \sum_{i=1}^{l}\alpha_i(y_i \cdot ((x_i \cdot w) + b) - 1)$$

$$\frac{\partial}{\partial b}L(w,b,\alpha) = 0 \quad \frac{\partial}{\partial w}L(w,b,\alpha) = 0$$

$$\sum_{i=1}^{l} a_i y_i = 0 \quad w = \sum_{i=1}^{l}\alpha_i y_i x_i$$

$$W(\alpha) = \sum_{i=1}^{l}\alpha_i - \frac{1}{2}\sum_{i,j=1}^{l}\alpha_i\alpha_j y_i y_j (x_i \cdot x_j)$$

$$\alpha_i \geqslant 0,\ i=1,\cdots,l,\ \ and\ \ \sum_{i=1}^{l}\alpha_i y_i = 0$$

实例：四个点及其分类情况如下：

$$f(x)=\operatorname{sgn}\left(\sum_{i=1}^{l} y_i\alpha_i\cdot(x\cdot x_i)+b\right)$$

x_1 =(0, 0),　y_1 = +1
x_2 =(1, 0),　y_2 = +1
x_3 =(2, 0),　y_3 = −1
x_4 =(0, 2),　y_4 = −1

$$Q(\alpha)=(\alpha_1+\alpha_2+\alpha_3+\alpha_4)-\frac{1}{2}(\alpha_2^2-4\alpha_2\alpha_3+4\alpha_3^2+4\alpha_4^2)$$

可调用二次规划程序，求得 $\alpha_1, \alpha_2, \alpha_3, \alpha_4$ 的值，进而求得 w 和 b 的值。

$$\begin{cases}\alpha_1=0\\ \alpha_2=1\\ \alpha_3=3/4\\ \alpha_4=1/4\end{cases}$$

$$w=\begin{bmatrix}1\\0\end{bmatrix}-\frac{3}{4}\begin{bmatrix}2\\0\end{bmatrix}-\frac{1}{4}\begin{bmatrix}0\\2\end{bmatrix}=\begin{bmatrix}-\frac{1}{2}\\ -\frac{1}{2}\end{bmatrix}$$

$$b=-\frac{1}{2}\left[-\frac{1}{2},-\frac{1}{2}\right]\begin{bmatrix}3\\0\end{bmatrix}=\frac{3}{4}$$

$$g(x)=3-2x_1-2x_2=0$$

这是一个不等式约束下的二次函数极值问题，存在唯一解。根据 kühn-Tucker 条件，解中将只有一部分(通常是很少一部分) α_i 不为 0，这些不为 0 解所对应的样本就是支持向量。求解上述问题后得到的最优分类函数是：

$$f(x)=\operatorname{sgn}\{(w^*\cdot x)+b^*\}=\operatorname{sgn}\left\{\sum_{i=1}^{n}\alpha_i^* y_i(x_i\cdot x)+b^*\right\} \tag{1.5}$$

根据前面的分析，非支持向量对应的 α_i 均为 0，因此上式中的求和实际上只对支持向量进行。b^* 是分类阈值，可以由任意一个支持向量通过式（1.1）求得（只有支持向量才满足其中的等号条件），或通过两类中任意一对支持向量取中值求得。

从前面的分析可以看出，最优分类面是在线性可分的前提下讨论的，在线性不可分的情况下，就是某些训练样本不能满足式（1.1）的条件，因此可以在条件中增加一个松弛项参数 $\varepsilon_i \geqslant 0$，变成：

$$y_i[(w\cdot x_i)+b]-1+\varepsilon_i \geqslant 0, i=1,2,\cdots,n \tag{1.6}$$

对于足够小的 $\varepsilon>0$，只要使

$$F_\sigma(\varepsilon)=\sum_{i=1}^{n}\varepsilon_i^\sigma \tag{1.7}$$

最小，就可以使错分样本数最小。对应线性可分情况下要使分类间隔最大，在线性不可分情况下可引入约束：

$$\|w\|^2 \leqslant c_k \tag{1.8}$$

在约束条件（1.6）幂 1（1.8）下对式（1.7）求极小，就得到了线性不可分情况下的最优分类面，称作广义最优分类面。为方便计算，取 $\varepsilon=1$。

为使计算进一步简化，广义最优分类面问题可以进一步演化成在条件（1.6）的约束条件下求下列函数的极小值：

$$\phi(w,\varepsilon)=\frac{1}{2}(w,w)+C\left(\sum_{i=1}^{n}\varepsilon_i\right) \tag{1.9}$$

其中 C 为某个指定的常数，它实际上起控制对错分样本的惩罚程度的作用，实现在错分样本的比例与算法复杂度之间的折中。

求解这一优化问题的方法与求解最优分类面时的方法相同，都是转化为一个二次函数极值问题，其结果与可分情况下得到的（1.2）（1.5）几乎完全相同，但是条件（1.2b）变为：

$$0 \leqslant \alpha_{\mathrm{i}} \leqslant C, i=1,\cdots,n \tag{1.10}$$

1.1.1.3 SVM 的非线性映射

对于非线性问题，可以通过非线性交换转化为某个高维空间中的线性问题，在变换空间求最优分类超平面。这种变换可能比较复杂，因此这种思路在一般情况下不易实现。但是我们可以看到，在上面对偶问题中，不论是寻优目标函数（1.3）还是分类函数（1.5）都只涉及训练样本之间的内积运算（$x \cdot x_i$）。设有非线性映射 $\Phi: R^d \rightarrow H$ 将输入空间的样本映射到高维（可能是无穷维）的特征空间 H 中，当在特征空间 H 中构造最优超平面时，训练算法仅使用空间中的点积，即 $\phi(x_i)\cdot\phi(x_j)$，而没有单独的 $\phi(x_i)$ 出现。因此，如果能够找到一个函数 K 使得

$$K(x_i \cdot x_j)=\phi(x_i)\cdot\phi(x_j) \tag{1.11}$$

这样在高维空间实际上只需进行内积运算，而这种内积运算是可以用原空间中的函数实现的，我们甚至没有必要知道变换中的形式。根据泛函的有关理论，只要一种核函数 $K(x_i \cdot x_j)$ 满足 Mercer 条件，它就对应某一变换空间中的内积。因此，在最优超平面中采用适当的内积函数 $K(x_i \cdot x_j)$ 就可以实现某一非线性变换后的线性分类，而计算复杂度却没有增加。此时目标函数（1.3）变为：

$$Q(\alpha)=\sum_{i=1}^{n}\alpha_i-\frac{1}{2}\sum_{i,j=1}^{n}\alpha_i\alpha_j y_i y_j K(x_i \cdot x_j) \tag{1.12}$$

而相应的分类函数也变为

$$f(x)=\operatorname{sgn}\left\{\sum_{i=1}^{n}\alpha_i^* y_i K(x_i \cdot x_j)+b^*\right\} \tag{1.13}$$

算法的其他条件不变，这就是 SVM。

概括地说，SVM 就是通过某种事先选择的非线性映射将输入向量映射到一个高维特征空间，在这个特征空间中构造最优分类超平面。在形式上 SVM 分类函数类似于一个神经网络，输出是中间节点的线性组合，每个中间节点对应于一个支持向量，如图 1-3 所示。

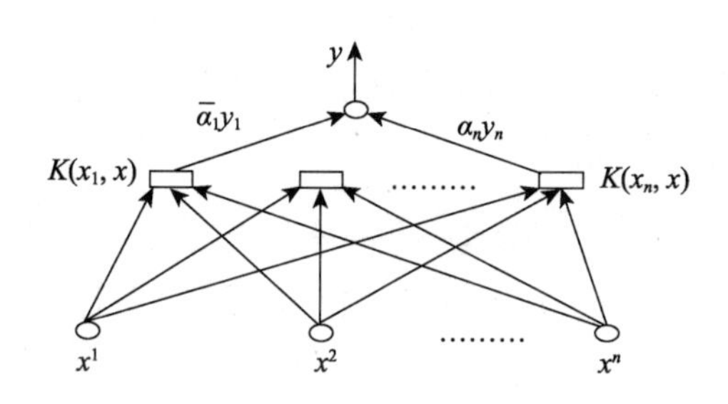

图 1-3 SVM 示意图

其中，输出（决策规则）：

$$y = \operatorname{sgn}\left\{\sum_{i=1}^{n} \alpha_i y_i K(x \cdot x_i) + b\right\} \tag{1.14}$$

权值 $w_i = \alpha_i y_i$，$K(x \cdot x_i)$ 为基于 s 个支持向量 $x_1, x_2, \cdots, x_s$ 的非线性变换（内积），$x = (x^1, x^2, \cdots, x^d)$ 为输入向量。

1.1.1.4 核函数

选择满足 Mercer 条件的不同内积核函数，就构造了不同的 SVM，这样也就形成了不同的算法（PATE CHOUHAN，2013）。目前研究最多的核函数主要有三类：

（1）多项式核函数

$$K(x, x_i) = [(x \cdot x_i) + 1]^q \tag{1.15}$$

其中 q 是多项式的阶次，所得到的是 q 阶多项式分类器。

（2）径向基函数（RBF）

$$K(x, x_i) = \exp\left\{-\frac{|x - x_i|^2}{\sigma^2}\right\} \tag{1.16}$$

所得的 SVM 是一种径向基分类器，它与传统径向基函数方法的基本区别是，这里每一个基函数的中心对应于一个支持向量，它们以及输出权值都是由算法自动确定的。径向基形式的内积函数类似人的视觉特性，在实际应用中经常用到，但是需要注意的是，选择不同的参数值，相应的分类面会有很大差别。

（3）S 形核函数

$$K(x, x_i) = \tanh[v(x \cdot x_i) + c] \tag{1.17}$$

这时 SVM 算法中包含了一个隐层的多层感知器网络，不但网络的权值、网络的隐层结点数也是由算法自动确定的，而且不像传统的感知器网络那样由人凭借经验确定。此外，该算法不存在困扰神经网络的局部极小点的问题。

在上述几种常用的核函数中，最为常用的是多项式核函数和径向基核函数。除了上面提到的三种核函数外，还有指数径向基核函数、小波核函数等其他一些核函数，应用相对较少。事实上，需要进行训练的样本集有各式各样，核函数也各有优劣。B.Bacsens 和 S.Viaene 等曾利用 LS-SVM 分类器（TIAN et al.，2022），采用 UCI 数据库，对线性核函数、多项式核函数和径向基核函数进行了实验比较，从实验结果来看，对不同的数据库，不同的核函数各有优劣，而径向基核函数在多数数据库上得到略为优良的性能。

1.1.1.5 支持向量机的应用

SVM 方法在理论上具有突出的优势，贝尔实验室率先在美国邮政手写数字库识别研究中应用了 SVM 方法，取得了较大的成功。在随后的近几年内，有关 SVM 的应用研究得到了很多领域学者的重视，在人脸检测、验证和识别、说话人/语音识别、文字/手写体识别、图像处理及其他应用研究等方面取得了大量的研究成果，从最初的简单模式输入的直接的 SVM 方法研究，进入多种方法取长补短的联合应用研究，对 SVM 方法也有了很多改进。

（1）人脸检测、验证和识别

Osuna（1997）最早将 SVM 应用于人脸检测，并取得了较好的效果，其方法是汽接训练非线性 SVM 分类器完成人脸与非人脸的分类。由于 SVM 的训练需要大量的存储空间，并且非线性 SVM 分类器需要较多的支持向量，速度很慢。为此，马勇等（2003）提出了一种层次型结构的 SVM 分类器，它由一个线性 SVM 组合和一个非线性 SVM 组成。检测时，由前者快速排除图像中绝大部分背景窗口，而后者只需对少量的候选区域做出确认；训练时，在线性 SVM 组合的限定下，与“自举（bootstrapping）”方法相结合可收集到训练非线性 SVM 的更有效的非人脸样本，简化 SVM 训练的难度，大量实验结果表明这种方法不仅具有较高的检测率和较低的误检率，而且具有较快的速度。

人脸检测研究中更复杂的情况是姿态的变化。叶航军等（2003）提出了利用支持向量机方法进行人脸姿态的判定，将人脸姿态划分成 6 个类别，从一个多姿态人脸库中手工标定训练样本集和测试样本集，训练基于支持向量机姿态分类器，分类错误率降低到 1.67%，明显优于在传统方法中效果最好的人工神经元网络方法。

在人脸识别中，面部特征的提取和识别可看作是对 3D 物体的 2D 投影图像进行匹配的问题。由于许多不确定性因素的影响，面部特征的选取与识别就成为一个难点。凌旭峰等（2003）及张燕昆等（2002）分别提出基于 PCA 与 SVM 相结合的人脸识别算法，充分利用了 PCA 在特征提取方面的有效性以及 SVM 在处理小样本问题和泛化能力强等方面的优势，通过 SVM 与最近邻距离分类器相结合，使得所提出的算法具有比传统最近邻分类器和 BP 网络分类器更高的识别率。王宏漫等（2003）在 PCA 基础上进一步做 ICA，提取更加有利于分类的面部特征的主要独立成分；然后采用分阶段淘汰的支持向量机分类机制进行识别。对两组人脸图像库的测试结果表明，基于 SVM 的方法在识别率和识别时间等方面都取得了较好的效果。

（2）说话人 / 语音识别

说话人识别属于连续输入信号的分类问题，SVM 是一个很好的分类器，但不适合处理连续输入样本。为此，忻栋等（2002）引入隐式马尔可夫模型 HMM，建立了 SVM 和 HMM

的混合模型。HMM 适合处理连续信号，而 SVM 适用于分类问题；HMM 的结果反映了同类样本的相似度，而 SVM 的输出结果则体现了异类样本间的差异。为了方便与 HMM 组成混合模型，首先将 SVM 的输出形式改为概率输出。实验中使用 YOHO 数据库，特征提取采用 12 阶的线性预测系数分析及其微分，组成 24 维的特征向量。实验表明 HMM 和 SVM 的结合达到了很好的效果。

（3）文字 / 手写体识别

贝尔实验室对美国邮政手写数字库进行的实验，人工识别平均错误率是 2.5%，专门针对该特定问题设计的 5 层神经网络错误率为 5.1%（其中利用了大量先验知识），而用 3 种 SVM 方法（采用 3 种核函数）得到的错误率分别为 4.0%、4.1%和 4.2%，且是直接采用 16×16 的字符点阵作为输入，表明了 SVM 的优越性能。

手写体数字 0～9 的特征可以分为结构特征、统计特征等。柳回春等（2003）在 UK 心理测试自动分析系统中组合 SVM 和其他方法成功地进行了手写数字的识别实验。另外，在手写汉字识别方面，高学等（2002）提出了一种基于 SVM 的手写汉字的识别方法，表明了 SVM 对手写汉字识别的有效性。

（4）图像处理

①图像过滤：一般的互联网色情网图像过滤软件主要采用网址库的形式来封锁色情网址或采用人工智能方法对接收到的中、英文信息进行分析甄别。段立娟等（2002）提出一种多层次特定类型图像过滤法，即以综合肤色模型检验、支持向量机分类和最近邻方法校验的多层次图像处理框架，达到 85%以上的准确率。

②视频字幕提取：视频字幕蕴含了丰富语义，可用于对相应视频流进行高级语义标注。庄越挺等（2002）提出并实践了基于 SVM 的视频字幕自动定位和提取的方法。该方法首先将原始图像帧分割为 N×N 的子块，提取每个子块的灰度特征；然后使用预先训练好的 SVM 分类机进行字幕子块和非字幕子块的分类；最后结合金字塔模型和后期处理过程，实现视频图像字幕区域的自动定位提取。实验表明该方法取得了良好的效果。

③图像分类和检索：由于计算机自动抽取的图像特征和人所理解的语义间存在巨大的差距，图像检索结果难以令人满意。近年来出现了相关反馈方法，张磊等（2002）以 SVM 为分类器，在每次反馈中对用户标记的正例和反例样本进行学习，并根据学习所得的模型进行检索，使用由 9918 幅图像组成的图像库进行实验，结果表明，在有限训练样本情况下具有良好的泛化能力。

目前 3D 虚拟物体图像应用越来越广泛，肖俊等（2003）提出了一种基于 SVM 对相似 3D 物体识别与检索的算法。该算法首先用细节层次模型对 3D 物体进行三角面片数量的约减，然后提取 3D 物体的特征，因为所提取的特征维数很大，所以先用独立成分分析进行特征约减，然后用 SVM 进行识别与检索。将该算法用于 3D 丘陵与山地的地形识别中，取得了良好效果。

另外的研究还有应用 SVM 进行文本分类、应用 SVM 构造自底向上二叉树结构进行空间数据聚类分析等。近年来，SVM 在工程实践、化学化工等方面也取得了很多有益的应用研究成果，其应用领域日趋广泛。

1.1.2 贝叶斯学习

1.1.2.1 基本原理

贝叶斯学习（NEAL，2012）是计算机科学中一个新兴的研究领域，它的目的是使用统计技术来构建模型，以改善机器学习任务的性能。贝叶斯学习是基于以下两个基本假设：①事件的未知概率可以通过概率分布表示；②可以根据新数据来更新概率分布，以改进预测。

贝叶斯学习的核心方法是贝叶斯定理（HARTIGAN，2012），这是一个关于随机事件的统计原理，可以用来更新发生某个事件的可能性分布，以改善预测能力。贝叶斯定理可以用来推断未知概率，并且可以帮助我们更好地理解数据和解决问题。

贝叶斯学习的基本思想：在给定的模型参数的情况下，对观测数据进行估计，可以改进模型的表现。贝叶斯学习的应用包括贝叶斯决策理论、贝叶斯回归、贝叶斯聚类、无监督学习、贝叶斯推断等。最近，贝叶斯学习也被广泛应用于深度学习（WANG and YEUNG，2016），因为它可以帮助机器学习系统自动上手新数据集，从而改善模型性能。

贝叶斯学习的优势在于它能够为模型提供可衡量的不确定性，因此在机器学习任务中有更多的利用空间。它可以更好地表达非线性问题，并且可以帮助机器学习系统更好地处理异常值和缺失值。因此，贝叶斯机器学习在提高机器学习系统性能方面发挥着重要作用。

虽然贝叶斯学习有许多优势，但是也有一些局限性。主要的问题是，贝叶斯模型假定概率分布是一个确定的分布，实际上它可能并不是一个确定的分布。此外，贝叶斯模型的构建和训练通常需要相当大的数据量，而许多实际问题的数据量往往比较小，因此贝叶斯模型的构建和训练可能会遇到困难。

总之，贝叶斯学习是一个广泛应用的机器学习研究领域，它可以帮助我们更好地理解数据，并改善机器学习系统的性能。贝叶斯机器学习在深度学习、计算机视觉和自然语言处理等方面发挥着重要作用（SIDDHANT and LIPTO，2018），它将在未来机器学习领域发挥更大的作用。

1.1.2.2 使用朴素贝叶斯分类实例

先验概率和后验概率提供了在贝叶斯定理框架下进行概率推断的基础。通过观测到新的数据或证据，我们可以利用贝叶斯定理来更新对未知参数的概率分布，从而做出更为准确的推断和预测。比如某个医院早上收了6名门诊患者，其症状、职业和疾病如表1-3所示。

表1-3 6名门诊患者的症状、职业和疾病

症状	职业	疾病
打喷嚏	护士	感冒
打喷嚏	农民	过敏
头痛	建筑工人	脑震荡
头痛	建筑工人	感冒
打喷嚏	教师	感冒
头痛	教师	脑震荡

现在来了第 7 名患者，是一个打喷嚏的建筑工人。请问他患上感冒的概率有多大？

根据贝叶斯定理式（1.1）可得：

$$P(\text{感冒}\mid\text{打喷嚏}\times\text{建筑工人})=\frac{P(\text{打喷嚏}\times\text{建筑工人}\mid\text{感冒})P(\text{感冒})}{P(\text{打喷嚏}\times\text{建筑工人})}$$

假定“打喷嚏”和“建筑工人”这两个特征是独立的，因此，上面的等式就变成了：

$$P(\text{感冒}\mid\text{打喷嚏}\times\text{建筑工人})=\frac{P(\text{打喷嚏}\mid\text{感冒})\times P(\text{建筑工人}\mid\text{感冒})\times P(\text{感冒})}{P(\text{打喷嚏})\times P(\text{建筑工人})}$$

这是可以计算的：

$$P(\text{感冒}\mid\text{打喷嚏}\times\text{建筑工人})=\frac{0.66\times0.33\times0.5}{0.5\times0.33}=0.66$$

通过计算可得，这个打喷嚏的建筑工人有 66%的概率得感冒。同理，可以计算这个病人患上过敏或脑震荡的概率。比较这几个概率，就可以知道他最可能得什么病。

在实际应用中，朴素贝叶斯分类器通过计算各个类别的后验概率，并选择具有最高后验概率的类别作为样本的预测结果。这使得朴素贝叶斯分类器能够处理多分类问题，并且在文本分类、垃圾邮件过滤、情感分析等领域取得了广泛应用。

1.1.2.3　EM 算法

EM（expectation-maximum）算法也称期望最大化算法（MOON，1996），曾入选“数据挖掘十大算法”，在机器学习和数据挖掘领域具有广泛的应用。它是一种常见的隐变量估计方法，常被用于学习高斯混合模型（GMM）的参数、隐式马尔科夫模型（HMM）、LDA 主题模型的变分推断等。EM 算法以其重要的理论意义和实际应用价值，成为了数据挖掘领域不可或缺的工具之一。

EM 算法是一种迭代优化策略，每次迭代包括期望步（E 步）和极大步（M 步），因此被称为 EM 算法。最初受到缺失数据的影响，用于解决数据缺失情况下的参数估计问题。Dempster 等在 1977 年的文章 *Maximum likelihood from incomplete data via the EM algorithm* 中详细阐述了 EM 算法的基础和收敛有效性等问题，其基本思想是根据已观测数据估计模型参数值，然后根据这些参数值估计缺失数据，再结合观测到的数据重新估计参数值，反复迭代直至收敛。EM 算法以其独特的思想和广泛的应用价值成为机器学习和统计领域中的重要工具。

EM 算法是一种用于概率模型参数估计的迭代方法，特别适用于含有隐变量（latent variable）的概率模型。它由两个基本步骤组成：E 步骤（expectation step）和 M 步骤（maximization step）。在 E 步骤中，通过当前的模型参数对观测数据的分布进行估计（LARA et al.，2018）；而在 M 步骤中，利用 E 步骤得到的估计结果最大化对数似然函数，从而更新模型参数。EM 算法通常用于无监督学习领域，例如聚类分析、混合高斯模型等，下面将详细阐述 EM 算法的基本原理。

（1）隐变量模型与问题背景

EM 算法针对含有隐变量的概率模型，其中隐变量指的是在观测数据分布中未被观测到的变量。这类模型的参数估计问题往往较为复杂，因为隐变量的存在使得似然函数变得不易优化。EM 算法通过迭代的方式逐渐地优化参数，以解决这一类复杂的参数估计问题。

（2）E 步骤（expectation step）

在 E 步骤中，首先需要给定当前的模型参数，然后根据这些参数去估计每一个隐含变量的后验概率。这相当于我们假设已知了观测数据，通过当前的模型参数所计算出来的隐含变量的分布，即求取隐含变量的期望值。E 步骤的目标是计算每个样本属于每个类别的概率，并将这些概率作为权重。

（3）M 步骤（maximization step）

在 M 步骤中，利用在 E 步骤中得到的隐含变量的估计值来最大化似然函数，进而不断调整模型参数。换句话说，M 步骤就是要找到新的参数估计值，使得在给定隐含变量后条件下的似然函数达到最大。通常采用最大似然估计或贝叶斯估计的方法进行参数的更新。

（4）EM 算法迭代

以上述 E 步骤和 M 步骤交替执行（BORMAN，2004），直至估计出的模型参数收敛或达到预定的停止条件。每次迭代都会提高对未观测数据的概率估计，从而不断逼近真实的参数估计。

对于 n 个样本观察数据 $x=(x_1,x_2,\cdots,x_n)$，找出样本的模型参数 θ，极大化模型分布的对数似然函数如下：

$$\hat{\theta}=\operatorname{argmax}\sum_{i=1}^{n}\log p(x_i;\theta) \tag{1.18}$$

如果我们得到的观察数据有未观察到的隐含数据 $z=(z_1,z_2,\cdots,z_n)$，即上文中每个样本属于哪个分布是未知的，此时我们极大化模型分布的对数似然函数如下：

$$\hat{\theta}=\operatorname{argmax}\sum_{i=1}^{n}\log p(x_i;\theta)=\operatorname{argmax}\sum_{i=1}^{n}\log\sum_{z_i}p(x_i,z_i;\theta) \tag{1.19}$$

上面这个式子是根据 x_i 的边缘概率计算得来，没有办法直接求出 θ。因此需要一些特殊的技巧，使用 Jensen 不等式对这个式子进行缩放如下：

$$\begin{aligned}\sum_{i=1}^{n}\log\sum_{z_i}p(x_i,z_i;\theta)&=\sum_{i=1}^{n}\log\sum_{z_i}Q_i(z_i)\frac{p(x_i,z_i;\theta)}{Q_i(z_i)} ①\\&\geqslant\sum_{i=1}^{n}\sum_{z_i}Q_i(z_i)\log\frac{p(x_i,z_i;\theta)}{Q_i(z_i)} ②\end{aligned} \tag{1.20}$$

①式是引入了一个未知的新的分布 $Q_i(z_i)$，分子分母同时乘以它得到的。

②式是由①式根据 Jensen 不等式得到的。由于 $\sum_{z_i}Q_i(z_i)\log\frac{p(x_i,z_i;\theta)}{Q_i(z_i)}$ 为 $\frac{p(x_i,z_i;\theta)}{Q_i(z_i)}$ 的期望，且 $\log(x)$为凹函数，根据 Jensen 不等式可由①式得到②式。

上述过程可以看作是对 $\log l(\theta)$ 求了下界（$l(\theta)=\sum_{i=1}^{n}\log p(x_i;\theta)$）。对于 $Q_i(z_i)$，假设 θ 已经给定，那么 $\log l(\theta)$ 的值取决于 $Q_i(z_i)$ 和 $p(x_i,z_i)$。我们可以通过调整这两个概率使②式下界不断上升，来逼近 $\log l(\theta)$ 的真实值。那么如何算是调整好呢？当不等式变成等式时，说明我们调整后的概率能够等价于 $\log l(\theta)$ 了。按照这个思路，我们要找到等式成立的条件。

如果要满足 Jensen 不等式的等号，则有：

$$\frac{p(x_i,z_i;\theta)}{Q_i(z_i)}=c，\ c 为常数 \tag{1.21}$$

由于 $Q_i(z_i)$ 是一个分布，所以满足：$\sum_z Q_i(z_i)=1$，则

$$\sum_z p(x_i,z_i;\theta)=c \tag{1.22}$$

由上面两个式子，我们可以得到：

$$Q_i(z_i)=\frac{p(x_i,z_i;\theta)}{\sum_z p(x_i,z_i;\theta)}=\frac{p(x_i,z_i;\theta)}{p(x_i;\theta)}=p(z_i|\ x_i;\theta) \tag{1.23}$$

至此，我们推出了在固定其他参数 θ 后，$Q_i(z_i)$ 的计算公式就是后验概率，解决了 $Q_i(z_i)$ 如何选择的问题。

如果 $Q_i(z_i)=p(z_i|\ x_i;\theta)$，则②式是我们包含隐藏数据的对数似然函数的一个下界。如果我们能最大化②式这个下界，则也是在极大化我们的对数似然函数。即我们需要最大化下式：

$$\operatorname{argmax}\sum_{i=1}^{n}\sum_{z_i}Q_i(z_i)\log\frac{p(x_i,z_i;\theta)}{Q_i(z_i)} \tag{1.24}$$

上式也就是我们的 EM 算法的 M 步，解决了如何选择的问题，这一步就是 E 步，该步建立了 $l(\theta)$ 的下界。EM 算法流程如下。

输入：观察到的数据 $x=(x_1,x_2,\cdots,x_n)$，联合分布 $p(x,z;\theta)$，条件分布 $p(z|\ x,\theta)$，最大迭代次数 J。

算法步骤：

①随机初始化模型参数 θ 的初值 θ_0。

② $j=1,2,\cdots,J$ 开始 EM 算法迭代：

E 步：计算联合分布的条件概率期望：

$$Q_i(z_i)=p(z_i|\ x_i,\theta_j) \tag{1.25}$$

$$l(\theta,\theta_j)=\sum_{i=1}^{n}\sum_{z_i}Q_i(z_i)\log\frac{p(x_i,z_i;\theta)}{Q_i(z_i)} \tag{1.26}$$

M 步：极大化 $l(\theta,\theta_j)$，得到 θ_{j+1}：

$$\theta_{j+1}=\arg\max l(\theta,\theta_j) \tag{1.27}$$

如果 θ_{j+1} 已经收敛，则算法结束。否则继续进行 E 步和 M 步进行迭代。

输出：模型参数 θ。

1.1.3　强化学习

1.1.3.1　概述

强化学习也称为增强学习或再励学习（WIERING and VAN OTTERLO，2012），是从控制理论、统计学、心理学等相关学科发展而来的，最早可以追溯到巴甫洛夫的条件反射实验。

但直到 20 世纪 80 年代末 90 年代初，强化学习技术才得到广泛重视。由于具有自学习和在线学习的优点，强化学习被认为是设计智能系统的核心技术之一。2016 年，由 DeepMind 公司开发的 AphaGo 程序在人机围棋博弈中战胜了韩国的围棋大师李世石，并在次年战胜了当时世界围棋第一人柯洁，至此人工智能领域的目光再一次聚焦于 AlphaGo 的主要算法——强化学习，并由此掀起了强化学习研究的热潮。

从分类上讲，机器学习属于人工智能的研究领域，强化学习是机器学习的一条重要分支。机器学习主要分为监督学习（supervised learning）、无监督学习（unsupervised learning）和强化学习（reinforcement learning）3 类，其中监督学习是经典机器学习的一个重要研究方向。简单来说，监督学习通过大量带标签的数据来学习数据中内在的联系，常用的监督学习算法包括回归、分类等。然而在现实中常常会遇到这样的问题：①由于缺乏足够的先验知识，难以人工标注类别；②进行人工类别标注的成本太高。无监督学习通过无标签的数据找到其中隐藏的联系。常用的无监督学习算法包括聚类、降维等。

强化学习是一种交互式的学习方法，Agent 以试错的方式进行学习，通过与环境进行交互获得奖赏，并指导 Agent 选择动作，对具体问题给出最优策略，以获得最大累计奖赏。强化学习与传统机器学习的不同之处在于：①没有标签，只有奖赏，由于外部环境提供的信息很少，Agent 必须靠自身的经历进行学习；②反馈具有延迟性，奖赏通常是经历某些特殊状态后才能给出，这样导致的问题是，获得的回报如何分配给前面的状态；③与监督学习不同，数据与时间有关，不具有独立同分布的数据特征；④当前采取的动作会影响后续的数据。

强化学习是一种交互式的学习方法（ARULKUMARAN et al.，2017），其主要特点为“试错搜索”（trial-and-error）和“延迟回报”（delay return）。学习过程是 Agent 与环境不断交互并从环境的反馈信息中学习的过程。Agent 与环境交互的过程如下：①Agent 感知当前环境的状态（state）St；②在当前策略 π 下，根据当前状态 St 和奖赏值（reward）（强化信号）Rt，Agent 选择一个动作（action）At，并执行该动作；③当 Agent 所选择的动作作用于环境时，环境转移到新状 S_{t+1}，并给出新的奖赏 R_{t+1}；④Agent 根据环境反馈的奖赏值 R_{t+1}，计算回报值（return）Gt，并将回报值 Gt 作为更新内部策略 π 的依据（周志华，2016）（图 1-4 所示）。

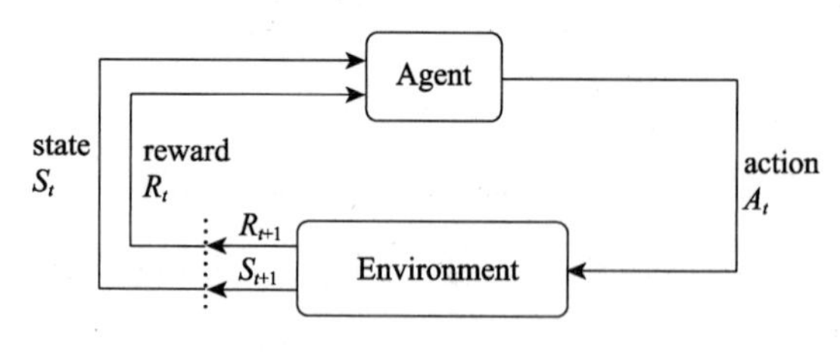

图 1-4 强化学习中 Agent 与环境的交互过程

在这个过程中，并没有告诉 Agent 应该采取哪个动作，而是由 Agent 根据环境的反馈信息自己发现。Agent 选择动作的原则：尽量让 Agent 在以后的学习过程中从环境获得的正强化信号概率增大，即 Agent 应该使自己的动作受到环境奖赏的概率增大，受到惩罚的概率减小。正是这样的学习特点，使强化学习成为与监督学习和无监督学习并列的一种学习技术。

在强化学习中，Agent 与环境交互过程涉及的主要要素包括以下几方面。

（1）任务：在强化学习中，任务为需要解决的问题。在扫地机器人任务中，需要解决的问题是找到捡拾垃圾或到达充电桩的最短路径。

（2）Agent 与环境：在强化学习系统中，Agent 为学习器或决策器。环境为 Agent 以外的所有与其交互的事物。Agent 接收到来自环境的信息并作出动作选择的决策 Agent 与环境之间的界限，与通常所说的机器人或动物身体的物理边界不同，这个界限更靠近 Agent。例如，机器人的发动机、机械链接及其传感器等通常认为是环境的部分，而非 Agent 的部分。同样，将 MDP 框架应用到人或动物身上，肌肉、骨骼和感觉器官也被认为是环境的一部分。而对 Agent 来说，可以认为是用来选择操作的程序模块。在扫地机器人任务中，Agent 被认为是用来选择机器人动作的程序，环境则包括机器人的硬件装置、所处的场景、充电桩及垃圾等。

（3）状态：根据解决问题的需要，某一时刻 Agent 感知到的环境信息。所有状态构成状态空间。在扫地机器人任务中，状态为 Agent 在场景中所处的位置，可以是其所处的直角坐标。

（4）动作：在每一状态下，动作为 Agent 可以执行的操作。所有动作构成动作空间在扫地机器人任务中，动作包括在当前位置向上、向下、向左、向右等 4 个动作。但不同的状态，其可以执行的动作可能是不同的。

（5）奖赏：在每一状态下，Agent 采取动作，到达下一状态，环境回馈给 Agent 的即时信号。奖赏通常为一个单一标量数值。Agent 的目标是最大化其收到的累计奖赏。这意味着，在强化学习中，需要最大化的不是立即奖赏，而是长期的累计奖赏。

（6）策略：策略表示从状态到每个动作选择概率之间的映射。策略为在某一状态下采取动作的概率分布。与状态转移概率不同，策略概率通常是人为设定的。根据概率分布形式，策略可以分为确定策略和随机策略。

（7）值函数：值函数表示 Agent 在某个状态或状态-动作下的好坏程度，即期望回报而回报与采取的策略相关，因此值函数的估计都是基于给定策略进行的。

（8）模型：在强化学习中，模型是 Agent 对环境的一个建模，通常为与解决问题相关的信息，包括状态空间、动作空间、迁移函数和奖赏函数。在有些任务中模型是已知的，即基于模型的；有些任务模型是部分已知未知的，即无模型。

深度强化学习作为当前人工智能领域最热门的研究方向之一，已经吸引了越来越多学术界和工业界人士对其进行不断地研究并将其发展。目前深度强化学习前沿的研究方向还包括分层深度强化学习、多任务迁移深度强化学习、多 Agent 深度强化学习、基于记忆与推理的深度强化学习，以及深度强化学习中探索与利用的平衡问题。可以发现深度强化学习技术正向更加通用、灵活、智能的方向发展，这体现在：①通过分层深度强化学习方法可以将复杂、困难的整体任务分解为若干规模较小的子任务；②多任务迁移深度强化学习的研究，通过训练单独的模型使得完成多个任务变得可能；③多 Agent 的深度强化学习模型已经能够初步应对一些需要合作、竞争与通信的难题；④通过向深度强化学习模型中加入外部的记忆组件，使得 Agent 具有了初步的主动认知与推理能力；⑤深度强化学习模型正在尝试模拟人类大脑辅助学习系统的工作方式，从而构造一个可以自主记忆、学习和决策的 Agent；⑥深度强化学习模型在复杂场景中的探索效率正逐步提高，在一些高难度的任务中取得了不错的表现。

综上所述，各类深度强化学习方法的成功主要得益于大幅度提升的计算能力和训练数据量。本质上，这些深度强化学习算法还不具备如人类般的自主思考、推理与学习能力。为了进一步接近通用人工智能的终极目标，未来深度强化学习会朝着如下的几个方向发展：①更加趋于通过增量式、组合式的学习方式来训练深度强化学习模型；②无监督的生成模型（generative model）将会在深度强化学习方法中扮演更加重要的角色；③开发出完备和高效的计算图模型（computational graph model），以方便地向深度强化学习网络中加入注意力机制、记忆单元、反馈控制等辅助结构；④在深度强化学习模型中整合不同种类的记忆单元，如 LSTM、内存堆栈记忆、NTM 等模型，使得 Agent 的记忆功能更加趋于完善，以提高其主动推理与认知的能力；⑤进一步加强认知神经科学对深度强化学习的启发，使 Agent 逐渐掌握如人类大脑所拥有的记忆、聚焦、规划和学习等功能；⑥迁移学习将会被更多地应用到深度强化学习方法中，以缓解真实任务场景中训练数据缺乏的问题；⑦借助于云服务器端的多 Agent，协同学习将成为一种新趋势；⑧迁移学习、协同学习和目标驱动等方法使深度强化学习模型的通用性更好。可以预见的是，随着深度强化学习理论和方法研究的不断深入，人类将会在不久的将来实现 DeepMind 公司提出的“解决智能，并用智能解决一切”的理想目标。

1.1.3.2 时序差分学习

设任务对应的马尔科夫决策过程四元组 $\boldsymbol{E=<S,A,P,R>}$，其中 S 为状态（State）空间，A 为动作空间（action），P 为状态转移概率空间（Probability），R 为该状态转移带来的奖罚（Reward）。强化学习要做的是通过与环境反馈，学得一个策略 π（policy），根据此策略，在状态 s 下执行动作 $a=\pi(s)$。强化学习的目的是要找到使长期累积奖赏值函数最大化的策略。在现实强化学习中，P 和 R 通常很难得知，有时环境状态有多少也很难预知。因此免模型学习非常重要。

蒙特卡罗强化学习算法考虑采样轨迹，克服了模型未知带来的策略估计困难。算法通常在完成一个采样轨迹后再更新策略的值估计。蒙特卡罗强化学习算法的本质，是通过多次尝试后采用“批处理式”求平均来作为期望累积奖赏的近似，即在一个完整的采样轨迹完成后再对所有的状态-动作对进行更新。当这个更新过程以增量式进行时，极大提高了算法效率。

以 γ 折扣累积奖罚为例，利用动态规划方法且考虑模型未知时，状态-动作值函数

$$\begin{aligned}Q^{\pi}(x,a)&=\Sigma_{x'\in X}P_{x\to x'}^{a}(R_{x\to x'}^{a}+\gamma V^{\pi}(x'))\\&=\Sigma_{x'\in X}P_{x\to x'}^{a}(R_{x\to x'}^{a}+\gamma\Sigma_{a'\in A}\pi(x',a')Q^{\pi}(x',a'))\end{aligned}\tag{1.28}$$

通过增量求和可得奖赏值函数

$$Q^{(t+1)}(s,a)\leftarrow\underbrace{Q^{(t)}(s,a)}_{\text{累积奖罚}}+\xi\left[\underbrace{r^{(t)}(s,a)}_{\text{即时奖罚}}+\gamma\underbrace{\max_{a'}Q^{(t)}(s',a')}_{\text{未来奖罚}}-Q^{(t)}(s,a)\right]\tag{1.29}$$

$Q^{(t)}(s,a)$：累积奖赏（过去的奖赏）

$r^{(t)}(s,a)$：即时奖赏（当前的奖赏）

$Q^{(t)}(s',a')$：未来奖赏（考虑下一步后的奖赏）

其中 s' 是前一次状态 s 执行动作 a 后转移到的状态，a' 是策略 π 在 s' 上选择的动作。$Q(s',a')$ 是下一步状态-动作 (s',a') 的 Q 价值函数，$\xi\in[0,1]$ 是学习率，$\gamma\in[0,1]$ 是折扣系数。

式（1.29）可以用 Q-学习算法（异策略算法）[WATKINS and DAYAN, 1992]实现，该算法评估（第六行）的是 ϵ-贪心策略，而执行（第五行）的是原始策略（图 1-5）。

输入：环境 E；
　　动作空间 A；
　　起始状态 x_0；
　　奖赏折扣 γ；
　　更新步长 α.

过程：

1. $Q(x,a)=0, \pi(x,a)=\frac{1}{|A(x)|}$；
2. $x=x_0$；
3. **for** $t=1,2,\cdots$ **do**
4. 　$r,x'=$ 在 E 执行动作 $a=\pi^{\epsilon}(x)$ 产生的奖赏与转移的状态；
5. 　$a'=\pi(x')$；
6. 　$Q(x,a)=Q(x,a)+\alpha(r+\gamma Q(x',a')-Q(x,a))$；
7. 　$\pi(x)=argmax_{a''}Q(x,a'')$；
8. 　$x=x',a=a'$
9. **end for**

输出：策略 π

图 1-5　Q-学习算法

1.2　特征与降维

设想一种情境：医生利用 CT 3D 分析病灶，显示屏约有 100 万像素，而病灶区域仅由数百个像素构成。在大多数情况下，医生关注的重点是病灶的大小。在这个过程中，医生在脑中会将显示屏上的百万像素降至一个三维图像，该图像仅呈现病灶，这便是降维（dimensionality reduction）的体现。在低维度下，数据处理更为便捷，相关特征在数据中也能明确显现。在应用其他机器学习算法之前，我们必须首先识别并提取这些相关特征（周志华，2016）。

1.2.1　主成分分析 PCA

1.2.1.1　基本原理

主成分分析法是一种降维的统计方法，它借助于一个正交变换，将其分量相关的原随机向量转化成其分量不相关的新随机向量，这在代数上表现为将原随机向量的协方差阵变换成对角形阵，在几何上表现为将原坐标系变换成新的正交坐标系，使之指向样本点散布最开的p个正交方向，然后对多维变量系统进行降维处理，使之能以一个较高的精度转换成低维变量系统，再通过构造适当的价值函数，进一步把低维系统转化成一维系统。

主成分分析的原理是设法将原来变量组合成一组新的相互无关的几个综合变量，同时根据实际需要从中可以取出几个较少的总和变量，尽可能多地反映原来变量的信息的统计方法叫作主成分分析或称主分量分析，也是数学上处理降维的一种方法。主成分分析是设法将原来众多具有一定相关性（比如P个指标），重新组合成一组新的互相无关的综合指标来代替原来的指标。通常数学上的处理就是将原来P个指标作线性组合，作为新的综合指标。最经典的做法就是用F1（选取的第一个线性组合，即第一个综合指标）的方差来表达，即Va（rF1）越大，表示F1包含的信息越多。因此在所有的线性组合中选取的F1应该是方差最大的，故称F1为第一主成分。如果第一主成分不足以代表原来P个指标的信息，再考虑选取F2即选第二个线性组合，为了有效地反映原来信息，F1已有的信息就不需要再出现在F2中，用数学语言表达就是要求Cov（F1,F2）=0，则称F2为第二主成分，依此类推可以构造出第三、四……，第P个主成分。可以使用两种方法进行 PCA，分别是特征分解或奇异值分解（SVD）。

PCA将n维输入数据缩减为r维，其中$r<n$。简单地说，PCA实质上是一个基变换，使得变换后的数据有最大的方差，也就是通过对坐标轴的旋转和坐标原点的平移使得其中一个轴（主轴）与数据点之间的方差最小，坐标转换后去掉高方差的正交轴，得到降维数据集。

这里使用SVD方法进行PCA降维，假定有$p\times n$维数据样本X，共有p个样本，每行是n维，$p\times n$实矩阵可以分解为：

$$X=U\Sigma V^T \tag{1.30}$$

这里，正交阵U的维数是$p\times n$，正交阵V的维数是$n\times n$（正交阵满足：UUT=VTV=1），Σ是$n\times n$的对角阵。接下来，将Σ分割成r列，记作Σr；利用U和V便能够得到降维数据点Yr。

在主成分分析中K-L变换也是需要值得注意的，其原理如下：

Φ_X对称正定矩阵，如果存在正交矩阵P，使得

$$\mathrm{P}\cdot\Phi_X\cdot P^{\mathrm{t}}=\mathrm{diag}\left(\lambda_1,\cdots,\lambda_n\right) \tag{1.31}$$

其中$P=\begin{bmatrix}\xi_1\\\xi_2\\\vdots\\\xi_n\end{bmatrix}$，令$Y=P(X-m_X)$，则$\Phi_Y=P\cdot\Phi_X\cdot P^t$，于是变量Y之间的相关性被消除。

$X=P^TY+m_X$，选用k个最大特征值对应的特征向量构造P_k，则有：

$\hat{X}=P_{\mathrm{k}}^TY+m_X$，Y降维，实现压缩。

$$\mathrm{ems}=E\,|\,X-\hat{X}\,|^2=\sum_{j=k+1}^{\mathrm{n}}\lambda_{\mathrm{j}} \tag{1.32}$$

容易得出 K-L 变换是均方误差意义下的最优变换。

1.2.1.2　关键步骤

第一步：标准化

把输入数据集变量的范围标准化，以使它们中的每一个均可以大致成比例地分析。简单说，就是要把存在较大差异的数据转变为可比较的数据。比如把 0～100 的变量转化为 0～1 的变量。这一步一般可以通过减去平均值，再除以每个变量值的标准差来完成。标准差公式如下：

$$S=\frac{1}{n}\sqrt{\sum_{i=1}^{n}(x_i-\overline{x})^2} \tag{1.33}$$

那么常用的标准化指标变量公式可为：

$$\tilde{x}_i=\frac{x_i-\tilde{x}_i}{s_i} \tag{1.34}$$

第二步：协方差矩阵计算

为了识别这些相关性，我们进行协方差矩阵计算。协方差矩阵是 p×p 对称矩阵（其中 p 是维数），其所有可能的初始变量与相关联的协方差作为条目。下面就是计算协方差矩阵的特征向量和特征值，以筛选主要成分。

第三步：计算协方差矩阵的特征向量和特征值

为了识别主成分特征向量和特征值都是线性代数概念，需要从协方差矩阵计算得出，以便确定数据的主成分。PCA 试图在第一个成分中得到尽可能多的信息，然后在第二个成分中得到尽可能多的剩余信息，以此类推。协方差矩阵的特征向量实际上是方差最多的轴的方向（或最多的信息），我们称之为主成分。通过特征值的顺序对特征向量进行排序，从最高到最低，就得到了按重要性排序的主成分。

第四步：特征向量

在上一步中，计算特征向量并按其特征值依降序排列，使我们能够按重要性顺序找到主成分。在这个步骤中我们要做的，是选择保留所有成分还是丢弃那些重要性较低的成分（低特征值），并与其他成分形成一个向量矩阵，我们称之为特征向量。因此，特征向量只是一个矩阵，其中包含我们决定保留的成分的特征向量作为列。这是降维的第一步，因为如果我们选择只保留 n 个特征向量（分量）中的 p 个，则最终数据集将只有 p 维。

第五步：沿主成分轴重新绘制数据

在前面的步骤中，除了标准化之外，只需选择主成分，形成特征向量，但输入数据集时要始终与原始轴统一（即初始变量）。使用协方差矩阵的特征向量去形成新特征向量，将数据从原始轴重新定位到主成分轴中（因此称为主成分分析）。这可以通过将原始数据集的转置乘以特征向量的转置来完成。

1.2.1.3　PCA 主成分分析的主要作用

主成分分析能够降低所研究的数据空间的维数，即用研究 m 维的 Y 空间代替 p 维的 X 空间（$m<p$），而低维的 Y 空间代替高维的 x 空间所损失的信息很少。

多维数据的一种图形表示方法。我们知道当维数大于 3 时便不能画出几何图形，多元统计研究的问题大都多于 3 个变量。要把研究的问题用图形表示出来是不可能的。然而，经过主成分分析后，我们可以选取前两个主成分或其中某两个主成分（YANG et al.，2004），根据主成分的得分，画出 n 个样品在二维平面上的分布况，由图形可直观地看出各样品在主分量中的地位，进而还可以对样本进行分类处理，可以由图形发现远离大多数样本点的离群点。

由主成分分析法构造回归模型。即把各主成分作为新自变量代替原来自变量 x 做回归分析。

用主成分分析筛选回归变量。回归变量的选择有着重的实际意义，为了使模型本身易于做结构分析、控制和预报，以从原始变量所构成的子集合中选择最佳变量，构成最佳变量集合。用主成分分析筛选变量，可以用较少的计算量来选择量，获得选择最佳变量子集合的效果。

1.2.2 随机森林

我们对事务进行分类的时候，通常按照某个特征分为几个大类，然后再细分直到划分到具体的类别，比如根据疾病类型可以划分为癌症和非癌症两大类，如果原发灶在胃部，则可能是胃癌，再根据细胞的分化程度可以区分是高分化，中分化，和低分化、未分化等癌症类型。这种决策类型可以表示为图 1-6，也被称为决策树。而当特征数量比较多时，容易出现组合爆炸，所以我们一般先使用分类能力最强的特征划分子集。但在开始了解随机森林前，我们先介绍建立决策树两种常用的方法：ID3 算法和 C4.5 算法（周志华，2016）。

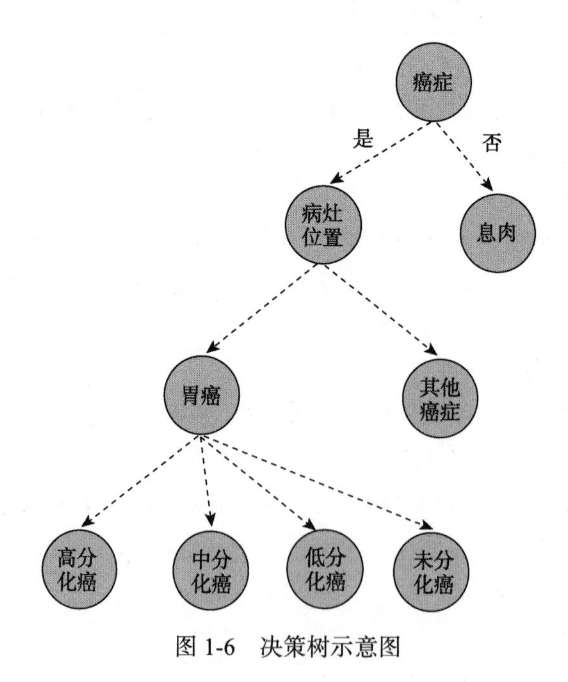

图 1-6　决策树示意图

1.2.2.1 ID3 算法

为了评价特征的分类能力（PENG et al.，2009），我们引用熵的概念，用熵的大小评价一个数据集的混乱程度，通过数据集中各个类别数据的概率可以计算数据集的熵（HSSINA et al.，2014）。

假设数据集由 n 个类别组成，每个类别的概率为 p_i，则该数据集 D 的熵 $H(D)$为：

$$H(D) = -\sum_{i=1}^{n} p_i \cdot \log_2(p_i) \tag{1.35}$$

当 p_i 等于 0 时，我们约定该数据集中此类别的 $H(D)$为零。

比方说，一个癌症患者种类数据集，其中胃癌患者的概率为 0.3，其他类型癌症为 0.7，这种情况下该数据集的熵为：

$$\begin{aligned} H(D) &= -[\text{胃癌概率} \bullet \log_2(\text{胃癌概率}) + \text{其他癌概率} \bullet \log_2(\text{其他癌概率})] \\ &= -[0.3 \bullet \log_2(0.3) + 0.7 \bullet \log_2(0.7)] = 0.8813 \end{aligned}$$

如果按照特征的取值，将数据集划分成几个子数据集，这些子数据集的熵变小了，就说明采用这个特征后数据集比之前变得更纯净了，分类能力也就越强。如果数据集被划分为多个子数据集，它的熵需要引入条件熵来计算，表示为 $H(D|A)$。

假设数据集为 D，所使用的特征值为 A，按照 A 的取值将数据集 D 分为 n 个子数据集 D_i，则条件熵 $H(D|A)$为

$$H(D \mid A) = \sum_{i=1}^{n} \frac{|D_i|}{|D|} H(D_i) \tag{1.36}$$

使用特征 A 前后数据集熵的下降程度我们称为信息增益，用 $g(D,A)$表示：

$$g(D, A) = H(D) - H(D \mid A) \tag{1.37}$$

先用信息增益选择特征值 A，按照 A 的取值，将数据集 D 划分为 D_1，D_2，…，D_n 共 n 个子数据集，这种按照信息增益特征建立决策树的方法，我们称作 Iterative Dichotomiser 3，简称 ID3 算法。ID3 算法的具体流程如下。

输入：训练集 D，特征集 A，阈值 ε。

输出：决策树 T。

当 D 中所有样本均属于同一类别 C_k 时，T 为单节点树，将 C_k 作为该节点的类别标志，返回 T；

若 A 为空，则 T 为单节点树，将 D 中样本最多的类 C_k 作为该节点的类别标志，返回 T；

不然计算 A 中各特征对 D 的信息增益，选择信息增益最大的特征 A_g；

若 A_g 的信息增益小于阈值 ε，则将 T 视作单节点树，将 D 中样本最多的类 C_k 作为该节点的类别标记，返回 T；

根据 A_g 的每个可能取值 α，将 D 划分为 n 个子数据集 D_i，作为 D 的子节点。

针对 D 的每个子节点 D_i，若 D_i 为空，则视 T_i 为单节点树，将 D_i 的父节点 D 中样本最多的类作为 D_i 的类别标记；

否则，以 D_i 作为训练集，以 A-(Jennings and Quesne)为特征集，递归地调用算法的 1~6 步，得到子决策树 T_i，返回 T_i。

接下来应用ID3算法建立一棵决策树（表1-4）。

表1-4 医生性别样本数据表

ID	年龄	性别	服装	鞋跟	头发
1	老年	男性	深色	平底	短发
2	老年	男性	浅色	平底	短发
3	老年	女性	花色	平底	中发
4	老年	女性	浅色	高跟	长发
5	老年	男性	深色	平底	短发
6	中年	男性	浅色	平底	短发
7	中年	男性	浅色	平底	短发
8	中年	女性	花色	高跟	长发
9	中年	女性	深色	高跟	中发
10	中年	男性	深色	平底	中发
11	青年	女性	浅色	高跟	长发
12	青年	女性	浅色	平底	短发
13	青年	男性	深色	平底	长发
14	青年	男性	花色	平底	短发
15	青年	女性	深色	高跟	中发

数据集有15个样本，男性8人，女性7人，则男女的概率为：

$$\mathrm{P}(\text{男性})=\frac{8}{15}$$

$$\mathrm{P}(\text{女性})=\frac{7}{15}$$

则样本的熵为：

$$H(D)=-\sum_{i=1}^{n}P_i\times\log_2(P_i)=0.9968$$

接下来计算每个特征的条件熵，对于年龄，有老中青3个特征，每个取值都有5个样本，当取老年，样本中有2个女性，3个男性，此时概率为：

$$\mathrm{P}(\text{男性})=\frac{3}{5}$$

$$\mathrm{P}(\text{女性})=\frac{2}{5}$$

那么对于取值老年时候子数据的熵，用H(老年)表示：

$$\mathrm{H}(\text{老年})=-\left\{\mathrm{P}(\text{男性})\times\log_2[\mathrm{P}(\text{男性})]+\mathrm{P}(\text{女性})\times\log_2[\mathrm{P}(\text{女性})]\right\}=0.9710$$

同理可以得到：

$$\mathrm{H}(\text{中年})=0.9710$$

$$\mathrm{H}(\text{青年})=0.9710$$

同时有特征年龄的条件熵为：

$$H(D|年龄)=\sum_{i=1}^{n}\frac{|D_i|}{|D|}H(D_i)=\frac{老年}{总样本}\text{H}(老年)+\frac{中年}{总样本}\text{H}(中年)+\frac{青年}{总样本}\text{H}(青年)=0.9710$$

进而计算出来年龄特征的信息增益：

$$\text{g}(D,\ 年龄)=H(D)-H(D|年龄)=0.0258$$

同理可以依次可以得到头发、服装、鞋跟的信息增益：

$$\text{g}(D,\ 头发)=H(D)-H(D|年龄)=0.2880$$

$$\text{g}(D,\ 服装)=H(D)-H(D|年龄)=0.0458$$

$$\text{g}(D,\ 鞋跟)=H(D)-H(D|年龄)=0.5155$$

此时可发现鞋跟的信息增益最大，所以根节点用鞋跟划分，按照高跟和平底特征，可以划分为两个子数据集 D_1 和 D_2，容易发现 D_1 样本中均为女性，那它就不用处理了。

接下来对 D_2 可以应用 ID3 算法，首先计算它的熵：

$$\text{P}(男性)=\frac{D_2中男性}{D_2}=0.8$$

$$\text{P}(女性)=\frac{D_2中女性}{D_2}=0.2$$

$$H(D_2)=-\sum_{i=1}^{n}P_i\times\log_2(P_i)=0.7219$$

排除掉鞋跟特征，计算年龄、服装和头发三个特征在 D_2 上的信息增益，当取值为老年时，4 个样本中 3 个男性和 1 个女性，这个子数据集将男女划分为：

$$\text{P}(男性)=0.75$$

$$\text{P}(女性)=0.25$$

取值老年时子数据集的熵，用 H(老年)表示：

$$\text{H}(老年)=-\{\text{P}(男性)\times\log_2[\text{P}(男性)]+\text{P}(女性)\times\log_2[\text{P}(女性)]\}=0.8113$$

同理可以计算出：

$$\text{H}(中年)=0$$

$$\text{H}(青年)=0.9183$$

那么在数据集 D_2 上关于年龄的条件熵为：

$$H(D_2|年龄)=\sum_{i=1}^{n}\frac{|D_{2i}|}{|D|}H(D_{2i})$$
$$=\frac{D_2中老年}{样本D_2}\text{H}(老年)+\frac{D_2中中年}{样本D_2}\text{H}(中年)+\frac{D_2中青年}{样本D_2}\text{H}(青年)=0.6$$

由此得出信息增益：

$$\text{g}(\text{D}_2,\ 年龄)=H(D_2)-H(D_2|年龄)=0.1219$$

同理可得：

$$g(D_2, \text{头发}) = H(D_2) - H(D_2 \mid \text{头发}) = 0.1077$$
$$g(D_2, \text{服装}) = H(D_2) - H(D_2 \mid \text{服装}) = 0.1974$$

很明显此时服装的信息增益最大，此时采用服装特征继续划分为深色、浅色和花色三个子数据集，分别用 D_{21}、D_{22}、D_{23} 表示。容易得知 D_{21} 均为男性，那么它就可以成为叶节点，对 D_{22} 和 D_{21} 继续处理，过程类似上面，年龄特征对 D_{22} 的信息增益最大为 0.8133，那么就可以继续划分为 D_{221}、D_{222}、D_{223}。而 D_{23} 样本可以被划分为 D_{231}、D_{232}、D_{233}。

划分的决策树流程可以见图 1-7。

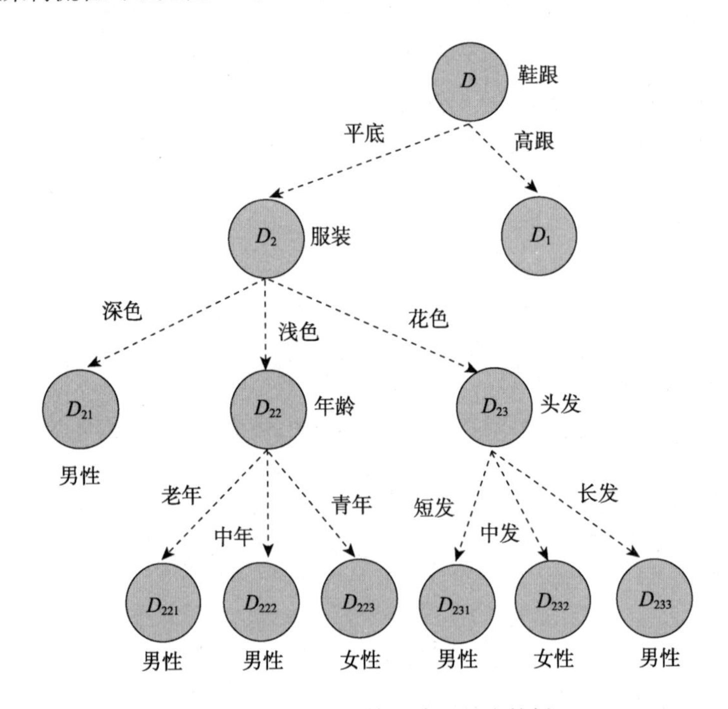

图 1-7　采用 ID3 算法建立的决策树

因为按照信息增益选取特征时，会倾向选择取值较多的特征，但对于含有较少样本的子数据集来说，里面只有单一样本的可能性很大，会导致条件熵变小，所以模型的泛化能力比较差，所以在这个基础上一些学者提出了 C4.5 算法，它通过信息增益率选择特征，这里就不再具体描述了。

1.2.2.2　过拟合与剪枝

过拟合现象在机器学习领域颇为常见（BRAMER，2007），决策树学习亦然。这种现象会直接导致所学习的决策树泛化能力不足。当节点数量过多时，容易产生过拟合现象。剪枝策略的目的就是将过大的决策树适当削减部分“树枝”，从而使其既不过拟合也不欠拟合，达到恰好拟合的效果。决策树剪枝技术可分为预剪枝和后剪枝两大类：预剪枝是在构建决策树过程中，提前终止部分分枝的生成，以达到缩减决策树的目的（马少平，2023）；后剪枝则是先依据算法构建完整决策树，随后对决策树进行修剪。目前比较常用的是后剪枝方法。

剪枝过程自决策树底部起始，通过删除具有相同父节点的多个叶节点，仅保留父节点作为叶节点，并将父节点中样本数量最多的类别作为类别标记，从而实现一次剪枝。如图 1-8 所示，左侧为剪枝前决策树，右侧为剪枝后决策树。

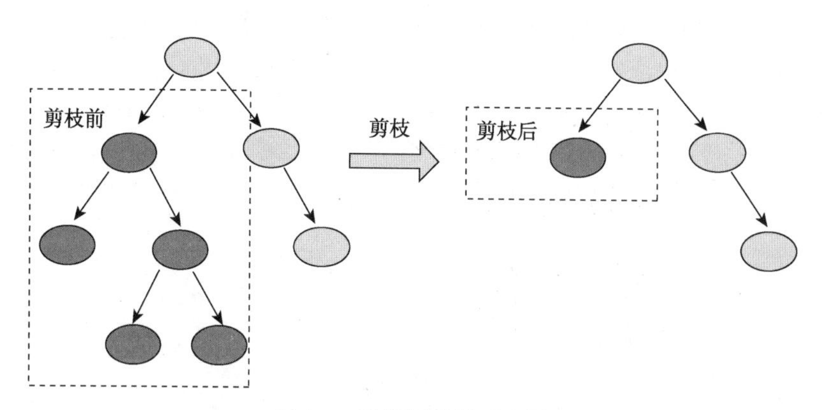

图 1-8　决策树剪枝示意图

在进行剪枝操作时，若剪枝后的错误率得以降低，则此次剪枝方案得以采纳；反之，若错误率未降，则剪枝方案予以拒绝。随后，继续探索其他潜在的剪枝方式，直至所有尝试的剪枝方案均无法进一步降低错误率为止。但是这种方法仅停留在理论可行，实际问题中很难做到，因为验证集的样本数量很难解决。为此又提出基于损失函数的剪枝方法。基于损失函数的方法充分运用训练集，理念与采用验证集进行剪枝的方法相似，皆是针对构建好的决策树自底部向上实施剪枝，只不过以损失函数替代验证集上的错误率。

首先，用 T 代表决策树，$N(T)$ 代表决策树的叶节点数量，T_i 代表决策树的第 i 个叶节点，N_i 代表第 i 个叶节点 T_i 所包含的样本数，$H(T_i)$ 表示叶节点 T_i 的熵，α 为加权系数。那么损失函数为：

$$C(T)=\sum_{i=1}^{N(T)}N_iH(T_i)+\alpha N(T) \tag{1.38}$$

上式中前半部分反映了错误率，后半部分反映了决策树的复杂度，α 起调节作用。以医生性别样本数据建立的决策树为例，首先假设 α 是 2。那么容易得到：

$$C(T)=\sum_{i=1}^{N(T)}N_iH(T_i)+\alpha N(T)=0+2\times 8=16$$

接下来，探讨剪除 D_{22} 节点所有子节点的合理性。在剪除节点 D_{22} 子节点后，决策树的叶节点数量为 6，除叶节点 D_{22} 外，其余叶节点的熵保持不变，仍为 0。接下来，将计算叶节点 D_{22} 的熵。

根据前面的数据，容易得到：

$$\mathrm{H(D_{22})=-(P(男性)\times\log_2(P(男性))+P(女性)\times\log_2(P(女性)))=0.8113}$$

所以容易得到损失函数为：

$$C(T)=\sum_{i=1}^{N(T)}N_iH(T_i)+\alpha N(T)=4\times 0.8113+2\times 6=15.2$$

而剪枝后的损失函数小于 16，则接受剪枝，剪枝后的决策树如图 1-9 所示。

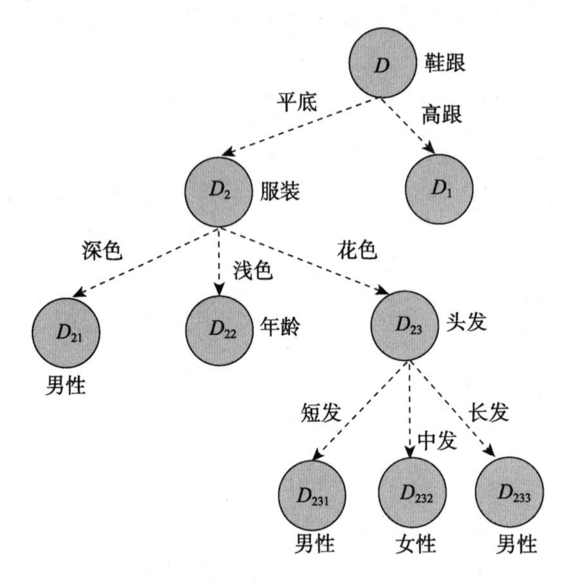

图 1-9 医生性别样本数据建立的决策树剪枝示意图

接下来可以通过这种方法继续剪枝，直到决策树中不存在其他可能剪枝。

1.2.2.3 随机森林

随机森林实则是对决策树算法的一种拓展。在具备充足大数据集的前提下，将数据集均分为 n 份，分别构建决策树，如此便针对同一问题形成了 n 棵决策树。将这些决策树综合运用，便构成了“决策森林”（图 1-10）。

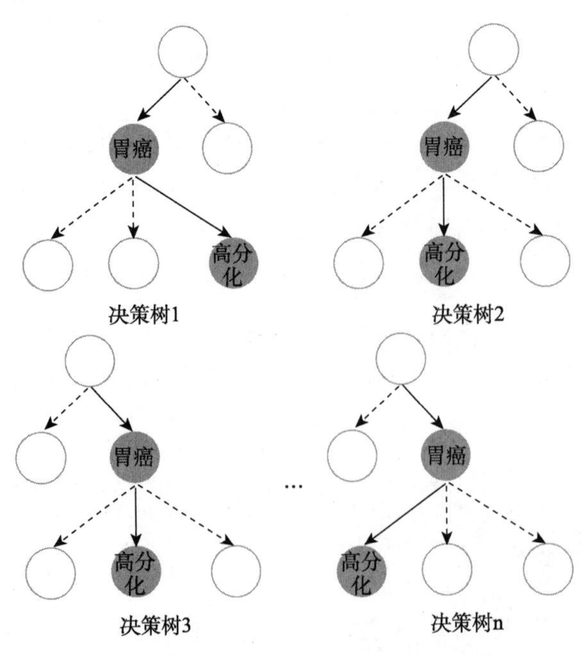

图 1-10 决策森林示意图

尽管 n 棵决策树旨在解决同一问题，但由于所采用的数据集各异，每棵决策树因而具有其独特性。针对同一输入待分类样本，各类决策树可能产生不同的分类结果。然而，在大多数情况下，只要每棵决策树具备一定的分类准确性，那么，多数决策树给出的分类结果应视为正确的分类。基于此假设，决策森林中可采用简单投票法，将票数最多的类别作为决策森林的输出。例如，在性别分类问题中，假设有 21 棵决策树，将待分类样本分别输入这 21 棵决策树，若至少有 11 棵决策树输出为男性，则决策森林输出为男性；否则，输出为女性。当出现多类别投票时，依然遵守简单多数原则。但是因为数据量不足，很难构建决策森林，所以提出了随机森林算法（马少平，2023）。

它将多个决策树结合在一起，每次数据集是随机有放回地选出，同时随机选出部分特征作为输入，随机森林算法是以决策树为估计器的 Bagging 算法（图 1-11）。

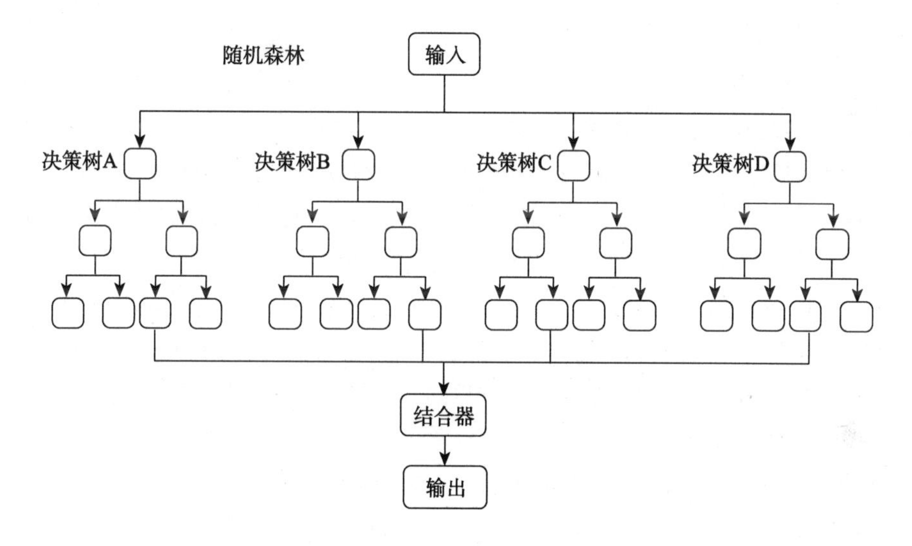

图 1-11　随机森林算法示意图

图 1-11 展示了随机森林算法的具体流程，其中结合器在分类问题中，选择多数分类结果作为最后的结果，在回归问题中，对多个回归结果取平均值作为最后的结果。

使用 Bagging 算法能降低过拟合的情况，从而带来了更好的性能。单个决策树对训练集的噪声非常敏感，但通过 Bagging 算法降低了训练出的多棵决策树之间关联性，有效缓解了上述问题。

算法步骤：假设训练集 T 的大小为 N，特征数目为 M，随机森林的大小为 K ，随机森林算法的具体步骤如下。

①遍历随机森林的大小 K 次；

②从训练集 T 中有放回抽样的方式，取样 N 次形成一个新子训练集 D；

③随机选择 m 个特征，其中 $m < M$；

④使用新的训练集 D 和 m 个特征，学习出一个完整的决策树；

⑤得到随机森林。

本质上，随机森林的性能随决策树数量的增加而提升，误差率相应降低。然而，决策树数量增多会导致计算负担加重，效率降低。因此，应在误差率和效率之间寻求平衡。另外，采用有放回随机抽样方法时，数据集规模过大可能增加相似数据集的出现概率，这是需要避免的结果。对于任意一个样本，约 1/3 数据集不包含该样本，即所谓的集外数据。我们可以利用这部分数据构建一个小型随机森林，对该样本进行分类。最终得到的错误率即为集外错误率，可作为随机森林错误率的一个估计。

最后，每棵决策树都会遇到过拟合问题，但随机森林因为包含了多个决策树，所以可以通过投票来确定分类结果。这样一来，过拟合现象就不太明显了。因为不同的决策树在哪个节点出现过拟合问题是不同的，通过投票可以有效地减少过拟合问题的发生。

1.2.3 稀疏表示

1.2.3.1 基本原理

将数据集 D 视为一个矩阵，其中每行对应一个样本，每列对应一个特征。特征选择的核心问题在于，特征具有“稀疏性”，即矩阵中的许多列与先前的学习任务无关。通过特征选择，可以剔除这些无关列，从而使学习器的训练过程仅在较小的矩阵上进行。这样，学习任务的难度有望降低（周志华，2016），计算和存储开销也将减少，同时提高所学习模型的可解释性。这其实和前面提到的 PCA 主成分分析有相似之处。

在样本呈现此类稀疏表达形式时，学习任务受益颇多。那么，若给定数据集 D 为稠密数据，即常规非稀疏数据，是否可以将其转化为“稀疏表示”（sparse representation）形式，从而享有稀疏性所带来的优势呢？答案是肯定的，这也被称“稀疏编码”（sparse coding）也被称为字典学习。

给定数据集 $\{x_1,x_2,\cdots,x_n\}$ ，字典学习最简单的形式为：

$$\min_{B,\alpha_i}\sum_{i=1}^{m}\| x_i-B\alpha_i \|_2^2+\lambda\sum_{i=1}^{m}\| \alpha_i \|_1 \tag{1.39}$$

其中 B 为字典矩阵，k 称为字典的词汇量，通常由用户指定，α_i 则是样本的稀疏表示，与 LASSO 相比，上式显然麻烦得多，但受 LASSO 的启发，我们可采用变量交替优化的策略来求解上式。

第一步，固定住字典 B ，再将上式展开，得到：

$$\min_{\alpha_i}\| x_i-B\alpha_i \|_2^2+\lambda\| \alpha_i \|_1 \tag{1.40}$$

第二步，固定住 α_i 来更新字典 B ，此时有：

$$\min_{B}\| X-BA \|_F^2 \tag{1.41}$$

其中 $X=(x_1,x_2,\cdots,x_m)$，$A=(\alpha_1,\alpha_2,\cdots,\alpha_m)$，F 是矩阵的 Frobenius 范数，上式求解后有：

$$\min_{B}\| X-BA \|_F^2=\min_{b_i}\| E_i-b_i\alpha_i \|_F^2 \tag{1.42}$$

初始化字典矩阵 B 之后迭代上述两步，即可求得字典 B 和样本 x_i 的稀疏表示 α_i，在上述学习过程中，用户能通过调整词汇量 k 的大小来控制字典的规模，进而影响其稀疏程度。

1.2.3.2　压缩感知

我们时常希望依据部分信息恢复完整信息，如将模拟信号转换为数字信号。根据采样定理，当采样频率达到模拟信号最高频率的两倍时，采样后的数字信号便保留了模拟信号的全部信息。但为了传输和存储的便利，人们通常对采样的数字信号进行压缩，这一过程可能造成信息损失。同时，在信号传输过程中，信道丢包等问题也可能导致信息的部分损失（周志华，2016）。因此重构原始信号成为一项挑战。压缩感知为解决这一问题提供了新的思路。

假定有长度为 m 的离散信号 **x**，不妨假定我们以远小于奈奎斯特采样定理要求的采样率进行采样，得到长度为 n 的采样后信号 **y**，n<<m，则有：

$$y = \Phi x \tag{1.43}$$

在已知离散信号 x 和测量矩阵 Φ 的情况下，获取测量值 y 相对简单。然而，问题是，仅凭传输的测量值和测量矩阵，接收方能否还原出原始信号？这个一般都很困难。

现在不妨假设存在某个线性变换 Ψ，而 x 可以被表示为 Ψs，那么我们就有：

$$y = \Phi\Psi s = As \tag{1.44}$$

在处理具有稀疏性的信号 s 时，通常可以重构出原始信号。这里的 Ψ 被称为稀疏基，而 A 则类似于字典，能够将信号转换为稀疏表示。

获取这一过程相对容易。例如，图像或声音的数字信号在时域上通常不具有稀疏性，但经过短时傅里叶变换、小波变换、谱分解等信号处理方法（周志华，2016），便能将其转换为稀疏信号。压缩感知过程大致可分为两个阶段。第一阶段主要针对原始信号进行处理，以获得稀疏样本表示，包括短时傅里叶变换、小波变换以及之前的稀疏编码等方法。第二阶段则着重于基于信号的稀疏性，从少量观测中恢复原始信号。当我们谈论压缩感知时，通常指的是这一阶段的内容。

基于部分信息恢复全部信息其实在现实应用中很需要，例如图书销售网站希望收集不同类型顾客的偏好，就可根据调整图书推荐，从而做到更好的销售额。但不是每个顾客的信息都十分完整。这个时候我们就需要信息补全。同样基于压缩感知，直接催生了鲁棒主成分分析等一系列算法。

知识拓展

1950 年 9 月，钱学森遭到美国司法部的无理拘禁，随后被关押在洛杉矶以南特米诺岛的移民局拘留所。15 天的非人折磨，使钱学森瘦了 15 公斤，还暂时失去了语言能力。1954 年，钱学森在被美国政府软禁期间写成的专著《工程控制论》出版后，在科学界引起了强烈反响。《科学美国人》杂志希望做专题报道，并将钱学森的名字列入美国科学团体。这个想法被钱学森回信拒绝，信中写明了一句话，“我是一名中国科学家”。

参考文献

ARULKUMARAN K , DEISENROTH M P , BRUNDAGE M, et al. 2017. Deep Reinforcement Learning: A

Brief Survey[J]. IEEE Signal Processing Magazine, (6): 34.
BORMAN S. The expectation maximization algorithm-a short tutorial[J]. Submitted for publication, 2004, 41.
BRAMER M. 2007.Avoiding overfitting of decision trees[J]. Principles of data mining, 119-134.
CORTES C, VAPNIK V. 1995.Support-vector networks[J]. Machine learning, 20: 273-297.
HARRINGTON P. 2013. 机器学习实战[J]. 北京：人民邮电出版社.
HARTIGAN J A. Bayes theory[M]. Springer Science & Business Media, 2012.
HSSINA B, MERBOUHA A, EZZIKOURI H, et al. 2014.A comparative study of decision tree ID3 and C4.5[J]. International Journal of Advanced Computer Science and Applications, 4(2): 13-19.
JENNINGS S, QUESNE W J F L. 2012. Integration of environmental and fishery management in Europe[J]. Ices Journal of Marine Science, 69(8): 1329-1332. DOI:10.1093/icesjms/fss104.
PEDRO, LARA, FILIPE, et al. 2019. Exact Expectation Evaluation and Design of Variable Step-Size Adaptive Algorithms[J]. IEEE Signal Processing Letters, 26(1): 74-78. DOI:10.1109/LSP.2018.2880084.
MAĆKIEWICZ A, RATAJCZAK W. Principal components analysis (PCA)[J]. Computers & Geosciences, 1993, 19(3): 303-342.
MOON T K. 1996. The expectation-maximization algorithm[J]. IEEE Signal Processing Magazine, 13(6): 47-60. DOI:10.1109/79.543975.
NEAL R M. Bayesian learning for neural networks[M]. Springer Science & Business Media, 2012.
OSUNA E, FREUND R, GIROSI F. An improved training algorithm for support vector machines[C]//Neural networks for signal processing VII. Proceedings of the 1997 IEEE signal processing society workshop. IEEE, 1997: 276-285.
PATLE A, CHOUHAN D S. 2013. SVM kernel functions for classification[C]//International Conference on Advances in Technology & Engineering. IEEE. DOI:10.1109/ICAdTE.2013.6524743.
PENG W, CHEN J, ZHOU H. 2009.An Implementation of ID3 Decision Tree Learning Algorithm[J]. From.
SIDDHANT A, LIPTON Z C. Deep bayesian active learning for natural language processing: Results of a large-scale empirical study[J]. arXiv preprint arXiv:1808.05697, 2018.
TIAN S, ZHAO Z, HOU T, et al. 2022. Double Classification Face Detection Algorithm Based On Successive Mean Quantization Transform[J]. Forest Chemicals Review, 806-816.
WANG H, YEUNG D Y. 2016. Towards Bayesian deep learning: A framework and some existing methods[J]. IEEE Transactions on Knowledge and Data Engineering, 28(12): 3395-3408.
WIERING M, VAN OTTERLO M. 2012.Reinforcement learning. Adaptation, learning, and optimization. Reinforcement Learning State-of-the-Art[J].Springer: Berlin/Heidelberg, Germany.
YANG J, ZHANG D, FRANGI A F, et al. 2004. Two-dimensional PCA: a new approach to appearance-based face representation and recognition[J]. IEEE transactions on pattern analysis and machine intelligence, 26(1): 131-137.
段立娟，崔国勤，高文，等. 2002.多层次特定类型图像过滤方法[J]. 计算机辅助设计与图形学学报, 14(5): 404-409.
高学，金连文，尹俊勋，等. 2002. 一种基于支持向量机的手写汉字识别方法[J]. 电子学报，30(5): 651-654.
凌旭峰，杨杰，叶晨洲. 2003. 彩色序列图像的人脸检测和识别系统[J]. 电子学报, 31(4): 544-547.
张燕昆，杜平，刘重庆. 基于主元分析与支持向量机的人脸识别方法[J]. 上海交通大学学报，2002, 36(6): 884-886.
柳回春，马树元，吴平东，等.2003.手写体数字识别技术的研究[J]. 计算机工程, 29(4): 24-25.
马少平. 2023.艾博士：深入浅出人工智能[M]. 北京：清华大学出版社.

马勇, 丁晓青. 2003. 基于层次型支持向量机的人脸检测[J]. 清华大学学报: 自然科学版, 43(1): 35-38.

王宏漫, 欧宗瑛. 2003. 采用 PCA/ICA 特征和 SVM 分类的人脸识别[J]. 计算机辅助设计与图形学学报, 15(4): 416-420.

肖俊, 庄越挺, 吴飞. 2003. 基于细节层次与最小生成树的三维地形识别与检索[J]. 软件学报, 11.

忻栋, 杨莹春, 吴朝晖. 2002. 基于 SVM-HMM 混合模型的说话人确认[J]. 计算机辅助设计与图形学学报, 14(11): 1080-1082.

叶航军, 白雪生, 徐光祐. 2003. 基于支持向量机的人脸姿态判定[J]. 清华大学学报: 自然科学版, 43(1): 67-70.

张磊, 林福宗, 张钹. 2002. 基于支持向量机的相关反馈图像检索算法[J]. 清华大学学报: 自然科学版, 42(1): 80-83.

周志华. 2016. 机器学习[M]. 北京：清华大学出版社.

庄越挺, 刘骏伟, 吴飞, 等. 2002. 基于支持向量机的视频字幕自动定位与提取[J]. 计算机辅助设计与图形学学报, 14(8): 750-753.

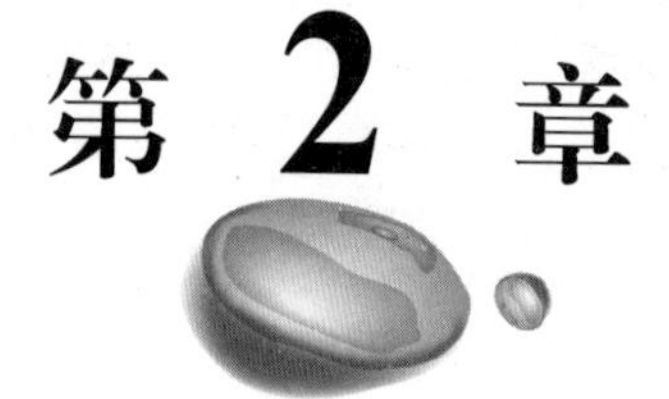

第 2 章 深度学习原理

2.1 深度学习数学基础

2.1.1 激活函数

激活函数是人工神经网络的重要组成部分，可根据神经元的输入决定输出，是该神经元从输入到输出的一个映射。激活函数的主要目的是将非线性引入网络，使其能够学习复杂的模式，使模型能够逼近目标函数。

此外，激活函数的合理选择有助于缓解梯度爆炸或梯度消失问题，可以保障梯度被有效传播，更好地处理线性不可分问题。常用的激活函数包括 Sigmoid、Tanh、ReLU 等。

常见的激活函数如下：

Tanh 函数（双曲正切函数）由以下图像及公式给出，值域为（–1，1），该函数的导数可由其自身表示，可简易地计算梯度，但当输入值过大或过小，导数趋近于 0，可导致梯度消失，不利于梯度传递。且涉及较多指数运算，可能造成计算成本增加，计算缓慢（图 2-1）。

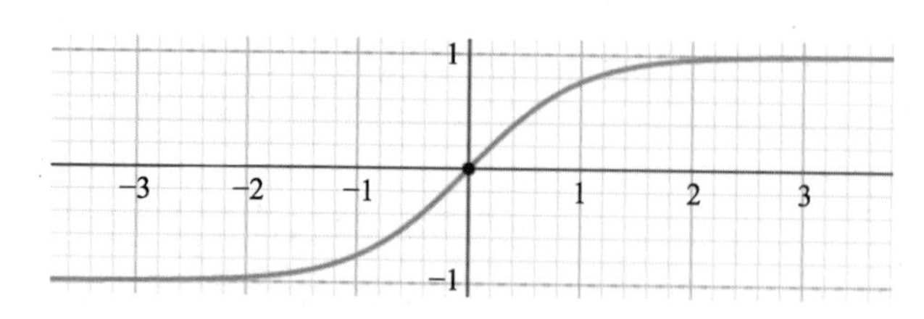

图 2-1 Tanh 损失函数图像

$$tanh(x)=\frac{e^{x}-e^{-x}}{e^{x}+e^{-x}} \tag{2.1}$$

Sigmoid 函数由以下图像及公式给出，其值域为（0，1），该激活函数受启发于神经细胞对外界刺激的反应，即到达极限后变化很小，可被用于表示概率或归一化值。Sigmoid 的导数可由其自身表示，梯度计算相对简单，但当输入过大或过小，导数趋近于 0，可导致梯度消失，难以进行梯度传递（图 2-2）。

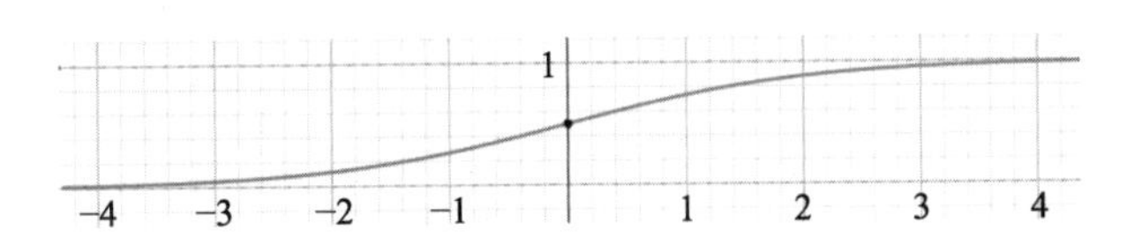

图 2-2　Sigmoid 损失函数图像

$$S(x)=\frac{1}{1+e^{-x}} \tag{2.2}$$

ReLU（Rectified Linear Unit）（KRIZHEVSKY et al.，2012）由以下图像及公式给出，输入为正数时，输出与输入一致，导数始终为 1，避免了梯度消失问题，该激活函数结构简单，计算输出及导数同样简单快速，有利于快速运算。但当输入为非正数时，输出为 0，梯度也为 0。LeakyReLU 是一种基于 ReLU 改进的激活函数，在输入为负数时，输出是一个较小的正数（通常为 0.01）乘以输入，可以一定程度上避免神经元凋亡的问题。ReLU 及其改进型不涉及指数等复杂运算，简化了输出及求导的计算过程，降低计算成本，导数求导也一定程度上避免了梯度消失或爆炸的问题，因而 ReLU 及其变体是现阶段最为广泛使用的激活函数之一（图 2-3）。

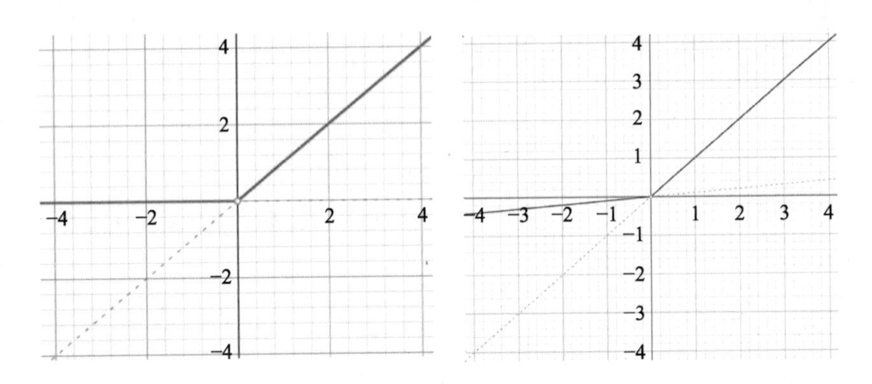

图 2-3　ReLU 及 Leakly ReLU 损失函数图像

$$f(x)=max(0,x) \tag{2.3}$$

ELU（exponential linear unit）（CLEVERT et al.，2015）由以下图像及公式给出，其提出思路与 Leakly ReLU 类似，同样是为了解决 ReLU 负输入梯度为 0 的问题，该损失函数添加一超参数 α 可供调节第四象限部分函数，相较之下计算量大于 ReLU 以及 Leakly Relu。其变体 SeLU 是基于 ELU，即在 ELU 函数前乘以一系数（图 2-4）。

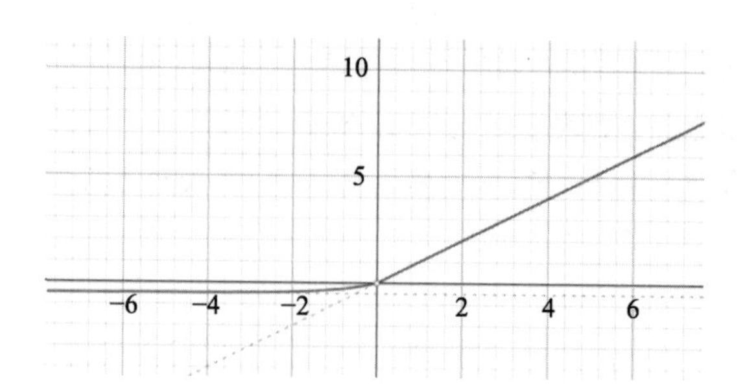

图 2-4　ELU 损失函数图像

$$\mathrm{ELU}(x)=\begin{cases}x, x>0\\ \alpha(\mathrm{e}^{x}-1), x\leqslant 0\end{cases} \tag{2.4}$$

Swish 激活函数（RAMACHANDRAN et al.，2017）由以下图像及公式给出，也被称作自门控激活函数，β 是可调整函数形态的超参数。当 $\beta=0$，该函数转变为线性函数 $x/2$；当 β 趋于无穷，该函数为 ReLU 的近似；当 $\beta=1$，如图 2-5 所示，该函数在第一象限逼近线性。

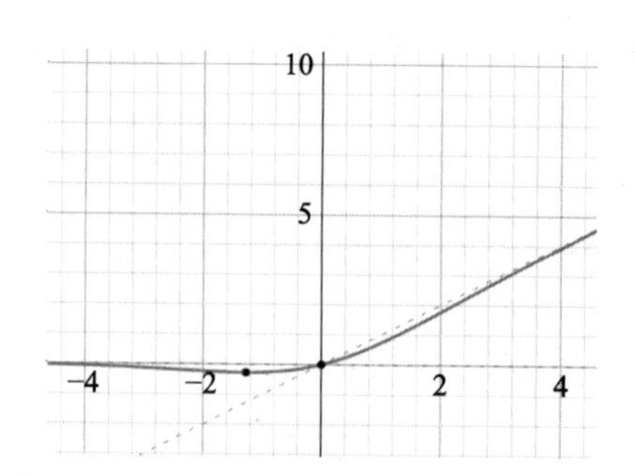

图 2-5　Swish 损失函数图像，上图为 β 为 1 时的图像

$$Swish(x)=\frac{x}{1+e^{-\beta x}} \tag{2.5}$$

综上所述，常见的激活函数有各自不同的优缺点，需根据不同任务和对应的数据选择恰当的激活函数以帮助模型收敛及优化。

2.1.2　损失函数

对深度学习模型的训练在于寻找最优权重和最优模型，而损失函数基本代表模型性能的外在体现，因而深度学习模型的优化过程也可等价于对损失函数最小值的求解过程。

损失函数是一种衡量模型表现的指标，是对人工神经网络进行训练、优化及评估的重要组成部分，用于衡量神经网络预测值与真实值的差异，值越小代表两者越为接近，理论上模型预测更为正确。随模型训练，损失函数被不断给出，可量化模型当前性能，通过反向传播、梯度下降对权重进行更新。

优化深度学习模型的目标可等价于优化损失函数，需要在训练过程中寻找到损失函数的最小值，其对应的模型权重便可被认为是模型最优解，损失函数的选取也会影响模型收敛速度、稳定性以及泛化性。此外，损失函数也可以根据当前任务（分类、回归、聚类、定位）进行调优适配，也可根据面向的数据进行调整。

综上所述，损失函数是深度学习的重要组成部分，其可衡量模型的表现，引导权重的调整，影响收敛和泛化，因此需要根据任务和数据选择合适的损失函数。

常见的损失函数如下。

（1）Mean Squared Error（MSE）：均方误差是回归问题中使用最广泛的损失函数，其中输出是连续值，计算预测值和实际值之间平方差的平均值，也称为 L2 损失或二次损失。MSE 由以下公式给出：

$$MSE = \frac{1}{n}\sum_{i=1}^{n}(y_i - \hat{y}_i)^2 \tag{2.6}$$

其中 n 为样本数量，y_i 为真实值，$\hat{y}_i$ 为预测值。

（2）Mean Absolute Error（MAE）：平均绝对误差是回归问题的另一个损失函数，其中输出是连续值，其计算预测值和实际值之间绝对差值的平均值，也称为 L1 损耗或线性损耗。平均绝对误差损失由以下公式给出：

$$MAE = \frac{1}{n}\sum_{i=1}^{n}|y_i - \hat{y}_i| \tag{2.7}$$

其中 n 为样本数量，y_i 为真实值，$\hat{y}_i$ 为预测值。

（3）Huber Loss：Huber 损失通常被用于回归问题，其结合了 MSE 和 MAE 的优点。如果预测值和目标值差距较小，则测量预测值和目标值之间的平方误差，反之测量绝对误差。因为结合了两个损失函数，因而该损失函数更为稳定。Huber 损失由以下公式给出：

$$L_\delta(y, f(x)) = \begin{cases} \frac{1}{2}(y - f(x))^2, & \text{if} |y - f(x)| \leqslant \delta \\ \delta|y - f(x)| - \frac{1}{2}\delta^2, & \text{if} |y - f(x)| > \delta \end{cases} \tag{2.8}$$

y 为真实值，$f(x)$ 为预测值，δ 作为超参数用于控制误差的阈值，当该参数趋近于无穷，Huber 损失转为平方误差，反之则为绝对误差。

（4）KL Divergence：KL 散度（HERSHEY & OLSEN，2007），又称相对熵，该损失函数用于衡量两个概率分布之间的相似性或差异。通常可被用于度量生成模型所生成数据的分布与真实数据分布的差异，以判断模型生成的数据是否接近真实值。该损失函数由以下公式给出：

$$KL(P \| Q) = \sum_{x} P(x) \log \frac{P(x)}{Q(x)} \tag{2.9}$$

$P(x)$ 和 $Q(x)$ 是同一变量 x 的两个概率分布。

（5）Cross-Entropy：交叉熵是分类问题中使用最广泛的损失函数之一，可衡量两个分布之间的差异，由以下公式给出，与上式 KL 散度损失函数相比，二者极为相似，通常情况下，交叉熵与 KL 散度作为损失函数时，二者只相差一个常数。

$$H(P,Q) = -\sum_{x} P(x) \log Q(x) \tag{2.10}$$

（6）Binary Cross-Entropy（BCE）：二元交叉熵是二分类问题中最常用的损失函数，是交叉熵的一个特例，其中输出为 0 或 1，其计算实际类的预测概率的负对数似然。二元交叉熵损失函数由以下公式给出：

$$BCE = -\frac{1}{n}\sum_{i=1}^{n}[y_i \log(\hat{y}_i) + (1 - y_i)\log(1 - \hat{y}_i)] \tag{2.11}$$

其中 n 为样本数量，y_i 为真实值（0 或 1），$\hat{y}_i$ 为预测值。

（7）Categorical Cross-Entropy（CCE）：分类交叉熵是多类分类问题的二元交叉熵的推广，其中输出是 k 个可能的类之一，其计算实际类的预测概率的负对数似然，也被称为 softmax 损失或多项式损失。分类交叉熵损失函数由以下公式给出：

$$CCE = -\sum_{i=1}^{n} t_i \log(s_i) \tag{2.12}$$

其中 n 为类别数目，t_i 为真实类别标签，s_i 为模型预测的类别概率。

（8）Focal Loss：通常情况下这是用于目标检测的损失函数，也是在目标检测任务中被提出的（LIN et al.，2017），用于正负样本平衡，其使用比例因子计算交叉熵损失，该比例因子可减少分类良好的样本的损失，并增加分类不佳样本的损失，也被称为类平衡损失。Focal Loss 由以下公式给出：

$$FL = -\alpha_t (1 - \hat{y}_t)^{\gamma} \log(\hat{y}_t) \tag{2.13}$$

α_t 是某一类别的加权因子，$\hat{y}_t$ 是其预测概率，γ 是控制权重调整的超参数。

（9）Triplet Loss：三元损失（GE et al.，2018；HERMANS et al.，2017）的计算是基于一个三元组 (a, p, n) 之间的距离差值计算，其目的在于增加类间距离，减小类内距离，使同类样本的距离小于不同类样本的距离，三元损失的优势在于细粒度区分，有助于细节区分，通常被用于人脸识别、文本匹配等任务。该损失由公式给出:

$$TL = max(0, d(a, p) - d(a, n) + m) \tag{2.14}$$

a 是锚点，p 是与锚点同类样本，n 是不同类样本，d 是距离函数（例如欧氏距离），m 是边距参数。

（10）IoU Loss：交并比损失是目标检测领域中最为重要的损失函数，交并比显示检测框与真实框的重合程度，为两者交集与并集之比，值域为[0,1]，交并比越高代表两者重合程度高，损失函数值也就越小。基于交并比损失函数的改进型包括 CIoU、DIoU、EIoU、GIoU 等（GEVORGYAN，2022；HE et al.，2021；REZATOFIGHI et al.，2019）。

损失函数的选取是深度学习中的重要问题，被用于实时评估模型性能。损失函数可以影响模型的收敛速度和收敛方向，最终影响模型训练效果和泛化能力，合适的损失函数有助于模型快速收敛，优化参数，捕捉数据特征并加强其抗干扰能力，展现出更优的泛化性和鲁棒性。

2.2 卷积神经网络

卷积神经网络（convolutional neural network，CNN 或 ConvNet）是深度学习领域的一个

重要分支，在图像处理和计算机视觉中取得了巨大的成功。这种网络的设计灵感来源于人类的视觉系统，特别是人类大脑是如何识别和处理来自眼睛的信息的。

当光线从物体反射并进入眼睛时，人类的视觉系统开始工作。这些光线被视网膜上的感光细胞捕捉，然后转化为电信号，由神经元传输到大脑进行处理。每个神经元都有一个特定的感受野，只对其覆盖的小部分视觉场景做出反应。卷积神经网络的工作方式与此类似。它们由多个层组成，每个层都由许多神经元组成。在 CNN 的第一层，每个神经元可能只覆盖图像的一小部分，例如 3×3 或 5×5 的像素块。这些神经元对这些小块进行处理，识别出基本的视觉特征，如边缘和颜色渐变。随着网络深入，神经元的感受野变得更大，能够识别更复杂的特征。在网络的最后几层，神经元可能能够识别非常复杂的对象，如人脸、动物或建筑物。

这种分层的处理方式使得 CNN 非常适合图像识别任务。通过使用 CNN，可以让计算机或其他电子设备来自动识别和分类图像中的对象，从而赋予机器“看到”和“理解”世界的能力。CNN 技术已经被广泛应用于各种应用中，从自动驾驶汽车到医疗图像分析，都取得了令人瞩目的成果。

2.2.1　卷积神经网络的历史

CNN 的历史可以追溯到 20 世纪 80 年代，但其在最近十年中才真正获得了广泛的关注和应用。1980 年，Kunihiko Fukushima 提出了神经认知机（FUKUSHIMA, 1980），这是第一个卷积结构网络。虽然没有使用现代 CNN 中的反向传播算法，但它确实引入了卷积的概念。1998 年，Yann LeCun 及其团队提出了 LeNet-5（LECUN et al.，1998），这是第一个真正的卷积神经网络。LeNet-5 使用反向传播进行训练，并成功应用于手写数字识别任务。直到 2000 年，由于数据集的限制和计算能力的缺乏，深度学习和 CNN 并没有得到广泛的关注。大多数研究都集中在传统的机器学习方法上。

2012 年，Alex Krizhevsky 等提出了 AlexNet（KRIZHEVSKY et al.，2012），并在 ImageNet Large Scale Visual Recognition Challenge（ILSVRC）上取得了突破性的成果。这标志着深度学习和 CNN 的复兴。随着 AlexNet 的成功，研究者开始设计更深、更复杂的网络结构，如 VGG（SIMONYAN et al.，2015）、Inception （SZEGEDY et al.，2015）和 ResNet（HE et al.，2016）。随后不断出现更多的网络结构和技术，如 DenseNet（HUANG et al.，2017）、MobileNet（HOWARD et al.，2017）和 EfficientNet（TAN et al.，2019），以及各种优化技术和正则化方法。

今天，CNN 已经成为计算机视觉领域的核心技术，并被广泛应用于图像分类、目标检测、语义分割、图像生成等任务。CNN 的概念也被扩展到其他领域，如自然语言处理和语音识别。总之，卷积神经网络从最初的概念到现在的广泛应用，经历了几十年的发展。随着技术的进步和数据的增长，它们已经成为深度学习领域的基石。

2.2.2　卷积神经网络架构

CNN 架构有三个基本构建单元（building blocks）：卷积层、池化层和全连接层。经典的 CNN 由几个卷积层和一个池化层的重复堆叠组成，后面跟着一个或多个全连接层（图 2-6）。当处理图像时，单纯使用全连接网络通常难以取得满意的结果，因为对于图像数据的空间结构而言，全连接网络中绝大多数连接都是冗余而无用的。图像数据最大的特点是其相邻像素之间有较强的联系，CNN 通过在相邻层的神经元之间施加稀疏的局部连接来利用这种局部相关性，每个神经元仅连接到输入体积的一个小区域，这个操作由卷积层完成。池化层（pooling）在一般卷积层之后，其本质是下采样（subsampling），减少特征图的尺寸，以加快运算速度、加强平移不变性、减少过拟合。传统上在 CNN 最后使用全连接层提升网络的处理能力，但由于全连接层的参数量很大，目前流行的趋势是少使用或者不使用全连接层。

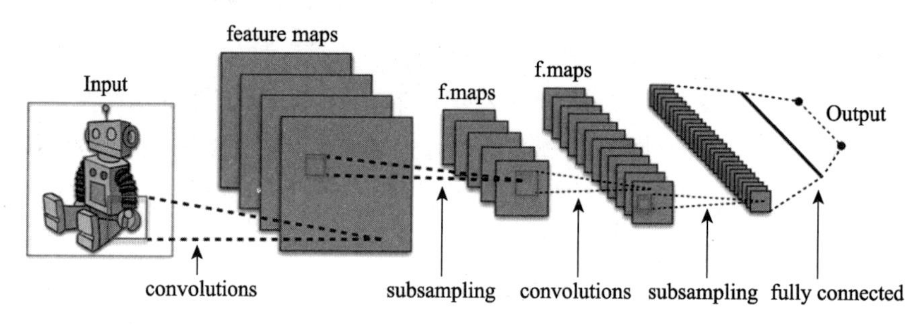

图 2-6 CNN 的一般性架构

包含卷积层、池化层（也称为下采样层）和全连接层

在卷积神经网络的设计中，三个核心思想起到了关键作用。

（1）局部连接：传统的全连接神经网络中，每个输出神经元都与前一层的所有神经元相连。这种连接方式在处理图像时，会导致大量的无用参数，从而增加计算复杂性和存储需求，导致过拟合。CNN 中的卷积层只考虑输入数据的局部区域，这种局部连接策略大大减少了参数数量，使得模型更加高效且易于训练。

（2）参数共享：在 CNN 中，一个特定的特征或模式可以出现在输入图像的任何位置。因此，为了检测这个特征，无论它出现在图像的哪个位置，都应该使用相同的权重和偏置。这种策略称为参数共享，它不仅减少了模型的参数数量，还增强了模型对于平移的鲁棒性。

（3）平移不变性：由于参数共享和池化层的作用，CNN 具有一定的平移不变性的特性。这意味着，如果输入图像中的某个特征发生了平移，CNN 仍然可以准确地检测到它。这种特性使得 CNN 在图像识别任务中表现出色，因为它可以识别出现在图像任何位置的特征。

这三个核心思想共同使 CNN 在处理图像和其他网格状数据时表现卓越，同时保持了计算效率和模型的泛化能力。以下我们详细介绍卷积层和池化层的原理和实现方式。需要注意，以下描述的卷积和池化操作是针对 2D CNN 的，但类似的操作也可以用于 3D CNN，主要区别在于卷积操作是二维的还是三维的。

2.2.3 标准卷积层

CNN 中的卷积层是其核心组件。首先，需要了解其中使用的滤波器（filter），在卷积操作中使用的滤波器是一个小的二维矩阵。这个矩阵的大小（filter size）通常远小于输入图像的大小，且每个元素都有一个权重值，常见的大小有 3×3、5×5 或 7×7。这样的用于卷积的滤波器也称为卷积核（kernel）。

如图 2-7 所示，为了在图像上应用卷积核，可将卷积核放在输入图像上，并逐步滑动它，覆盖图像的不同部分，直到整个图像都被覆盖。在每个滑动位置，执行一个关键的操作：将卷积核与其下重叠的图像部分进行点积操作。这意味着进行元素对元素的乘法，然后将结果相加，再加上偏置项。这个点积操作的结果是一个单一的输出像素，并存储在输出特征图的相应位置。需要重复这个过程，直到整个图像都被卷积核覆盖，我们就得到了一个新的二维矩阵，称为特征图或激活图。

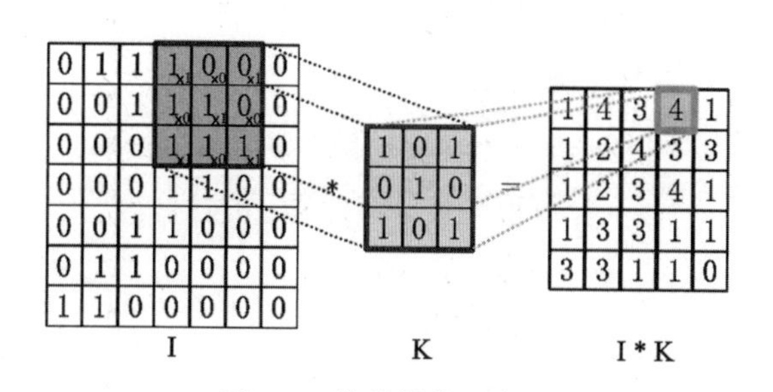

图 2-7　卷积操作示意图

3×3 的卷积核 K 作用在 7×7 的图像 I 上；右侧 5×5 的矩阵是卷积的结果

值得注意的是，特征图的大小一般接近于原输入图像的大小，但准确的大小取决于卷积核的大小、stride（步长）参数以及是否使用了 padding（填充）。由于卷积核的边缘不能滑动出原图像的边界，如果卷积核的大小为 $M \times N$，不使用 padding 且 stride 为 1 时特征图的宽度和高度都会分别比原图小 $M-1$ 和 $N-1$ 个像素。例如，对于一个 3×3 的卷积核，特征图的宽度和高度都会比原图小 2 个单位。

参数 stride（步长）决定计算卷积时每次滑动的距离，stride 为 1 意味着卷积核每次移动一个像素。stride 的主要意义在于控制特征图的空间尺寸，同时可以增加模型的计算效率。较大的步长可能会导致信息丢失，但在某些情况下，这种丢失可能是可以接受的，尤其是当我们希望减少计算量或减小特征图尺寸时。具体来说，如果输入特征图的尺寸为 $W \times H$，卷积核的尺寸为 $M \times N$，stride 为 S，那么输出特征图的尺寸为 $\left(\left\lfloor \frac{W-M}{S} \right\rfloor + 1\right) \times \left(\left\lfloor \frac{H-N}{S} \right\rfloor + 1\right)$，其中 $\lfloor \cdot \rfloor$ 表示向下取整。

padding（填充）是在输入图像的边界添加额外的像素（例如零像素），以控制输出特征图的大小，为了使输出特征图的尺寸与原图相同，应设置 stride = 1 并使用适当的 padding。在某些深度学习框架中，如 PyTorch 和 TensorFlow，还提供了 padding = same 选项，这会自动计算并应用所需的填充量，以确保输出特征图的尺寸与输入相同。

综上所述，若忽略 stride 和 padding，以矩阵中心为原点建立坐标系，即假设输入图像、卷积核、输出图像的中心点都是（0,0），卷积操作可以表示为：

$$O_{i,j} = \sum_{m=-\lfloor M/2 \rfloor}^{\lfloor M/2 \rfloor} \sum_{n=-\lfloor N/2 \rfloor}^{\lfloor N/2 \rfloor} K_{m,n} \cdot I_{i+m,j+n} + b \tag{2.15}$$

其中，$O_{i,j}$ 是输出特征图在位置 (i,j) 的值，K 是可学习的卷积核，I 是输入图像，m、n

分别是卷积核的行和列的索引，M 和 N 分别表示卷积核的行数和列数，b 是可学习的标量偏置项。$\lfloor\cdot\rfloor$ 和 $\lceil\cdot\rceil$ 表示向下取整和向上取整，用于确保正确地遍历卷积核而不超出边界。

实际上，熟悉信号处理理论的读者可以很快看出，根据以上定义，CNN 所谓的“卷积”实际上更接近于数学中的“互相关”(cross correlation) 操作。让我们简要回顾一下数学中的卷积和互相关的定义。两个一维离散实函数 $K[i]$ 和 $I[i]$ 的卷积定义为：

$$(K * I)[i] = \sum_{i=-\infty}^{\infty} K[m]I[i-m] \tag{2.16}$$

一维离散实函数 $K[i]$ 和 $I[i]$ 的互相关（cross correlation）的定义为：

$$(K \star I)[i] = \sum_{i=-\infty}^{\infty} K[m]I[i+m] \tag{2.17}$$

可以看出卷积和互相关的定义非常相似，它们也有着深刻的内在联系，两者主要区别在于计算时要不要提前对卷积核进行反转操作，详细的讨论可以参考相关信号处理书籍（OPPENHEIM et al.，1997），在此不再详细展开。对比式（2.15）和式（2.17），可以发现 CNN 中的“卷积”实际是将卷积核和原图进行数学上的二维互相关操作，再额外附加一个偏置参数 b。换言之，在 CNN 中实现“卷积”时，不用翻转卷积核，而是直接将卷积核应用于输入。实际上，无论是使用真正的卷积还是互相关并不重要，这是因为卷积核的权重值是学习得到的，而不是预先定义的，是否翻转卷积核不影响最终结果。

为了捕捉输入图像中的不同特征，通常使用很多个卷积核来同时进行卷积操作。每个卷积核都会生成一个独立的特征图，这些特征图堆叠在一起形成多通道特征图。为了说明在实际应用中的多样性，以下列举一些著名的神经网络结构使用的卷积核数量。在实际设计网络时，卷积核的数量通常是一个超参数，可以根据任务的需求和数据的特性进行调整。

（1）LeNet-5：这是早期的卷积神经网络，主要用于手写数字识别。在其卷积层中，第一层使用了 6 个卷积核，第二层使用了 16 个卷积核。

（2）AlexNet：这是 2012 年 ImageNet 挑战赛的冠军模型。在其第一个卷积层中，使用了 96 个卷积核。

（3）VGGNet：这是一个深度卷积神经网络，有多个版本（如 VGG16、VGG19 等）。在其第一个卷积层中，使用了 64 个卷积核，随后的层中卷积核的数量逐渐增加，最多达到 512 个。

（4）ResNet：这是一个使用残差连接的深度网络。在其不同的版本中（如 ResNet-50、ResNet-101 等），第一个卷积层通常使用了 64 个卷积核。

（5）GoogLeNet/Inception：这个网络使用了所谓的“Inception 模块”，其中在同一层内部有多个不同大小的卷积核并行操作。这种设计允许网络在同一层中捕捉不同尺度的特征。

如果输入图像本身是多通道的，卷积层的工作方式更复杂一些。对于一个多通道的输入图像，例如 RGB 图像有 3 个通道（红色、绿色和蓝色），卷积层中的每个卷积核也必须有相同数量的通道。这意味着，如果处理一个 RGB 图像，那么每个卷积核都会有 3 个通道。在卷积操作中，对于每个通道，卷积核的相应通道与输入图像的相应通道进行卷积操作。例如，对于一个 RGB 图像，卷积核的红色通道与图像的红色通道进行卷积，绿色通道与绿色通道进行卷积，蓝色通道与蓝色通道进行卷积。然后，对于每个位置，所有通道的卷积结果被叠加起来，形成一个单一的值。这个值构成了输出特征图的一个像素。在 CNN 中，在卷积操作后通常还会应用一个非线性激活函数，例如 ReLU（修正线性单元）。这可以增加模型的非线性映射能力，使其能够学习更复杂的特征。

总之，卷积在 CNN 中是通过滑动一个称为卷积核的小矩阵来实现的，它在输入图像上逐步滑动，计算其与图像局部区域的点积，从而提取图像的局部特征和模式。这个操作可以捕捉到图像中的空间层次结构和纹理信息，为后续的图像处理任务提供基础特征。

2.2.4　特殊形式的卷积层

为了更好地捕捉图像或数据中的特征和模式，卷积层还有多种特殊形式和变体。本节介绍其中常见的三种形式，即扩张卷积、可分离卷积和转置卷积。

扩张卷积（dilated convolution），也被称为空洞卷积或膨胀卷积。与标准的卷积操作不同，扩张卷积通过引入一个扩张率（dilation rate）来增加卷积核的感受野，而不增加卷积核的参数数量或计算量。具体来说，扩张卷积在卷积核的每个元素之间插入指定数量的零，从而“扩张”了卷积核。例如，对于一个 3×3 的卷积核和扩张率为 2 的扩张卷积，实际上的操作是在原始 3×3 卷积核的每个元素之间插入一个零，从而得到一个 5×5 的扩张卷积核。这样，扩张卷积可以捕获更广泛的上下文信息，而不需要增加额外的参数。

扩张卷积的数学表示如下。设 I 为输入特征图，K 为卷积核，d 为扩张率，则扩张卷积的操作可以表示为：

$$O_{i,j}=\sum_{m=-\lfloor M/2\rfloor}^{\lfloor M/2\rfloor}\sum_{n=-\lfloor N/2\rfloor}^{\lfloor N/2\rfloor}K_{m,n}\cdot I_{i+d\times m,j+d\times n} \tag{2.18}$$

其中，$O_{i,j}$ 是输出特征图在位置 (i,j) 的值，M 和 N 分别表示卷积核的行数和列数。

扩张卷积的主要优点是可以增加网络的感受野，从而捕获更多的上下文信息，而不增加计算复杂性或参数数量。这使得扩张卷积在某些任务中，如语义分割和图像生成，表现得尤为出色。此外，与使用更大的卷积核相比，扩张卷积可以更有效地增加感受野，而不会引入过多的参数。

可分离卷积（separable convolution）是另一种特殊的卷积操作，主要优势是减少了标准卷积的计算复杂性和参数数量，同时保持与标准卷积相似的性能。这种卷积操作的核心思想是将一个多通道的卷积操作分解为两个更简单的卷积操作：一个空间卷积和一个深度卷积。

空间卷积针对输入的每个通道单独进行，使用一个单通道的卷积核。这意味着，对于一个具有 C 个通道的输入特征图，将执行 C 个独立的卷积操作。每个操作都会产生一个单通道的输出特征图。接下来，深度卷积将上一步得到的所有单通道特征图作为输入，并使用一个 1×1 的卷积核进行卷积。这个操作的目的是在通道之间进行混合和组合，从而产生所需数量的输出通道。

数学上，可分离卷积可以表示为两个连续的卷积操作。设 I 为输入特征图，K_s 为空间卷积核，K_d 为深度卷积核，则可分离卷积的操作可以表示为：

$$O = (I * K_s) * K_d \tag{2.19}$$

其中，* 表示卷积操作，O 是输出特征图。

可分离卷积的主要优势在于其高效性。与传统的卷积相比，它大大减少了所需的计算量和参数数量，这使得网络更加轻量化，同时减少了过拟合的风险。此外，可分离卷积在某些任务中，如图像分类和物体检测，已被证明能够达到与传统卷积相似甚至更好的性能，比较知名的使用了可分离卷积的网络包括 Xception 和 MobileNet。总之，可分离卷积是一种高效的卷积策略，它通过将复杂的卷积操作分解为两个简单的步骤来实现计算和参数的节省，同时保持了出色的模型性能。

转置卷积（transposed convolution）常用于放大特征图的空间尺寸，也被称为反卷积或上采样卷积。与传统的卷积操作减小特征图的尺寸不同，转置卷积可以增加特征图的宽度和高度，从而实现上采样。这种操作在深度学习中尤其重要，特别是在需要从低分辨率的特征图中恢复高分辨率细节的任务中，如图像分割、超分辨率重建和某些生成模型。转置卷积的工作原理与传统卷积相似，但在应用卷积核时有所不同。在传统的卷积中，卷积核滑动并与输入特征图的局部区域进行点积操作。但在转置卷积中，卷积核在每个输入像素位置上都进行展开操作，生成一个较大的输出区域。这种展开操作导致输出特征图的尺寸大于输入特征图（图 2-8）。

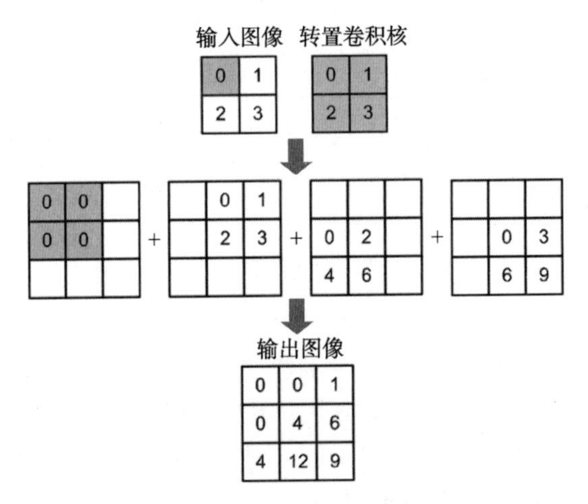

图 2-8　卷积核为 2×2 的转置卷积图

卷积核在每个输入像素位置上进行展开操作，形成了尺寸更大输出

转置卷积在深度学习中的应用非常广泛。例如，在 U-Net 这样的图像分割网络中，转置卷积被用于从编码器的低分辨率特征图中恢复高分辨率的分割结果。在生成对抗网络（GAN）中，转置卷积也被用于生成器，以从随机噪声中生成高分辨率的图像。需要值得注意，转置卷积经常被称为“反卷积”，但这并不意味着它是卷积的真正逆操作。名称“反卷积”来源于它在信号处理中的应用，但在深度学习的上下文中，这种操作更多的是用于上采样而不是实际的反卷积。

2.2.5　池化层

在卷积神经网络中，池化层（pooling）通常在卷积层之后添加。池化层可以减少特征图的尺寸，同时保留重要的空间信息。“池化”这个词在英文中是“pooling”，其字面意思与“水池”或“集合”有关。在这里，它并不直接与“水池”这个概念有关，而是借用了这个词来描述对一组值进行聚合的操作。在卷积神经网络中，池化层的作用是对特征图的局部区域进行某种聚合操作，从而得到一个单一的值。这可以看作是从一个“池”或集合中提取或“汇总”信息的过程。池化层的工作原理很简单，它在特征图上滑动一个固定大小的窗口，并对窗口内的值进行某种聚合操作。对于一个维度为 $H \times W \times C$ 的特征图，经过池化层后得到的输出维度为：

$$\frac{H-f+1}{s} \times \frac{W-f+1}{s} \times C \tag{2.20}$$

其中 f 是池化窗口的大小，s 是滑动的步长。

池化层的类型有很多。其中最常见的是最大池化（max pooling）和均值池化（average pooling）。在最大池化中，窗口内的最大值被选为输出（图 2-9）；而在平均池化中，窗口内的所有值的平均值被选为输出。从池化窗口的尺寸看，比较特殊的一种是全局池化，全局池化将特征图的每个通道减少到一个单一值，即使特征图的长宽都变为 1，而保持通道数不变。因此，通过全局池化，一个 $H \times W \times C$ 的特征图被减少到 $1 \times 1 \times nc$。这相当于使用一个维度为 $H \times W$ 的窗口。

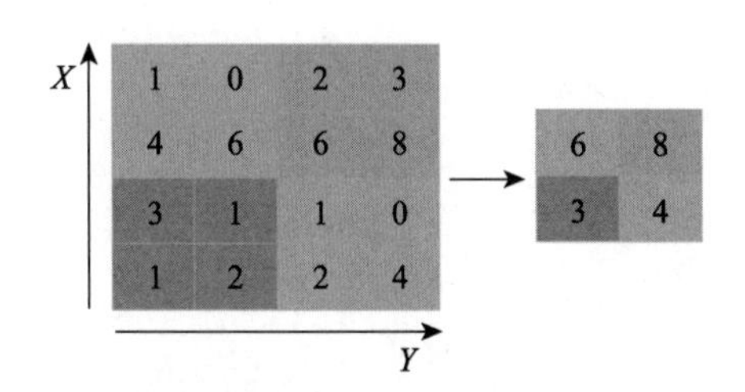

图 2-9　最大池化操作：使用了 2 × 2 的池化窗口和 stride = 2

总之，池化层的优点有以下几点。

（1）降低维度：池化层的主要优势在于它们有助于减少特征图的空间维度。这降低了计算成本，并通过减少模型中的参数数量来帮助避免过拟合。

（2）平移不变性：池化层也有助于在特征图中实现平移不变性。这意味着图像中对象的位置不会影响分类结果，因为无论对象的位置如何，都会检测到相同的特征。

（3）特征选择：池化层还可以帮助从输入中选择最重要的特征，因为最大池化选择最显著的特征，而均值池化保留了更多的信息。

但是池化层的一个主要缺点是它们会从输入特征图中丢弃一些信息，这些信息对于最终的分类或回归任务可能很重要。池化层还可能导致特征图的过度平滑，这可能导致丢失对最终分类或回归任务很重要的一些细粒度的细节。池化层还引入了诸如池化区域的大小和步长之类的超参数，这些需要进行调整以达到最佳性能。这可能需要花费更多的时间，并需要一些模型构建的专业知识。

2.2.6 归一化层

除了卷积层和池化层，很多 CNN 网络也会用到归一化层。归一化层通常紧跟在卷积层之后，可以使神经网络的训练更快、更稳定。归一化的核心思想是对每一层的输出进行某种统计变换，使其满足某种预定的分布，例如零均值和单位方差。归一化的必要性源于深度神经网络训练中的多种挑战。随着网络深度的增加，中间层的激活值分布可能会发生显著变化，这种现象被称为“内部协变量偏移”。这种偏移可能导致网络的每一层都需要不断适应其输入的变化，从而使训练过程变得缓慢和不稳定。归一化层通过调整激活值的分布来解决这一问题，从而使每一层的输入分布更加稳定。

归一化可以在多个维度上进行，例如对整个批次、特定的特征、特定的空间位置等。这导致了多种归一化技术的出现，包括批归一化（batch normalization）、实例归一化（instance normalization）、层归一化（layer normalization）和组归一化（group normalization）等。每种归一化方法都有其特定的应用场景和优势。本节主要介绍最常见的批归一化和层归一化方法。

批归一化（batch normalization，BN）由 Ioffe 和 Szegedy 于 2015 年首次提出，核心思想是在每个批次的数据上计算特征的均值和方差，并使用这些统计数据对特征进行归一化。具体来说，给定一个批次的数据 $B=\{x_1,x_2,\cdots,x_m\}$，首先计算批次的均值和方差：

$$\begin{cases}\mu_B=\dfrac{1}{m}\sum\limits_{i=1}^{m}x_i\\ \sigma_B^2=\dfrac{1}{m}\sum\limits_{i=1}^{m}(x_i-\mu_B)^2\end{cases} \tag{2.21}$$

接下来，使用这些统计数据对每个数据点进行归一化：

$$\hat{x}_i=\frac{x_i-\mu_B}{\sqrt{\sigma_B^2+\epsilon}} \tag{2.22}$$

其中，ϵ 是一个很小的数，用于确保分母不为零。为了使模型保持其表示能力，批归一化引入了两个可学习的参数，缩放因子 γ 和偏移因子 β。这两个参数允许模型学习到最佳的特征分布：

$$y_i=\gamma\hat{x}_i+\beta \tag{2.23}$$

其中，y_i 是归一化后的输出。

批归一化的引入带来了多个好处。首先，它允许使用更高的学习率，从而加速训练过程。其次，它减少了对初始化的依赖，使得不同的初始化方法都可以有效地工作。此外，批归一化还具有轻微的正则化效果，有助于防止模型过拟合。

层归一化（layer normalization，LN）是另一种归一化策略，专门针对神经网络中的单个数据样本进行操作。与批归一化不同，层归一化不是在一个批次的数据上进行，而是在单个数据样本的所有特征维度上进行。这意味着，对于每个数据点，其所有特征的均值和标准差都被用于归一化，而不考虑其他数据点。具体来说，给定一个数据点的特征 $x=\{x_1,x_2,\cdots,x_d\}$，我们首先计算特征的均值和方差：

$$\begin{cases}\mu_x=\dfrac{1}{d}\sum_{i=1}^{d}x_i\\ \sigma_x^2=\dfrac{1}{d}\sum_{i=1}^{d}(x_i-\mu_x)^2\end{cases} \tag{2.24}$$

接下来，使用这些统计数据对每个特征进行归一化：

$$\hat{x}_i=\frac{x_i-\mu_x}{\sqrt{\sigma_x^2+\epsilon}} \tag{2.25}$$

其中，ϵ 是一个很小的数，用于确保分母不为零。为了保持网络的表示能力，层归一化也引入了两个可学习的参数，缩放因子 γ 和偏移因子 β。这两个参数与每一层的神经元一一对应，允许模型学习到最佳的数据分布：

$$y_i=\gamma\hat{x}_i+\beta \tag{2.26}$$

其中，y_i 是归一化后的输出。

层归一化的引入为深度学习模型带来了稳定性和鲁棒性。由于其不依赖于批次大小，这使得它在批次大小变化或为 1 时仍然有效。特别是在循环神经网络（RNN）和 Transformer 模型中，层归一化显示出其优越性。

BN 和 LN 都是最常见的归一化方法，他们有很多相同的，但在操作方式和应用场景上也存在很多差异。

BN 是在一个批次的数据上进行归一化，使每个特征在批次内具有零均值和单位方差。这意味着，对于每个特征，我们会计算该特征在整个批次中的均值和方差。这种方法在卷积神经网络（CNN）中表现出色，因为它可以处理大批次的数据。BN 的核心优势在于可以解决所谓的“内部协变量偏移”问题，即每一层的输入分布可能会随着前一层参数的更新而发生变化。此外，BN 可以允许使用更高的学习率，从而加速训练过程。然而，BN 依赖于批次大小，因此当批次大小很小或为 1 时，它可能不太稳定。

与此相反，LN 是在单个数据样本上进行归一化，使该样本的所有特征具有零均值和单位方差。这意味着，对于每个数据样本，我们会计算其所有特征的均值和方差。LN 与批次大小无关，因此在批次大小变化或为 1 时仍然有效。这使得 LN 在循环神经网络（RNN）和 Transformer 模型中特别有用，因为这些模型可能涉及变化的批次大小或批次大小为 1 的情况。虽然 LN 不直接解决“内部协变量偏移”问题，但它确实提供了稳定的输入分布，特别是在 RNN 和 Transformer 模型中。

2.2.7　卷积神经网络的应用与实例

目前 CNN 已经成为当代深度学习技术的基石，在各种图像处理和分析任务中扮演着不可或缺的角色。绝大部分著名的网络结构都将 CNN 作为自己的重要组成部分。例如，对于目标检测，Fast R-CNN（GIRSHICK，2015）首先使用 CNN 对整个图像进行特征提取，这个特征图随后被用于 ROI Pooling 和分类；YOLO（REDMON et al.，2016）的前几层是卷积层，用于从输入图像中提取特征，这些特征随后被用于预测边界框和类别。U-Net 的编码器部分使用了多个卷积层来提取并下采样特征，在解码器部分，它也使用卷积层上采样和合并特征。在针对图像的 GAN 中，生成器和判别器都使用了卷积层，生成器使用卷积层生成图像，而判别器使用卷积层来判断图像是否为真实的。对于图像分割和超分辨率重建，很多网络（LONG et al.，2015; DONG et al., 2015; LIM et al.，2017）完全由卷积层组成。

现在我们了解了 CNN 的各种组件。下面将使用 PathMNIST 数据集（YANG et al., 2023）作为演示，构建一个简单的卷积神经网络用于分类。PathMNIST 是一个病理图像切片组成的多分类数据集，包括 89 996 个训练样本、10 004 个验证样本和 7 180 个测试样本（图 2-10）。每个样本都是一个 28 × 28 的灰度图像，与 9 个类别的标签相关联。

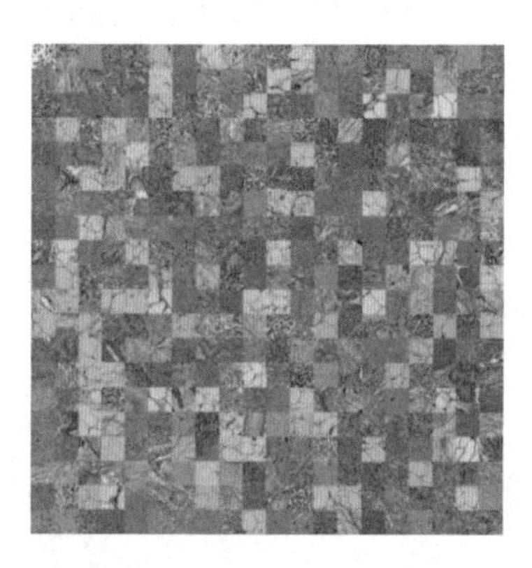

图 2-10　PathMNIST 数据集总览

我们设计的卷积神经网络的结构如下：

[输入]→[卷积]→[池化]→[卷积]→[池化]→[全连接层]→[全连接层]→[分类]

对于第一个卷积层，使用 32 个 3 × 3 的卷积核，stride 大小为 1，padding 为 1，输出通道为，ReLU 激活。对于第二个卷积层，使用 64 个 3 × 3 的卷积核，stride 大小为 1，padding 为 1，ReLU 激活。对于两个池化层，使用最大池操作，窗口大小为 2 × 2。第一个全连接层将 64 × 7 × 7 的特征映射到 128 个特征，然后 ReLU 激活。第二个全连接层将 128 个特征映射到 9 个输出类别，这是因为 PathMNIST 有 9 个类别。定义以上 CNN 的 Pytorch 代码片段如下：

```
# 导入必要的库
import torch
import torch.nn as nn
# 定义 CNN 模型
class SimpleCNN(nn.Module):
    def __init__(self):
        super(SimpleCNN, self).__init__()
        # 第一层卷积：输入通道=3（彩色图像），输出通道=32，卷积核大小=3x3，步长=1，
填充=1
```

```
        self.conv1 = nn.Conv2d ( 3, 32, kernel_size=3, stride=1, padding=1 )
        # 第二层卷积：输入通道=32，输出通道=64，卷积核大小=3x3，步长=1，填充=1
        self.conv2 = nn.Conv2d ( 32, 64, kernel_size=3, stride=1, padding=1 )
        # 第一层全连接：输入特征=64*7*7，输出特征=128
        self.fc1 = nn.Linear ( 64*7*7, 128 )
        # 第二层全连接：输入特征=128，输出特征=9 （PathMNIST 有 9 个类别）
        self.fc2 = nn.Linear (128, 9)

    def forward (self, x) :
        # 输入：3x28x28
        x = nn.ReLU ( )(self.conv1 (x))  # 第一层卷积：输出尺寸：32x28x28
        x = nn.MaxPool2d( kernel_size=2 )( x )  # 第一层池化：输出尺寸：32x14x14
        x = nn.ReLU ( )(self.conv2 (x))  # 第二层卷积：输出尺寸：64x14x14
        x = nn.MaxPool2d ( kernel_size=2 )( x )  # 第二层池化：输出尺寸：64x7x7
        x = x.view (-1, 64*7*7)  # 展平：输出尺寸：1x3136
        x = nn.ReLU ( )(self.fc1 (x))  # 第一层全连接：输出尺寸：1x128
        x = self.fc2 (x)  # 第二层全连接：输出尺寸：1x9 （因为有 9 个类别）
        return x
```

为了训练这个 CNN，可采用 Adam 优化器，设置 0.001 的学习率，同时对输入图像进行了标准化，使其均值为 0.5，标准差为 0.5。为了计算模型的预测误差，可以使用常见的 CrossEntropyLoss 作为损失函数，这是多分类任务的标准选择。经过 10 轮的训练，这样简单的 CNN 模型就可以在 PathMNIST 的验证集上可以达到 90%的准确率，体现了 CNN 网络结构的强大能力。

其余代码如下：

```
1.import torch.optim as optim
2. from torch.utils.data import DataLoader
3. from medmnist import PathMNIST
4. from torchvision import transforms
5.
6. # 检查是否有可用的 GPU
7. device=torch.device ( "cuda" if torch.cuda.is_available ( ) else "cpu" )
8.
9. # 定义数据预处理
10. transform = transforms.Compose ( [
11.     transforms.ToTensor ( ) ,  # 将 PIL 图像转换为张量
12.     transforms.Normalize ( (0.5,) , (0.5,) )  # 归一化
13. ])
14. # 加载数据集
15. train_dataset = PathMNIST ( split="train", download=True, transform=
transform)
16. val_dataset  =  PathMNIST ( split="val",  download=True,  transform=
```

```
transform)
    17.
    18. train_loader = DataLoader(train_dataset, batch_size=64, shuffle=True)
    19. val_loader = DataLoader(val_dataset, batch_size=64, shuffle=False)
    20.
    21. # 初始化模型、损失函数和优化器
    22. model = SimpleCNN().to(device)  # 将模型移动到 GPU
    23. criterion = nn.CrossEntropyLoss()
    24. optimizer = optim.Adam(model.parameters(), lr=0.001)
    25.
    26. # 训练循环
    27. num_epochs = 10
    28. for epoch in range(num_epochs):
    29.     model.train()
    30.     for batch_idx, (data, target) in enumerate(train_loader):
    31.         data, target = data.to(device), target.to(device)  # 将数据
和标签移动到 GPU
    32.         target = target.squeeze()
    33.         optimizer.zero_grad()
    34.         outputs = model(data)
    35.         loss = criterion(outputs, target)
    36.         loss.backward()
    37.         optimizer.step()
    38.
    39.         if batch_idx % 300 == 0:
    40.             print(f"Epoch [{epoch+1}/{num_epochs}], Step [{batch_idx}/
{len(train_loader)}], Loss: {loss.item():.4f}")
    41.
    42. # 验证循环
    43. model.eval()
    44. correct = 0
    45. total = 0
    46. with torch.no_grad():
    47.     for data, target in val_loader:
    48.             data, target = data.to(device), target.to(device)  # 将
数据和标签移动到 GPU
    49.             target = target.squeeze()
    50.             outputs = model(data)
    51.             _, predicted = torch.max(outputs.data, 1)
    52.             total += target.size(0)
    53.             correct += (predicted == target).sum().item()
    54.
    55.     print(f"验证准确率: {100 * correct / total:.2f}%")
```

```
56.
57. print("训练完成!")
58.
59.
60. # Epoch [1/10], Step [0/1407], Loss: 2.2096
61. # Epoch [1/10], Step [300/1407], Loss: 0.8095
62. # Epoch [1/10], Step [600/1407], Loss: 0.6005
63. # Epoch [1/10], Step [900/1407], Loss: 0.7117
64. # Epoch [1/10], Step [1200/1407], Loss: 0.4653
65. # 验证准确率: 78.12%
66. # Epoch [2/10], Step [0/1407], Loss: 0.5692
67. # Epoch [2/10], Step [300/1407], Loss: 0.6653
68. # Epoch [2/10], Step [600/1407], Loss: 0.3960
69. # Epoch [2/10], Step [900/1407], Loss: 0.3310
70. # Epoch [2/10], Step [1200/1407], Loss: 0.4448
71. # 验证准确率: 85.21%
72. # ...
73. # ...
74. # 验证准确率: 91.41%
75. # Epoch [9/10], Step [0/1407], Loss: 0.0930
76. # Epoch [9/10], Step [300/1407], Loss: 0.1858
77. # Epoch [9/10], Step [600/1407], Loss: 0.0983
78. # Epoch [9/10], Step [900/1407], Loss: 0.1370
79. # Epoch [9/10], Step [1200/1407], Loss: 0.1313
80. # 验证准确率: 92.14%
81. # Epoch [10/10], Step [0/1407], Loss: 0.1314
82. # Epoch [10/10], Step [300/1407], Loss: 0.1286
83. # Epoch [10/10], Step [600/1407], Loss: 0.1883
84. # Epoch [10/10], Step [900/1407], Loss: 0.0906
85. # Epoch [10/10], Step [1200/1407], Loss: 0.1086
86. # 验证准确率: 92.16%
87. # 训练完成!
88.
89.
90. test_dataset = PathMNIST(split="test", download=True, transform=
transform)
91. test_loader = DataLoader(test_dataset, batch_size=64, shuffle=False)
92. # 验证循环
93. model.eval()
94. correct = 0
95. total = 0
96. with torch.no_grad():
97.     for data, target in test_loader:
98.         data, target = data.to(device), target.to(device)  # 将数据
和标签移动到 GPU
99.         target = target.squeeze()
100.        outputs = model(data)
```

```
101.      _, predicted = torch.max(outputs.data, 1)
102.      total += target.size(0)
103.      correct += (predicted == target).sum().item()
104.
105. print(f"测试准确率: {100 * correct / total:.2f}%")
106.
107.
108. # 测试准确率: 81.27%
109.
110.
111. from torchinfo import summary
112. model = SimpleCNN()
113. summary(model, input_size=(64, 3, 28, 28))
114.
115.
116. # ============================================================================================
117. # Layer (type:depth-idx)                   Output Shape              Param #
118. # ============================================================================================
119. # SimpleCNN                                [64, 9]                   --
120. # ├─Conv2d: 1-1                            [64, 32, 28, 28]          896
121. # ├─Conv2d: 1-2                            [64, 64, 14, 14]          18,496
122. # ├─Linear: 1-3                            [64, 128]                 401,536
123. # ├─Linear: 1-4                            [64, 9]                   1,161
124. # ============================================================================================
125. # Total params: 422,089
126. # Trainable params: 422,089
127. # Non-trainable params: 0
128. # Total mult-adds (M): 302.74
129. # ============================================================================================
130. # Input size (MB): 0.60
131. # Forward/backward pass size (MB): 12.34
132. # Params size (MB): 1.69
133. # Estimated Total Size (MB): 21.63
```

2.3 循环神经网络

序列数据是一种数据形式，其中数据点按照特定的顺序排列，通常是基于时间或空间的顺序。这种顺序中的数据点之间存在内在的关联性或依赖性。例如，股票市场的价格、天气的气温记录、文本中的字符或单词、语音信号中的声音样本、视频中的连续图像帧，以及音乐中的音符和节奏都是典型的序列数据。在医学图像分析中，序列数据的例子包括连续的MRI 切片（这些切片按照体内的深度顺序排列）、心电图（ECG）信号（它记录了心脏活动随时间的变化）以及动态的超声图像序列（每一帧都捕获了体内结构在连续时间点上的变化）。这些医学序列数据为医生提供了关于患者健康状况的连续和深入的洞察。

全连接网络和卷积网络原则上可以用来处理序列数据，然而在这些架构中引入时间是很麻烦的，而循环神经网络（recurrent neural network，RNN）由于其能够捕获时间依赖性，因此特别适合处理这类序列数据。这种网络之所以被称为“循环”，是因为它们可以重新访问或重用过去的状态作为输入来预测下一个或未来的状态。与传统的全连接网络和卷积网络不同，RNN 使得信息可以在网络中循环，因此能够记住其过去的输入，这对于处理时间序列数据或任何其他序列数据（如文本、语音、视频等）至关重要。

循环神经网络的设计也受到了人类的记忆和思考方式的启发，特别是人类大脑是如何处理和记忆连续的事件和信息的。序列数据，从本质上讲是由一系列的数据点按照时间或空间顺序组成的，处理这种数据的关键在于理解数据点之间的关系和依赖性，因为在序列中，一个数据点的出现往往依赖于前面的数据点。当我们阅读文本或听到语音时，大脑不会独立地处理每一个单词或音节。相反，我们会根据前面的内容来理解和解释当前的信息。每个神经元在处理当前的信息时，都会考虑到之前的信息，这为我们提供了上下文，帮助我们理解和记忆。

循环神经网络的工作方式与此类似。RNN 利用先前的输入信息来影响当前的输入和输出，理解数据点之间的依赖关系，并为当前的数据点提供上下文。通过使用 RNN，我们可以训练计算机来理解和生成文本、识别和转录语音，甚至预测股票市场的走势。这种技术已经被广泛应用于各种应用中，从机器翻译到视频理解，都取得了显著的成果。

2.3.1　循环神经网络的历史

RNN 的早期概念起源于 1925 年的 Ising 模型，由 Wilhelm Lenz 和 Ernst Ising 提出。这是一个初步的 RNN 架构，但它并不具备学习能力。直到 1972 年，Shun'ichi Amari 使其具备了自适应性，这种网络是一种单层反馈神经网络，其基础在 1982 年得到了进一步的发展，被称为 Hopfield 网络（HOPFIELD，1982），具有了现代 RNN 的基本形态。到了 1980 年，RNN 的概念得到了进一步的普及和发展。1986 年，Michael I. Jordan 提出 Jordan 网络。1990 年，美国科学家 Jeffrey L. Elman 对 Jordan 网络进行了改进，形成了 Elman 网络（ELMAN，1990），是现在最常用的基础 RNN 模型。随着时间的推移，RNN 在语音识别和自然语言处理等领域显示出了潜力，但简单 RNN 由于存在梯度消失（gradient vanishing）及梯度爆炸（gradient exploding）的问题，训练非常困难，应用受限。

为了克服这些挑战，1997 年，Sepp Hochreiter 等提出了长短时记忆网络（Long Short-Term Memory，LSTM）（HOCHREITER et al.，1997），LSTM 通过特殊的门结构有效地解决了梯度消失和爆炸的问题。同样在 1997 年，Mike Schuster 提出双向 RNN 模型（bidirectional RNN）（SCHUSTER et al.，1997），这种改进拓宽了 RNN 的应用范围，为后续序列建模的发展奠定了基础。大约在 2007 年，LSTM 开始革新语音识别领域。2014 年，中国公司百度训练的 RNN 打破了 2S09 Switchboard Hub5'00 语音识别数据集的基准记录，而且没有使用任何传统的语音处理方法，LSTM 还改进了大词汇量的语音识别和文本到语音的合成，并被用于

Google Android 系统中（WIKIPEDIA，2023）。

2014 年，Kyunghyun Cho 等提出了门控循环单元（gated recurrent Unit，GRU）（CHO et al.，2014），它简化了 LSTM 的结构，但仍然保持了出色的性能。在现代的深度学习项目中，原始的 RNN 已经很少被直接使用了，一般都是使用 LSTM、GRU 或其他变体。随着深度学习的普及，RNN 及其变体在机器翻译、文本生成、语音识别等多种任务中都取得了显著的成功。为了进一步提高 RNN 的性能，特别是近年来与 Transformer 的竞争中，研究者们还提出了各种优化技术和新的网络结构，推动了 RNN 的发展和应用。

2.3.2 循环神经网络的基础架构

图 2-11 展示了循环神经网络的基础架构，即将神经元的输出连接到神经元的输入。这是最通用的 RNN 神经网络拓扑结构,因为所有其他的 RNN 拓扑结构都可以通过将某些连接设置为零退化到 FRNN。

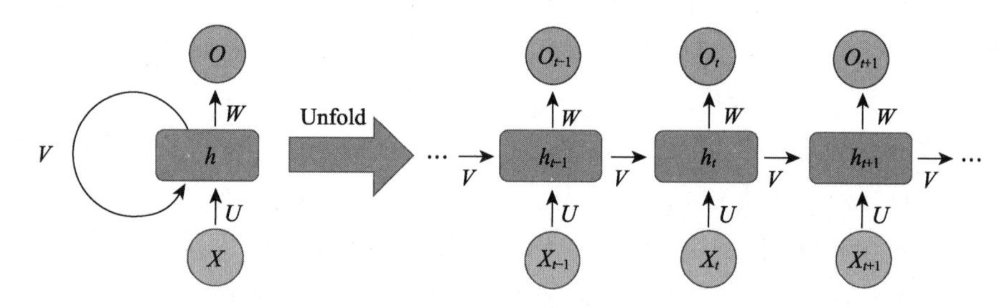

图 2-11 循环神经网络的基础架构

在有实用性 RNN 网络中，最简单是 Elman 网络和 Jordan 网络，两者都被称为“简单循环网络”,其结构为后续的复杂 RNN 设计提供了基础。Elman 网络(ELMAN, 1990)是 Pytorch 等框架中的默认基础 RNN 网络结构，由三层组成：输入层、隐藏层和输出层。如图 2-12 所示，除了这些标准层，Elman 网络还有上下文单元（context unit）c，这些单元负责在每个时间步骤中存储隐藏层的值。在下一个时间步骤中，这些值被送回隐藏层，作为额外的输入，使得网络能够记住先前的信息。

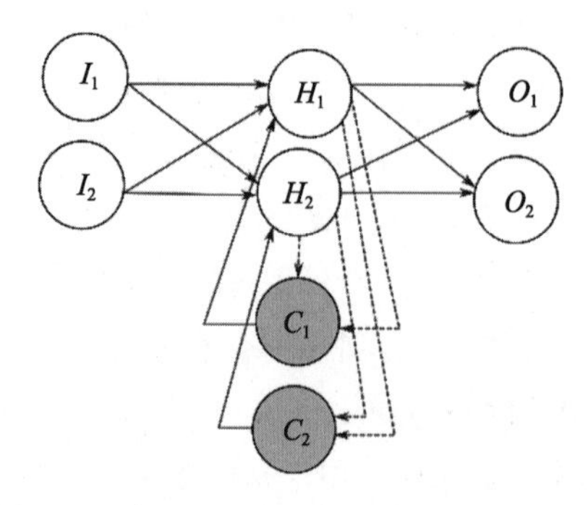

图 2-12 每层有两个神经元的 Elman 网络

虚线表示权重为 1 的连接

Elman 网络的基本结构可以通过以下数学公式表示。

（1）隐藏层的计算：

$$h_t = \sigma_h(W_{xh}x_t + W_{hh}h_{t-1} + b_h) \tag{2.27}$$

其中 h_t 是在时间 t 的隐藏状态，x_t 是在时间 t 的输入，W_{xh} 和 W_{hh} 是权重矩阵，b_h 是隐藏层的偏置，σ_h 是激活函数，通常是 sigmoid 或 tanh 函数。

（2）上下文单元的计算，一般直接复制隐藏层状态：

$$c_t = h_t \tag{2.28}$$

（3）输出层的计算：

$$y_t = \sigma_y(W_{hy}h_t + b_y) \tag{2.29}$$

其中 y_t 是在时间 t 的输出，W_{hy} 是权重矩阵，b_y 是输出层的偏置，σ_y 是激活函数。这些公式描述了 Elman 网络如何在每个时间步骤中计算其隐藏状态和输出。上下文单元 c 在这里的实现非常简单，实际上就是隐藏状态 h_t，它在每个时间步骤中都被更新，并在下一个时间步骤中用作输入。Jordan 网络与 Elman 网络非常相似，只是上下文单元是从输出层 y_t 而不是隐藏层 h_t 传入的。

2.3.3　长短时间记忆网络

长短时间记忆网络（long short-term memory，LSTM）（HOCHREITER et al.，1997）是一种目前最广为使用的循环神经网络结构。其设计目的是解决传统 RNN 中的梯度消失和爆炸问题，旨在为 RNN 提供可以持续数千个时间步的短期记忆，因此被称为“长短期记忆”。在理论上，原始的简单 RNN（例如 Elman 网络和 Jordan 网络）由于有上下文单元的存在，能够跟踪输入序列中的任意长期依赖关系。但是，原始 RNN 存在一个计算上的问题，在使用反向传播训练时，梯度在时间上的传播可能会因为连续的矩阵乘法而导致梯度消失或爆炸。而 LSTM 通过门控机制选择性地控制信息流，允许误差在时间上稳定传播，再配合梯度裁剪技术，有效地缓解了 RNN 的梯度消失和梯度爆炸问题。

LSTM 架构背后的直觉是在神经网络中创建额外的控制模块，该模块学习何时记住和何时忘记相关信息（图 2-13）。换句话说，网络有效地学习了在序列中可能需要哪些信息以及何时不再需要这些信息。一个常见的 LSTM 单元由一个细胞单元（cell）、一个输入门、一个输出门和一个遗忘门组成。细胞单元（cell）可以记住任意时间间隔的值，而三个门则调节信息进出细胞单元的流动。遗忘门决定从前一个状态丢弃什么信息，与当前输入相比，为前

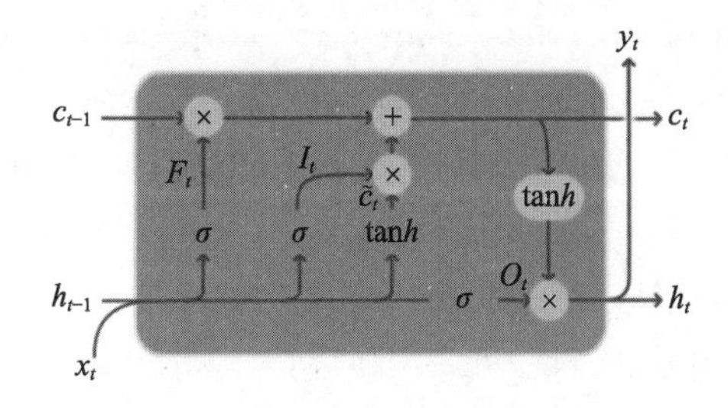

图 2-13　LSTM 的架构

一个状态分配一个介于 0 和 1 之间的值。值为 1 意味着保留信息，值为 0 意味着丢弃它。输入门决定在当前状态中存储哪些新信息，输出门控制在当前状态中输出哪些信息。这样，LSTM 网络能够选择性地从当前状态输出相关信息，保持有用的长期依赖关系。

LSTM 的内部结构相对复杂。在原始的 RNN 中有一个隐藏状态传递 h 。但在 LSTM 中有两个状态传递：一个是细胞状态 c ，另一个是隐藏状态 h 。细胞状态 c 的变化相对较慢，而隐藏状态 h 在不同的时间可能会有很大的变化。首先，LSTM 会使用当前的输入 x_t 和上一个时间步的隐藏状态 h_{t-1} 来计算四个不同的变量：F_t ，I_t ，O_t 和 $\tilde{c}_t$ 。其中 F_t ，I_t ，O_t 通过 sigmoid 激活函数转换为 0 到 1 之间的值，充当门控信号，分别对应遗忘门、输入门和输出门，而 $\tilde{c}_t$ 通过 tanh 激活函数转换为–1 到 1 之间的值，表示当前的输入内容，也被称为候选细胞状态。LSTM 的工作可以分为以下三个主要阶段。

（1）忘记阶段：在这个阶段，LSTM 决定从细胞状态中忘记什么信息。这是通过忘记门 F_t 来实现的，它决定了上一个状态的 c_{t-1} 中哪些信息应该被保留，哪些应该被忘记。

（2）选择记忆阶段：此阶段主要是会对输入进行选择记忆，决定了哪些新信息将被更新或添加到细胞状态 c_t 中。这是通过输入门 I_t 和当前的输入内容 $\tilde{c}_t$ 相乘来实现的。

（3）输出阶段：最后，LSTM 需要决定基于细胞状态输出什么。这是通过输出门 O_t 来实现的，它决定了哪些信息从细胞状态 c_t 中传递到隐藏状态 h_t 并输出。

具体的数学公式如下：

（1）遗忘门：

$$F_t = \sigma(W_f[h_{t-1}, x_t] + b_f) \tag{2.30}$$

（2）输入门：

$$I_t = \sigma(W_i[h_{t-1}, x_t] + b_i) \tag{2.31}$$

（3）候选细胞状态（根据当前输入和先前隐藏状态）：

$$\tilde{c}_t = \tanh(W_c[h_{t-1}, x_t] + b_c) \tag{2.32}$$

（4）新的细胞状态（根据遗忘门和输入门）：

$$c_t = F_t \odot c_{t-1} + I_t \odot \tilde{c}_t \tag{2.33}$$

（5）输出门：

$$O_t = \sigma(W_o[h_{t-1}, x_t] + b_o) \tag{2.34}$$

（6）新的隐藏状态：

$$h_t = o_t \odot \tanh(c_t) \tag{2.35}$$

其中，$\odot$ 表示 Hadamard 积，即元素间的乘法，σ 是 sigmoid 激活函数， $\tanh$ 是双曲正切激活函数。上式共同描述了 LSTM 如何更新其状态并产生输出。

总之，LSTM 是一种特殊的循环神经网络结构，设计目的是解决传统 RNN 中的梯度消失和爆炸问题。LSTM 通过引入门控机制，如遗忘门、输入门和输出门，来选择性地控制信息流。这些门控制了信息在细胞状态中的存储、更新和输出。LSTM 的核心思想是通过这些门来学习何时记住信息、何时更新信息以及何时输出信息，从而有效地处理长期依赖关系。与传统的 RNN 相比，LSTM 有两个状态传递：细胞状态和隐藏状态，其中细胞状态主要负责长期的信息存储，而隐藏状态则负责短期的信息处理。LSTM 的工作可以分为三个主要阶段：忘记阶段、选择记忆阶段和输出阶段。这三个阶段共同决定了如何更新网络的状态并产生输出。由于 LSTM 的数学公式和理论分析较为复杂，对于 LSTM 更深入的介绍和讨论，可以查阅相关参考文献（YU et al.，2019）。

2.3.4　门控循环单元

门控循环单元（gated recurrent unit，GRU）（CHO et al.，2014）是 LSTM 的一个变种，它简化了 LSTM 的结构，使其更加简洁（图 2-14）。GRU 的设计初衷是保留 LSTM 的长期依赖性能，但减少了参数数量，从而加速了计算并减少了计算资源的需求。与 LSTM 相比，GRU 合并了细胞状态和隐藏状态，并使用了两个门（而不是三个）来控制信息的流动。具体结构与工作原理如下。

（1）更新门：更新门决定了哪些信息从上一个时间步的隐藏状态中被保留或丢弃。它有点类似于 LSTM 中的忘记门和输入门的结合。

（2）重置门：重置门决定了多少过去的信息将被忘记。这有助于模型捕获时间序列中的短期依赖关系。

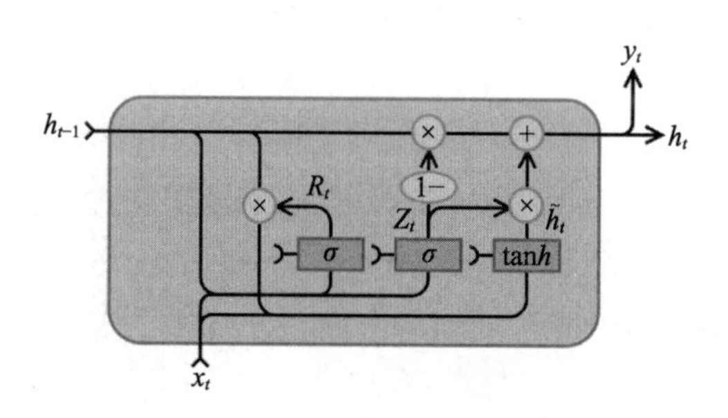

图 2-14　GRU 的架构

具体数学公式如下：

（1）更新门：

$$Z_t = \sigma(W_z \cdot [h_{t-1}, x_t] + b_z) \tag{2.36}$$

（2）重置门：

$$R_t = \sigma\left(W_r \cdot \left[h_{t-1}, x_t\right] + b_r\right) \tag{2.37}$$

（3）候选隐藏状态：

$$\tilde{h}_t = \tan h(W \cdot [r_t \odot h_{t-1}, x_t] + b) \tag{2.38}$$

（4）新的隐藏状态：

$$h_t = (1 - z_t) \odot h_{t-1} + Z_t \odot \tilde{h}_t \tag{2.39}$$

其中，$\odot$ 表示 Hadamard 积，即元素间的乘法，σ 是 sigmoid 激活函数，$\tan h$ 是双曲正切激活函数。与 LSTM 相比，GRU 的主要优点是它简化了模型结构，减少了参数数量，从而可能加速了训练。

一般而言，像 LSTM 和 GRU 这样的带有门机制的 RNN 普遍要比传统的 RNN 表现更佳。

但是 LSTM 和 GRU 该如何选择呢？当决定在具体项目中使用 LSTM 还是 GRU 时，选择通常取决于数据的特性、任务的性质以及其他因素。GRU，由于其参数较少，通常比 LSTM 更快并且需要的计算资源也较少。因此，如果数据集较小或计算资源有限，GRU 可能是一个好的起点。然而，对于更大的数据集，LSTM 可能会表现得更好，因为它的结构更复杂，能够捕获更复杂的模式。对于简单的任务，GRU 可能就足够了，但对于涉及长期依赖的更复杂的任务，LSTM 可能会有更好的表现。此外，由于 LSTM 有更多的参数，它可能更容易过拟合小数据集，这时可能需要考虑使用正则化或选择 GRU。如果模型的解释性是一个关键因素，GRU 的简化结构可能更容易为人们理解。

通常，最佳的方法是进行实验。对于特定的任务和数据集，可以尝试使用 GRU 和 LSTM，然后比较它们的性能。总的来说，选择 LSTM 还是 GRU 需要基于项目的具体需求，而在许多情况下，两者的表现可能相当接近。如果条件允许，最好尝试两者并选择表现最好的模型。

2.3.5 循环神经网络的应用与展望

RNN 主要被设计来处理序列数据，如文本和语音。然而，随着深度学习技术的进步，RNN 及其变体（如 LSTM 和 GRU）已经被应用于医学图像分析的多个领域。以下列举一些 RNN 在医学图像分析中的应用。

（1）时间序列医学图像分析：对于那些随时间变化的医学图像数据，如超声（PU et al.，2021），心脏 MRI 序列（ZHANG et al.，2019）、功能性 MRI（fMRI）（WANG et al.，2018）和 4D 动态 CT（LU et al.，2021），RNN 可以捕捉到图像序列中的时间依赖性，从而提供更准确的分析。通过分析患者在药物治疗前后的医学图像，RNN 可以帮助预测药物的效果和可能的不良反应。通过分析患者的历史医学图像，RNN 可以帮助医生制订个性化的治疗计划，并预测治疗的可能结果。

（2）医学视频分析：在内窥镜或手术视频分析中，RNN 可以帮助识别和跟踪工具、组织和其他关键结构，以及检测手术步骤（TURAN et al.，2018）。为了从视频帧中提取有意义的特征，通常会首先使用 CNN 识别图像中的模式和结构，如边缘、纹理和形状。一旦从每个帧中提取了这些特征，RNN 就可以处理这些特征，捕获视频中的时间动态。例如，一个常见的方法是使用 CNN 对每个视频帧进行编码，然后将编码的帧序列输入到 RNN 中。这种组合方法允许模型捕获视频中的空间和时间模式，从而提供更准确和详细的分析。

（3）结合文本和图像数据：在很多应用中，可能需要同时考虑医学图像和相关的文本数据（如病历报告）。RNN 可以用于处理这些文本数据，而 CNN 可以用于处理图像数据，两者的组合可以提供一个全面的分析（MAO et al.，2015）。

在很长的一段时间里，RNN 在序列处理任务一度占有绝对的统治性地位。但自从 2017 年 Transformer 模型（VASWANI et al.，2017）提出后，在自然语言处理领域中取得了突破性成果。特别是其变体，如 BERT（DEVLIN et al.，2019）和 GPT（BROWN et al.，2020），在机器翻译、文本分类、情感分析和问答系统等任务中设定了新的性能标准，有取代 RNN 的趋势。Transformer 的自注意力机制允许其直接访问序列中的任何位置，使其能够更好地捕获长距离依赖。

但需要注意 RNN 依然具有很多 Transformer 不具有的优点。从计算效率的角度看，Transformer 由于其并行性在 GPU 上非常高效，但其自注意力机制对于长序列可能会非常耗费计算资源。而 RNN 逐步处理序列，这限制了其并行性，但对于非常长的序列，RNN 可能比 Transformer 更加高效。此外 RNN 模型通常比 Transformer 小，更容易在嵌入式系统、手机或边缘计算中部署。因此尽管 Transformer 是当前的深度学习研究中的热点，RNN 仍然是一种实用的序列处理模型，仍然有相当可观的研究和应用价值。

2.4　小结

本章深入探讨了深度学习的核心原理和其在医学图像分析中的应用，从深度学习的数学基础开始，详细介绍了全连接网络的基本原理、典型结构以及其在神经网络中的作用和重要性，还深入探讨了链式法则和反向传播算法，这是深度学习训练的核心。接着转向卷积神经网络（CNN），从其历史发展探讨到基本组件如卷积层和池化层的工作原理，并且详细解析了 CNN 如何被成功应用于医学图像分析。最后在 RNN 部分，介绍了 RNN 的基本原理和历史背景，深入探讨了 LSTM 和 GRU 这两种重要的 RNN 变体，强调了其在处理序列数据时的优势。

本章为读者提供了一个全面而深入地理解深度学习的基本原理和最先进的技术。通过探讨深度学习的数学基础和主要网络架构（如全连接网络、CNN 和 RNN），提供了必要的工具和知识来理解和利用深度学习技术在医学图像分析和其他领域的强大能力。

知识拓展

在深度学习和大模型的浪潮中，算力成为了推动这一领域发展的关键因素。目前，全球高性能 GPU 市场几乎被美国几家大公司所垄断。这些进口 GPU 芯片成为了 AI 大模型训练的主力军。然而，这也带来了一系列问题：首先，高昂的价格和供应短缺使得国内企业在获取这些关键技术方面面临巨大压力；其次，依赖于外国的高性能计算资源可能会带来潜在的安全风险。

在这样的背景下，华为的 Ascend GPU 芯片的出现成为了一个转折点。科大讯飞创始人、董事长刘庆峰在 2023 年亚布力论坛夏季高峰会上表示，华为的 GPU 技术现在已经与英伟达 A100 相当，虽然由于算子库不全，整体效率与英伟达相比仍存在差距，但这一差距正在逐步缩小。同时，华为和科大讯飞已经联合发布了一款用于企业构建专属大模型的软硬件一体化设备“星火一体机”，这将让所有企业都可以在国产自主创新的平台上自主、安全、可控地私有化部署大模型。中国人工智能企业的成功，不仅提升了中国在全球半导体和人工智能领域的竞争力，也为国家的科技自立和安全提供了有力的支撑。

参考文献

BROWN T, MANN B, RYDER N, et al. 2020. Language models are few-shot learners[J]. Advances in neural information processing systems, 33: 1877-1901.

CHO K, VAN MERRIENBOER B, GULCEHRE C, et al. 2014. Learning Phrase Representations using RNN Encoder-Decoder for Statistical Machine Translation[A/OL]. arXiv, [2023-08-30]. http://arxiv.org/abs/1406.1078. DOI:10.48550/arXiv.1406.1078.

CLEVERT D A, UNTERTHINER T, HOCHREITER S. 2015. Fast and accurate deep network learning by exponential linear units (elus)[J]. arXiv preprint arXiv:1511.07289.

DEVLIN J, CHANG M W, LEE K, et al. 2019. BERT: Pre-training of Deep Bidirectional Transformers for Language Understanding[A/OL]. arXiv, [2023-08-30]. http://arxiv.org/abs/1810.04805. DOI:10.48550/arXiv.1810.04805.

DONG C, LOY C C, HE K, et al. 2015. Image super-resolution using deep convolutional networks[J]. IEEE transactions on pattern analysis and machine intelligence, 38(2): 295-307.

ELMAN J L. 1990. Finding structure in time[J]. Cognitive science, 14(2): 179-211.

FUKUSHIMA K. 1980. Neocognitron: A self-organizing neural network model for a mechanism of pattern recognition unaffected by shift in position[J]. Biological cybernetics, 36(4): 193-202.

GE W. 2018. Deep metric learning with hierarchical triplet loss[C]//Proceedings of the European conference on computer vision (ECCV): 269-285.

GEVORGYAN Z. 2022. SIoU loss: More powerful learning for bounding box regression[J]. arXiv preprint arXiv:2205.12740.

GIRSHICK R. 2015. Fast R-CNN[C]//Proceedings of the IEEE International Conference on Computer Vision (ICCV).

HE J, ERFANI S, MA X, et al. 2021. $\alpha $-IoU: A family of power intersection over union losses for bounding box regression[J]. Advances in Neural Information Processing Systems, 34: 20230-20242.

HE K, ZHANG X, REN S, et al. 2016. Deep residual learning for image recognition[C]//Proceedings of the IEEE conference on computer vision and pattern recognition, 770-778.

HERMANS A, BEYER L, LEIBE B. 2017. In defense of the triplet loss for person re-identification[J]. arXiv preprint arXiv:1703.07737.

HERSHEY J R, OLSEN P A. 2007. Approximating the Kullback Leibler divergence between Gaussian mixture models[C]//IEEE International Conference on Acoustics, Speech and Signal Processing-ICASSP'07. IEEE, 2007, 4: IV-317-IV-320.

HOCHREITER S, SCHMIDHUBER J. 1997. Long short-term memory[J]. Neural computation, 9(8): 1735-1780.

HOPFIELD J J. 1982. Neural networks and physical systems with emergent collective computational abilities.[J]. Proceedings of the national academy of sciences, 79(8): 2554-2558.

HOWARD A G, ZHU M, CHEN B, et al. 2017. MobileNets: Efficient Convolutional Neural Networks for Mobile Vision Applications[A/OL]. arXiv.

HUANG G, LIU Z, VAN DER MAATEN L, et al. 2017. Densely connected convolutional networks[C]//Proceedings of the IEEE conference on computer vision and pattern recognition, 4700-4708.

KRIZHEVSKY A, SUTSKEVER I, HINTON G E. 2012. Imagenet classification with deep convolutional neural networks[M]//Advances in neural information processing systems. 1097-1105.

LECUN Y, BOTTOU L, BENGIO Y, et al. 1998. Gradient-based learning applied to document recognition[J]. Proceedings of the IEEE, 86(11): 2278-2324.

LIM B, SON S, KIM H, et al. 2017. Enhanced Deep Residual Networks for Single Image Super- Resolution[C/OL]//2017 IEEE Conference on Computer Vision and Pattern Recognition Workshops

(CVPRW). Honolulu, HI, USA: IEEE, 1132-1140.

LIN T Y, GOYAL P, GIRSHICK R, et al. 2017. Focal Loss for Dense Object Detection[J]. IEEE Transactions on Pattern Analysis & Machine Intelligence, PP(99): 2999-3007.

LONG J, SHELHAMER E, DARRELL T. 2015. Fully convolutional networks for semantic segmentation[C]//Proceedings of the IEEE conference on computer vision and pattern recognition, 3431-3440.

LU J, JIN R, SONG E, et al. 2021. Lung-CRNet: A convolutional recurrent neural network for lung 4DCT image registration[J]. Medical Physics, 48(12): 7900-7912.

MAO J, XU W, YANG Y, et al. 2015. Deep Captioning with Multimodal Recurrent Neural Networks (m-RNN)[A/OL]. arXiv.

OPPENHEIM A V, WILLSKY A S, NAWAB S H, et al. 1997. Signals and systems[M]. 2nd ed. Prentice hall Upper Saddle River, NJ.

PU B, LI K, LI S, et al. 2021. Automatic fetal ultrasound standard plane recognition based on deep learning and IIoT[J]. IEEE Transactions on Industrial Informatics, 17(11): 7771-7780.

RAMACHANDRAN P, ZOPH B, LE Q V. 2017. Searching for Activation Functions[J]. arXiv. org.

REDMON J, DIVVALA S, GIRSHICK R, et al. 2016. You only look once: Unified, real-time object detection[C]//Proceedings of the IEEE conference on computer vision and pattern recognition, 779-788.

REZATOFIGHI H, TSOI N, GWAK J Y, et al. 2019. Generalized intersection over union: A metric and a loss for bounding box regression[C]//Proceedings of the IEEE/CVF conference on computer vision and pattern recognition: 658-666.

SCHUSTER M, PALIWAL K K. 1997. Bidirectional recurrent neural networks[J]. IEEE transactions on Signal Processing, 45(11): 2673-2681.

SIMONYAN K, ZISSERMAN A. 2015. Very Deep Convolutional Networks for Large-Scale Image Recognition[A/OL]. arXiv.

SZEGEDY C, LIU W, JIA Y, et al. 2015. Going deeper with convolutions[C]//Proceedings of the IEEE conference on computer vision and pattern recognition, 1-9.

TAN M, LE Q. 2019. Efficientnet: Rethinking model scaling for convolutional neural networks[C]// International conference on machine learning. PMLR, 6105-6114.

TURAN M, ALMALIOGLU Y, ARAUJO H, et al. 2018. Deep endovo: A recurrent convolutional neural network (rcnn) based visual odometry approach for endoscopic capsule robots[J]. Neurocomputing, 275: 1861-1870.

VASWANI A, SHAZEER N, PARMAR N, et al. 2017. Attention is all you need[C]//Proceedings of the 31st International Conference on Neural Information Processing Systems. Red Hook, NY, USA: Curran Associates Inc., 6000-6010.

WANG H, ZHAO S, DONG Q, et al. 2018. Recognizing brain states using deep sparse recurrent neural network[J]. IEEE transactions on medical imaging, 38(4): 1058-1068.

WIKIPEDIA. 2023. Recurrent neural network—Wikipedia, The Free Encyclopedia[Z/OL]. https://en.wikipedia.org/w/index.php?title=Recurrent_neural_network&oldid=1172506421.

YANG J, SHI R, WEI D, et al. 2023. MedMNIST v2-A large-scale lightweight benchmark for 2D and 3D biomedical image classification[J]. Scientific Data, 10(1): 41.

YU Y, SI X, HU C, et al. 2019. A review of recurrent neural networks: LSTM cells and network architectures[J]. Neural computation, 31(7): 1235-1270.

ZHANG N, YANG G, GAO Z, et al. 2019. Deep learning for diagnosis of chronic myocardial infarction on nonenhanced cardiac cine MRI[J]. Radiology, 291(3): 606-617.

第 3 章

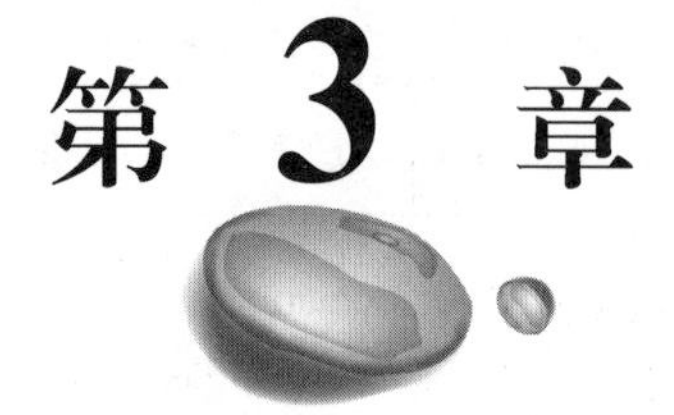

如何训练和优化人工神经网络

本章将介绍如何确立深度学习任务、建立模型以及训练深度学习模型，并介绍如何修改或优化人工神经网络模型。

3.1 人工神经网络训练基础步骤

人工神经网络是实现或模仿人类智能的重要手段和方法，可以在某些层面上实现人工智能，是一种模仿生物神经网络的机器学习算法和模型。人工神经网络由众多相互连接的神经元组成，可以通过调整各自权重以达成对复杂非线性表达式的近似，而为了将数据和初始几乎无意义的神经元转变为有意义的人工智能模型，对神经网络的训练与优化显得极为重要。

通常情况下，搭建并训练一个人工神经网络需要以下步骤：①确定任务；②数据集准备及预处理；③建立或选择基础模型；④超参数设定；⑤模型训练；⑥模型评估。

训练人工神经网络的目的便是要使网络模型的输出值尽可能地逼近真实值，进而使模型能够模拟人类的部分智能，作为人类智能或意志的拓展和延伸。

3.1.1 确定任务

在搭建模型前，应确立需完成任务的类型，例如聚类、分类、拟合、序列预测或处理、检测、分割等，或计算机视觉、自然语言处理等方向的任务。

聚类：根据数据的相似性或距离，将数据分成不同的类别，聚类属于无监督算法，聚类结果基本只与数据本身及算法选择有关，可能最终结果不一定符合预估情况。

分类：分类属于有监督的算法，数据将被分入预设的类别中，需要有先验知识（标签）对数据进行划分，再送入网络进行学习。

拟合：计算出某一函数使其与数据分布逼近。

时间序列分析：根据过往数据预测未来趋势和走向。

检测：在图像中找出目标位置，定位出其坐标及类别，属于更高级的图像分类任务。

分割：将目标物体的轮廓或边缘完整勾勒，属于像素级的分类任务。

3.1.2　数据集准备

不同类型的任务所对应的数据类型也不尽相同，例如分类、定位和分割虽然同属计算机视觉类别任务，但所需要的数据及其标签完全不同，本章主要以计算机视觉任务为主要阐述对象。

在常规计算机视觉任务中，准备数据集时，分类任务只需要对每张图像定义类别，存储于表格内或将每类图像放置于独立文件夹下；定位任务需要每张图像有对应的目标标签，包括其分类及坐标，进一步加大数据准备难度；分割任务则需要像素级标签，即需要将待分割目标的边界一一勾画出，数据准备难度较高；之后需要进行数据集拆分，分为训练集、验证集和测试集，比例多为 8∶1∶1；若数据质量不高或数量较少，需要进行数据清洗或数据前处理，利用增强或扩增方法丰富数据集，此处应注意，绝不可在对数据集进行扩增后再进行数据集划分，此操作会导致模型严重过拟合，造成结果虚高，涉及学术不端，在划分数据集时必须保证三个集合没有任何交集；尽管在某些研究中，验证集和测试集是重合的，原则上来讲，测试集确实没有参与训练过程，在此基础下，通过验证集的正确率来选择最终模型似乎是合理的，然而严格来说，此举仍然有一定逻辑问题，除了最终测试外，测试集应该是严格不参与所有步骤，依此步骤进行训练、验证、测试才是正确且合理的；测试集同样可以有多种来源，以医学图像为例，数据可以来自不同医院、不同设备、不同地区、不同人种等，以此进行多中心验证，进一步验证模型的泛化性和鲁棒性。

医学数据是敏感、重要且难以获取的，在构建医学人工智能模型时，数据集准备是所有工作的基础条件，由于医学数据的敏感性，其获取难度远超自然图像，而数量、分布则是远不及自然图像，同时，申请医学数据需要进行严格的伦理审查，在获取医学数据/信息中心的允许后才可以进行数据收集和使用，且所获取的医学数据需要进行完整的脱敏工作，去除包括病历号、病患个人信息、医院信息、设备信息等所有与数据本身无关的信息，简而言之，几乎任何能够索引至患者本人的信息都需要被删除。

严格的伦理审查和质量控制是医学数据可用性的必要条件，医学数据的特殊性进一步限制其数量，除非是长周期的研究队列，否则几乎很难获取数量、质量完美符合预期的数据集，在此基础上对医学数据集进行预处理是极为重要的。

数据预处理可包括预先的图像处理、图像增强、图像扩增等，可分别在一定程度上提升图像质量和数量。

以超声图像图 3-1 为例，超声区域周围的仪器信息等均可被视作无效信息乃至干扰信息，可在图像前处理阶段对此图像进行自动裁剪，例如采取阈值分割方法，仅选取高亮部分或裁剪纯黑部分，提取 ROI 区域，提升图像质量。

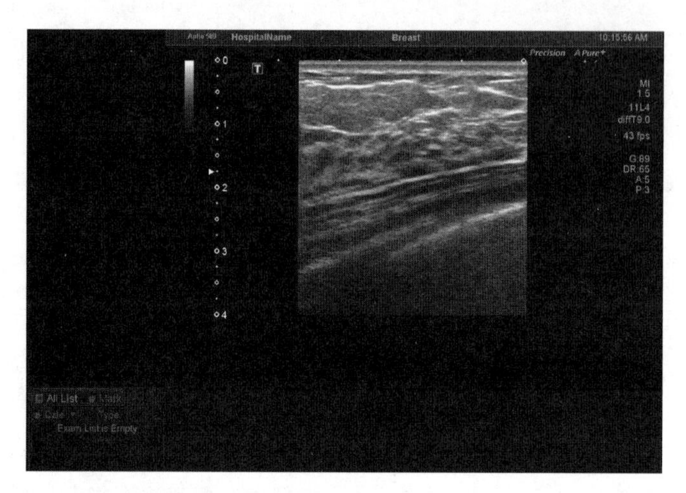

图 3-1　超声图像示例：可见本图中有效信息仅有中间超声成像区域

图像增强是模型训练中对图像进行变换处理的方法，一般在模型训练过程中运行，包括但不限于图像尺寸变更、翻转、对称等，不会在本地产生新的数据，可以较小的计算成本实现数据集的丰富，此方法在训练集数据分布不广、类内相似度较高的情况下有一定效果，能在一定程度上缓解过拟合，提升鲁棒性和泛化性，但其增强结果可能是随机的，较难复现，且并未在本地产生新数据，较难对增强后的训练数据进行分析，因而有一定的局限性，在算力、存储空间等硬件设施有限的情况下，采用数据增强是合理的方案。

不同于图像增强，图像扩增直接作用于图像本身及其标签，会在本地产生新数据，通过增加数据量来提升模型的泛化能力，使其更为鲁棒，属于数据驱动方法。与图像增强基本相同，图像扩增方法众多，包括图像翻转、对称、转置等刚性变换，不会对图像特征造成改变，也有非刚性变换，例如旋转、放缩、裁剪等，会对特征造成改变，可视为能够产生新的特征，也可对图像进行亮度对比度变换、饱和度、锐度调整，添加噪声、进行模糊处理等，能够进一步提升数据的多样性。通过训练对抗生成网络也可以生成所需的数据，但其生成的数据不一定可靠，尤其在医学图像领域，该方法生成的数据不一定可用，使用后也不一定有效，但也不失为一种图像扩增方案，python 下常用的图像扩增库包括 albumentations、imgaug 等。

3.1.3　建立或选择基础模型

选择任务后可进行模型构建，针对数据集选择合适的网络类型，例如卷积神经网络（CNN）、循环神经网络（RNN）、Transformer 等，可以选择从头搭建或选择基础模型后在其上进行修改优化；通常情况下，计算机视觉任务多使用卷积神经网络实现，包括图像分类、检测、分割等常规任务，随着新技术的应用与发展，原本在自然语言处理任务中发挥优异的 Transformer 结构也被用于计算机视觉任务。

卷积神经网络基本是最为常见的深度学习方法，较多应用于计算机视觉任务，可用于一维、二维和三维数据，十分适合处理图像数据，可被用于提取图像特征、图像处理等，通常结构为卷积→激励→池化→全连接层，其中，卷积、激励、池化层可多次重复以加强特征提取能力，模型也进一步加深，在一定程度内，网络越深，特征提取能力越强，但随着网络深度的增加，随之而来的可能是梯度消失或梯度爆炸问题，造成模型失效，因而选择合适尺度的网络是十分重要的。

循环神经网络多被用于处理序列数据，例如时间序列和自然语言处理，近来较为常见的 Transformer 架构同样可以处理此类问题并且性能极为优异。Transformer 是一种基于自注意力机制的深度学习架构，其在不使用卷积层和循环层的情况下完成图像任务和序列任务。Transformer 由编码器和解码器构成，之间包括众多自注意力层，其核心机制是自注意力机制和位置编码，自注意力机制让模型关注到信息重要的部分，位置编码则允许模型捕捉到序列的内部依赖关系。Transformer 架构被广泛应用于自然语言处理领域并表现优异，同样也被应用于计算机视觉任务，因其优异的性能，已成为近年来最受关注的架构之一。

在选择 Transformer 或 CNN 作为基础框架时，可根据具体任务和数据特性来进行权衡。通常情况下，Transformer 主要被用于自然语言处理任务，面向时间、文本等序列数据，CNN 则主要被用于图像相关任务，通过卷积块提取图像特征，但也有许多基于 Transformer 的网络可被用于图像任务，例如 ViT、Swin-Transformer 等；Transformer 模型一般较大，对算力要求较高，相较之下，常规的 CNN 所需资源较小，硬件条件受限或需要轻量级的模型时，推荐选择常规神经网络进行模型搭建；若有大量数据且计算资源可观，并且对模型的精度和泛化性有较高要求，Transformer 会是合适的选择；由于 Transformer 模型通常较大也较为复杂，其推理速度和收敛速度会低于 CNN，且训练相对困难且耗时，大多为微调，若任务要求快速收敛、短时间训练，选择 CNN 更为合适。

3.1.4 超参数设定

超参数和参数在机器学习、深度学习领域中有不同的定义和作用，其中，参数是模型基于数据进行学习而得出，通常情况下，损失函数最小化的趋势便代表模型参数优化的趋势（损失函数的最小值并不一定对应最优模型），主要包括模型的权重和偏置；而超参数则是在模型训练前人工设定，不通过模型训练而得，基本不在模型训练中变更，包括但不限于模型本身、学习率、训练批次等，一般根据任务类型、需求和经验得到，超参数的设定基本可以直接影响或决定模型的性能。

以以下图像任务中超参数的选择或调整为例：

（1）网络初始化：模型建立完成后并不包含参数，需要训练优化后才能求得所需权重，训练伊始需要对权重进行初始化，初始化方法如下。①随机初始化：随机初始化是权重初始化的默认选择，通常采用高斯分布或均匀分布初始化网络权重，有梯度爆炸、梯度消失风险；②Xavier 初始化：该方法将偏置初始化为 0，参数归一化后再乘上一系数，使输出值的分布没有较大的变化，减小输入和输出的方差在训练过程中的改变，有助于缓解梯度爆炸、梯度消失；③Kaiming 初始化：Xavier 初始化在 ReLU 激活时可能有一定问题——负数被映射为 0 值，分布可能被改变，影响方差，该算法提出了新的系数，更适用于非线性激活函数；④预训练权重：卷积神经网络的作用在于提取特征，一般认为图像特征是有共性的，包括纹理、色彩等，因而基于其他任务的权重可能可用于当前任务，在此基础上可加载基于 ImageNet、COCO、VOC 等自然图像数据集的预训练权重（主干网络结构相同），加载权重后可再进行微调或续训，有助于网络快速收敛，此外，也可选取少部分当前任务图像快速训练出一个拟合模型，此权重同样可以作为预训练权重，并可能有助于模型训练。

（2）图像输入尺寸：图像尺寸大小代表其所携带的信息多寡，理想情况下，使用未压缩的原图进行训练是合理的，然而实际情况下，图像本身可能包含较多无用信息，使用原图训练会造成大量算力浪费，且使用大尺寸图像进行训练会极大降低计算效率，增加计算复杂度，可能会降低模型性能；而当输入图像的尺寸过小，大量信息、细节被抛弃，极有可能造成模型表现不佳或过拟合的出现，因而，选取合适的输入尺寸是十分必要的。通常输入尺寸多为16 或 32 的倍数，例如 320、416、640 等，在某些图像分类中也会出现例如 64、199、224 等尺寸，在选择图像尺寸时，需综合考虑算力、模型架构、训练速度、精度以及泛化性，选择当前任务下的最优解。

（3）Batch_Size：Batch_Size 指在训练神经网络时，每次网络迭代所使用的样本数量，该参数的设定会影响网络训练时间和收敛时间，也可能影响最终模型效果，设置得过大，可能会因内存不足导致模型崩溃（out of memory，OOM），如果设置得过小，可能会增加训练时间，影响模型的收敛效果，需根据所用计算机性能选取合适的训练批次大小，多为 2 的幂级数，如 4、8、16、32 等值；根据经验，在可取范围内批次大小越大，批次分布越接近原始分布，更有利于模型训练，但过大的批次大小可能导致过拟合现象，使得模型对当前数据集的适应性增强，而泛化能力降低。亦有相关论文或实验显示，批次大小的细微改变不一定会影响收敛速度和最终结果（例如从 32 更改为 31 或 33），但仍然建议将批次大小设置为 2 的幂级数，避免该参数被视作精心设计后的结果。提升批次大小后，学习率也需随之调整[GOYAL et al.,2018]。此外，若需要模型快速收敛而扩大批次大小，有时可以选择对网络主要结构进行冻结后再做训练。

（4）Dropout：在网络中以一定概率在训练过程中随机凋亡部分神经元，可减缓过拟合现象，增强模型的泛化能力，减少对局部特征的依赖，该值通常被设置为 0.5。

（5）Epoch：训练批次数目，代表模型训练完所有数据的迭代次数，根据任务不同，训练不同次数，简单任务，例如手写数字分类，数十次即可达到良好水平，较难的分割/检测任务可能需要训练数百个批次。

（6）损失函数：损失函数被用于衡量模型性能，是预测值与真实值差异的数字化表现，损失函数值下降的趋势也代表模型趋于稳定，预测趋于正确的趋势，模型训练的过程就是寻找损失函数最小值的过程。损失函数的选择在模型训练与优化中起着非常重要的作用，选取合适的损失函数有助于模型收敛和性能提升，也可以使模型适应所用数据集。

（7）优化器：常用优化器包括 SGD（随机梯度下降）、Adam、Adagrad、RMSprop 等，可根据具体任务和数据集选取所用优化器；以 SGD 为例，其可设置一参数——动量（momentum），动量是 SGD 优化器的重要参数，是模型在更新参数时的惯性项，避免模型陷入局部最优解，可使模型在优化过程中更快收敛，通常设置为 0.9；另一参数为衰减率（decay），是用于控制学习率的参数，可使学习率在训练过程中逐渐降低，模型收敛更加稳定。

（8）学习率（Learning_Rate）：学习率是指每次更新权重时的步长，如果学习率过大，可能会导致梯度爆炸或消失，模型震荡进而无法收敛；如果学习率过小，可能会导致模型收敛速度过慢，或是陷入局部最优解，进而难以优化。根据所选的优化器可选择不同的学习率，通常设置为 10～3。学习率衰减策略同样重要，网络训练后期，模型趋于稳定，可能需要较小的学习率进行微调，因而可以采用阶梯式衰减（每若干批次将学习率乘以某系数）或余弦衰减方法（学习率以余弦函数形式衰减），两种衰减方式如图 3-2 所示，可见余弦衰减方案更为平滑，不会出现学习率陡降，该方案现阶段使用较多。

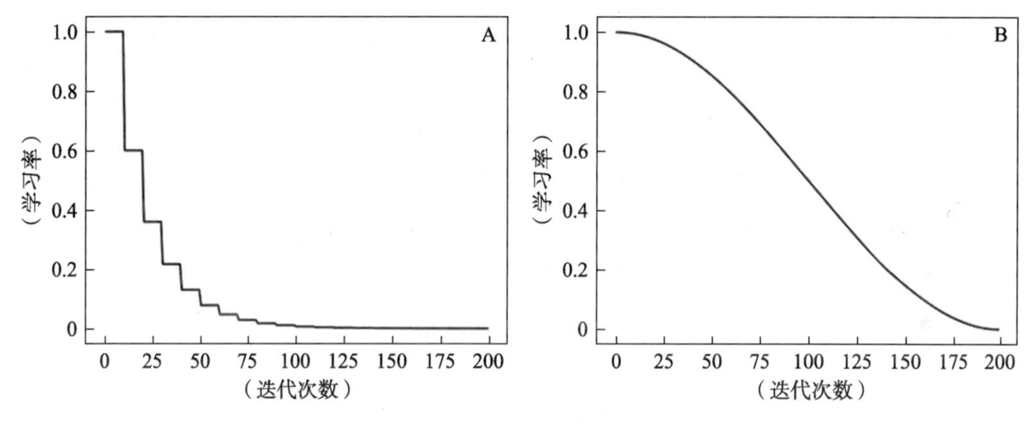

图 3-2　两种学习率衰减方法

A：阶梯式衰减；B：余弦衰减

（9）Earlystopping：该参数的设置可在模型持续难以优化（表现在损失函数经过若干个训练批次后仍未衰减）的情况下停止训练，避免浪费算力资源，也可以减缓最终模型的过拟合程度。

选取合理的超参数能够提升模型性能，许多超参数的设置都是基于过往经验或前人研究，但具体任务的超参数仍然需要研究者根据任务和数据进行具体分析。

3.1.5　模型评估

准备所需数据集并建立模型完成，调整超参数并进行训练，可在训练过程中，根据一些指标（损失值，准确性等）监测模型在验证集上的表现，并可在训练完成后根据模型在验证集上的表现选取表现最优的权重作为最终的模型权重，并在独立于训练集与验证集之外的测试集上进行模型评估，理想情况下，若模型在训练集、验证集和测试集上的表现均良好且相似，则代表模型泛化能力较强；测试后将模型性能与他人研究成果进行比对，分析当前模型的优势及劣势。

进行模型评估有众多指标可以选择，包括准确率（Accuracy）、精确率（Precision）、召回率（Recall）、F1 值、受试者工作特征曲线（ROC）、曲线下面积（AUC）、mAP（mean average precision）等，相关评估参数由以下公式给出。

$$\text{Recall}=\frac{\text{TP}}{\text{TP}+\text{FN}} \tag{3.1}$$

$$\text{Precision}=\frac{\text{TP}}{\text{TP}+\text{FP}} \tag{3.2}$$

$$\mathrm{Accuracy}=\frac{\mathrm{TP}+\mathrm{TN}}{\mathrm{TP}+\mathrm{FP}+\mathrm{TN}+\mathrm{FN}} \tag{3.3}$$

$$\mathrm{F1\ Score}=2\times\frac{\mathrm{Precision}\times\mathrm{Recall}}{\mathrm{Precision}+\mathrm{Recall}} \tag{3.4}$$

$$\mathrm{AP}=\sum_{n=1}^{N}\mathrm{p(n)}\Delta\mathrm{r(n)} \tag{3.5}$$

$$\mathrm{mAP}=\frac{1}{\mathrm{M}}\sum_{\mathrm{m}\in\mathrm{M}}\mathrm{AP(m)} \tag{3.6}$$

TP：真阳性；TN：真阴性；FP：假阳性；FN：假阴性

在医学图像识别领域应更关注 Recall 值（等价于 Sensitivity），即检出率、召回率、敏感性，需要增加检出概率，减少假阴性。

3.2 网络优化方法

人工神经网络的建立一般情况下是基于数据与模型，在对网络进行训练及调优时也可针对两者进行划分，分别分析调整，以训练及进一步优化网络性能。在调优模型时，可分为：①从数据上调优，即数据扩增，增强等；②基于算法调优，即选取合理适用的算法，针对算法时，可从算法本身出发，加入合适的技巧或增删改网络结构，也从训练方法调优，即选取调整合适的超参数和训练方法。

3.2.1 数据增强及扩增

数据对于人工神经网络至关重要，在训练网络时，能否收集到足够多的训练数据，能否保证数据准确可靠，能否合理地使用数据都将影响模型的质量好坏。理想情况下，数据量越大，深度学习模型表现越优异。

在医学图像领域，受限于伦理审查及医学数据的敏感性，获取足量的医学数据十分困难，因而数据扩增十分重要，然而，如何确定扩增后的数据依旧可信是较为严峻的问题，由于医学图像研究对图像本身质量和可信度要求很高，难以使用生成式方法，此时做数据扩增几乎只能采用基础图像处理方法，包括但不限于上文所提及的对称、翻转、平移、旋转等方法，可以生成全新且大致保留原始图像特征的图像，可用作下一步训练。

数据增强：在目标检测领域，以 YOLO 系列算法为例，都使用了数据增强的方法来提高模型的泛化能力和鲁棒性，如常规的随机裁剪、随机缩放、随机旋转、颜色变换、随机噪声等，后续引入了更为复杂的方法，例如：YOLOv4 使用了 Mosaic 数据增强方法[BOCHKOVSKIY et al.，2020]，将四张图像拼接成一张大图像作为输入，如图 3-3A 所示，可一次训练四张图像，且丰富了背景信息，此方法经验证能够有效提升目标检测模型性能，但由于增强后的图像与真实图像分布差异过大，因而需要在一定批次后关闭此方法，通常设置使用比例为 70%；MixUp 数据增强方法[ZHANG et al.，2018]，即将两张图像按一定比例混合作为输入；CutMix 数据增强方法[YUN et al.，2019]，即将一张图像中的一部分区域替换为另一张图像中的对应区域作为输入；GridMask 数据增强方法（CHEN et al.，2020），即在图像上随机生成一些网格状的遮挡作为输入。上述四种数据增强方案示例如图 3-3 所示。

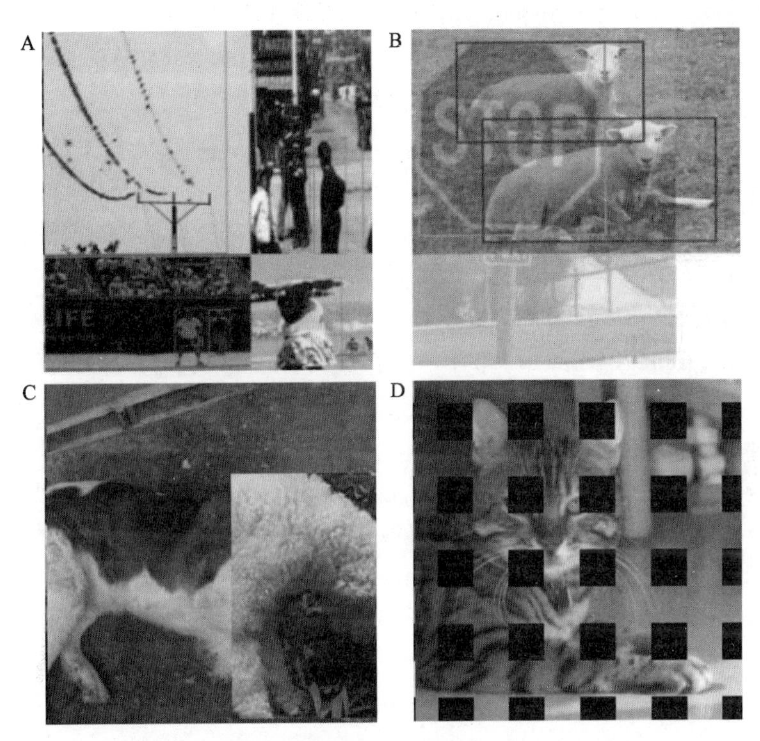

图 3-3　经过四类数组增强方法处理后的示例图像
A：经 Mosaic 增强后的图像；B：MixUp 增强后的图像；C：CutMix 增强后的图像；D：GridMask 增强后的图像

3.2.2　模型优化及训练方法优化

为使模型性能更优，在数据预处理后，通常可以对算法进行进一步优化，包括对模型本身进行调优以及对训练方法进行优化。

针对模型本身进行调优，首先可对网络进行修改，例如可尝试对网络的长、宽、高进行调整，即调整网络的深度、宽度、神经元个数等参数，通常可根据前人研究进行网络结构调整，亦可使用神经网络架构搜索（neural architecture search，NAS）对网络进行优化，可根据具体任务、数据集进行网络设计与修改。此外，网络中间层中的池化层、激活层均可做适当的修改，例如根据任务或数据特征选取全局平均池化（global average pooling）或空间金字塔池化（spatial pyramid pooling），选取 ReLU 或 Leakly ReLU 等；当网络趋于稳定，难以在结构上继续改进，可尝试加入某些经验证有效的模块，例如引入注意力机制，包括 SE、CA、ECA 等板块，或添加残差块、跳跃连接、特征融合等。

以部分常用网络模块为例：

（1）Squeeze-and-Excitation Block（HU et al.，2018）：SE block，该方法的核心在于将

不同通道特征图赋予不同的权重，有效的特征图权重更大，可强化有效特征，弱化较低作用特征，可提升对特征通道的注意力，可有效提升模型性能；

（2）Convolutional Block Attention Module（WOO et al.，2018）：相较于 SE 注意力机制只关注了通道层面，CBAM 加入了空间维度，以少量计算成本增加获得了模型能力提升；

（3）Efficient Channel Attention Block（WANG et al.，2020）：该方法同样属于通道注意力机制，但不同于 SE block 的通道压缩，ECA block 实现了跨通道连接，增加了通道间的联系，所需计算成本也小于 SE block；

（4）Coordinate Attention（HOU et al.，2021）：传统的通道注意力机制可有效提升模型性能，但大多只关注了通道信息而忽视了位置信息，该方法引入了位置信息，可以捕捉特征的位置信息，对模型性能提升大有裨益；

（5）Residual Block（HE et al.，2016）：由于网络深度的提升，梯度在深度神经网络中传导容易发生梯度爆炸或梯度消失，残差块通过引入残差链接来提升网络性能，ResNet 是该方法的先驱者；

（6）特征融合：该方法将多个通路的特征组合，可直接合并也可对不同特征加权后合并，可将融合多个通路的特征信息，有助于改善模型性能；

（7）Feature Pyramid Network（TSUNG-YI et al.，2017）：特征金字塔多被用于目标检测、图像分割等任务，可将不同尺度特征融合，使网络对各种尺度的特征都有感知，有助于检测、识别不同尺寸的物体；

（8）Atrous Spatial Pyramid Pooling（CHEN et al.，2018）：结合空洞卷积的空间金字塔池化，简称 ASPP，该模块融合多尺度信息，可提升感受野，通常被应用于语义分割网络。

在自然图像领域，通常基础模型引入以上模块时，大多会带来性能上的提升，但若需要添加多个模块进行拼接时，需注意模型输入输出的匹配和插入位置保证其可行性，做好消融实验记录以验证其有效性。在医学图像领域，某些模块不一定适用，需要多加实验才能验证其有效性。此外，添加模块会造成计算成本和推理时间增加，若任务有实时性要求和轻量化需求，需考虑模块的选取和速度精度之间的平衡。

优化模型时，不仅可以针对网络进行修改，也可以针对训练方法进行调整以获取相对最优模型。以以下技巧为例：

（1）学习率预热（warm-up）：在最初的数个训练批次中，由于初始权重可能较为随机，与对应数据难以匹配，若采用较大学习率会造成模型不稳定，因而可先采用相对较小的学习率，后再恢复预设的学习率，有助于训练过程的稳定性；

（2）冻结、解冻训练：在有预训练权重的情况下，可选择加载预训练权重，并冻结主干网络，不仅可以增大批次大小，加速训练，也可以对回归、分类网络进行微调，使网络快速收敛，在网络趋于稳定后可以选择解冻主干网络继续训练；若无预训练权重，可选取小部分训练集进行快速训练，将模型训练至过拟合，并以此作为预训练权重，可能有助于加速网络收敛；

（3）fp16：混合精度训练，可以通过利用半精度类型存储模型参数，减小显存占用，进而可使用更大的训练批次大小，同时可以增加训练速度；

（4）损失函数修改：针对不同任务和不同数据类型可选择不同损失函数，损失函数有利于模型收敛及泛化，且可加入部分知识信息，指导模型收敛方向和方式，例如当分类正负样本不均衡，可选择 focal loss，目标检测任务可将 iou loss 替换为 giou、ciou、diou 等；

（5）Label Smoothing（MÜLLER et al.，2020）：标签平滑是一种正则化方法，可将数据的硬标签转为软标签，用于防止模型对数据、对网络本身过于“自信”，使得网络优化更为平滑；

（6）多尺度训练：多用于目标检测网络，在训练过程中将训练集图像随机放缩，使模型适应物体变化，可学习到多个尺度的目标特征，属于数据增强和训练技巧的结合，会增加一定计算成本和运行时间，能够提升对物体检测的灵敏度和对尺度的鲁棒性。

使用技巧训练和优化网络可以使模型更好地适应任务和数据，提升模型表现和鲁棒性，更好地实现其功能。

知识拓展

黄令仪同志，中国共产党党员，微电子领域专家，曾任中国科学院龙芯研发团队项目负责人，毕生致力于集成电路事业的发展，鞠躬尽瘁，死而后已，被誉为“中国芯片之母”。她曾说：“我这辈子最大的心愿就是匍匐在地，擦去祖国身上的耻辱。”

参考文献

BOCHKOVSKIY A., WANG C., LIAO H. M. 2020. YOLOv4: Optimal Speed and Accuracy of Object Detection.

CHEN L., PAPANDREOU G., KOKKINOS I. et al. 2018. DeepLab: Semantic Image Segmentation with Deep Convolutional Nets, Atrous Convolution, and Fully Connected CRFs. IEEE transactions on pattern analysis and machine intelligence, 40(4): 834-848.

CHEN P., LIU S., ZHAO H. et al.2020. GridMask Data Augmentation. arXiv.org.

GOYAL P., DOLLÁR P., GIRSHICK R. et al. 2018. Accurate, Large Minibatch SGD: Training ImageNet in 1 Hour. arXiv.org.

HE K., ZHANG X., REN S. et al. 2016. Deep Residual Learning for Image Recognition, 770-778.

HOU Q., ZHOU D., FENG J. 2021. Coordinate Attention for Efficient Mobile Network Design. arXiv.org.

HU J., SHEN L., SUN G. 2018. Squeeze-and-Excitation Networks, 7132-7141.

MÜLLER R., KORNBLITH S., & HINTON G. 2020. When Does Label Smoothing Help? arXiv.org.

TSUNG-YI L., DOLLÁR P., GIRSHICK R. et al. 2017. Feature Pyramid Networks for Object Detection. arXiv.org.

WANG Q., WU B., ZHU P. et al. 2020. ECA-Net: Efficient Channel Attention for Deep Convolutional Neural Networks. arXiv.org.

WOO S, PARK J, LEE J Y, et al. 2018. Cbam: Convolutional block attention module[C]//Proceedings of the European conference on computer vision (ECCV). 3-19.

YUN S., HAN D., CHUN S. et al. 2019. CutMix: Regularization Strategy to Train Strong Classifiers With Localizable Features, 6022-6031.

ZHANG H., CISSE M., Dauphin Y. N. et al. 2018. mixup: Beyond Empirical Risk Minimization. arXiv.org.

第 4 章

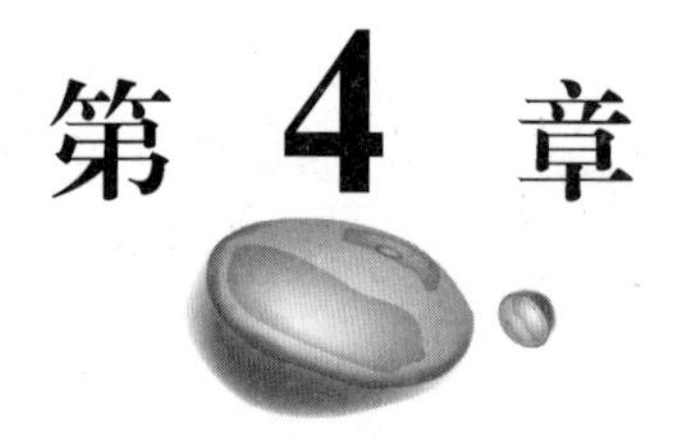

基于深度学习的医学图像分类

4.1 深度学习医学图像分类简介

医学图像分类在现代医疗诊断和治疗中扮演着至关重要的角色，对疾病的早期诊断和个性化医疗有着重要意义。在疾病预测方面，通过分析历史医学图像数据，分类模型能够预测特定疾病的发展趋势，为早期干预和治疗提供可能。在个性化医疗中，分类模型可以帮助识别患者的特定疾病类型，从而为每位患者定制更加精准的治疗方案。

深度学习技术，尤其是卷积神经网络（CNN），为医学图像分类提供了一种有效的解决方案。与传统方法相比，深度学习能够自动学习和提取图像中的复杂特征，从而提高分类的准确性和效率。CNN 能够自动从医学图像中提取有意义的特征，如边缘、纹理、形状等，这些特征对于识别正常和异常结构至关重要。与手动设计的特征提取器相比，这种自动化的特征提取大大提高了模型的适应性和灵活性。

医学图像分类的重要性不仅体现在其直接的临床应用，更在于它为一系列复杂的医学图像处理任务奠定了坚实的基础。准确的分类模型能够为疾病检测、图像分割、病变定位等更高级的任务提供关键的初步信息。例如，在肺癌检测的场景中，一个高效的分类模型首先能够区分正常和异常的肺部 CT 图像特征。这些图像特征可以进一步用于病变区域的精确定位和分割，从而为医生提供更详细的诊断信息。

医学图像分类的方法基本来源于自然图像分类的初始研究。许多在自然图像分类中成功应用的深度学习模型和算法，如 VGG、ResNet、DenseNet 和 Inception 网络，也被广泛应用于医学图像分类中。这些网络模型在自然图像处理领域的成功经验为医学图像分类提供了重要的启示，特别是在特征提取、网络结构优化和训练策略方面。在本章接下来的部分，我们将详细介绍这些网络模型的特点和在医学图像分类中的应用。通过深入了解这些模型，我们可以更好地理解深度学习在医学图像分类中的作用和潜力。

4.2　VGG

VGG 网络（SIMONYAN et al., 2015），由牛津大学的视觉几何组（visual geometry group）开发，获得了 2014 年 ImageNet 挑战赛的第二名（第一名是 GoogLeNet），是深度学习领域的一个重要里程碑。VGG 网络的核心贡献在于展示了通过增加网络深度可以显著提高性能的概念，对后续的深度学习研究产生了深远影响。

VGG 网络的架构以其均一性和简洁性著称。它主要由连续的卷积层组成，每个卷积层后面跟着 ReLU 激活函数，没有分支和跳跃连接。VGG 网络的一个关键特点是它使用了多个较小的（3×3）卷积核，而不是较大的卷积核。这种设计使得网络能够在保持感受野大小的同时，减少参数数量，增加网络的深度。VGG 网络的两个主要版本，VGG-16 和 VGG-19，分别由 16 层和 19 层卷积层组成。这些层通过使用多个 3×3 的卷积核，逐渐增加网络的深度，从而提高了模型的性能。VGG-16 模型在 ImageNet 数据集上取得了 71.3%的 top-1 测试准确率和 92.7%的 top-5 测试准确率，而 VGG-19 则通过增加更多的卷积层进一步提高了模型的性能。VGG 网络的简单均一的架构使其成为深度学习领域的一个经典模型，尽管训练时间较长，且模型大小较大，但 VGG 网络在图像识别领域的影响力依然巨大。

4.2.1　VGG 网络架构

VGG 网络架构有两个主要版本，VGG-16 和 VGG-19。这两个模型在结构上非常相似，但主要区别在于网络深度和层数。顾名思义，VGG-16 包含 16 个权重层，而 VGG-19 则包含 19 个权重层。这些权重层包括卷积层和全连接层，在 VGG-16 中，有 13 个卷积层和 3 个全连接层。相比之下，VGG-19 有 16 个卷积层和 3 个全连接层。由于 VGG-19 有更多的层，因此它也有更多的参数。这使得 VGG-19 在理论上能够学习更复杂的特征，但同时也意味着需要更多的计算资源和训练时间，很多情况下使用 VGG-16 更为常见。本节以 VGG-16 为例介绍 VGG 网络架构。

如图 4-1 所示，VGG-16 网络包括 13 层卷积层和 3 层全连接层，输入是一个固定大小的 224×224 RGB 图像，这意味着每个输入图像都被调整到这个尺寸。但 VGG 也可以应用到 224×224 之外的图像上，如果目标是利用 VGG 的预训练权重进行特征提取或迁移学习，可以仅使用 VGG 的卷积层部分（去掉全连接层），因为卷积层对输入图像的尺寸没有严格要求，提取的特征可以用于其他机器学习模型或深度学习架构。在处理图像之前，模型会从每个像素中减去训练集的 RGB 值均值，这是一种简单的预处理步骤，用于标准化输入数据。

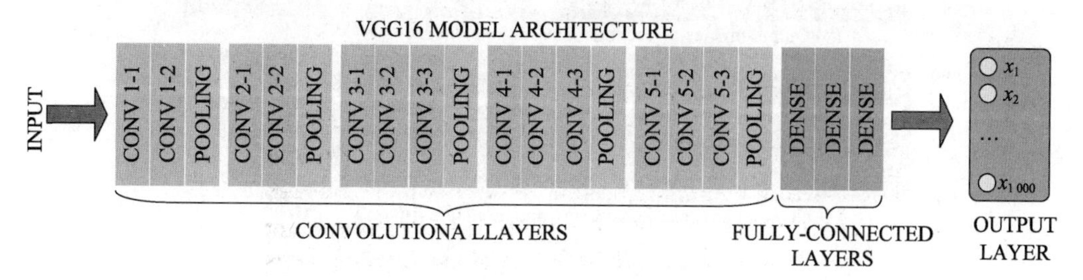

图 4-1　VGG16 网络架构示意图

VGG-16 的卷积层使用了非常小的 3×3 卷积核，这是捕捉上下、左右和中心信息的最小尺寸。这种小尺寸卷积核的使用是 VGG-16 的一个关键特点，它允许网络通过增加深度而不是增加单个卷积层的尺寸来提高性能。每个卷积层的步长固定为 1 像素，这样做是为了在卷积后保持空间分辨率。2 个 3×3 的卷积层串联相当于 1 个 5×5 的卷积层，感受野大小为 5×5。同样地，3 个 3×3 的卷积层串联的效果则相当于 1 个 7×7 的卷积层。这样的连接方式使得网络参数量更小，而且多层的激活函数令网络对特征的学习能力更强。

VGG-16 的池化层使用最大池化来逐步降低特征图的空间尺寸。这些池化层通常位于几个卷积层之后，但并非每个卷积层后都有池化层。最大池化是在 2×2 像素窗口上执行的，步长为 2，这有助于减少计算量并增加模型对平移的不变性。在卷积层之后，VGG-16 包含三个全连接层。前两个全连接层各有 4 096 个通道，而第三个全连接层则有 1 000 个通道，对应于 1 000 个不同的类别，可以用于 1 000 类图像分类任务。最后一层是 softmax 层，它将网络的输出转换为概率分布，从而使模型能够对输入图像进行分类。

在最初的研究中，VGGNet 在训练时有一个小技巧，先训练浅层的简单网络 VGG-11，再复用 VGG-11 的权重来初始化 VGG-13，如此反复训练并初始化 VGG-19，能够使训练时收敛的速度更快。在训练过程中使用多尺度的变换对原始数据做数据增强，使得模型不易过拟合。

4.2.2 VGG 网络的应用

VGG 网络在特征提取、迁移学习和感知损失计算中有着广泛应用。在特征提取方面，VGG 网络通过其深层的卷积层和大量的参数，能够从输入图像中提取丰富的特征。这些特征随着网络层次的加深，从简单的边缘和纹理逐渐转变为更复杂的模式和对象部分。在许多计算机视觉任务中，如图像分类、目标检测和图像分割，VGG 网络被用作预训练模型来提取特征，这些特征随后被用于训练特定任务的分类器或其他模型。VGG 的特征提取能力特别适用于那些需要深入理解图像内容的场景，如在医学图像分析中识别病变区域或在自然图像处理中识别特定的物体。图 4-2 展示了 VGG-16 不同层提取到的膝关节磁共振图像的特征图。

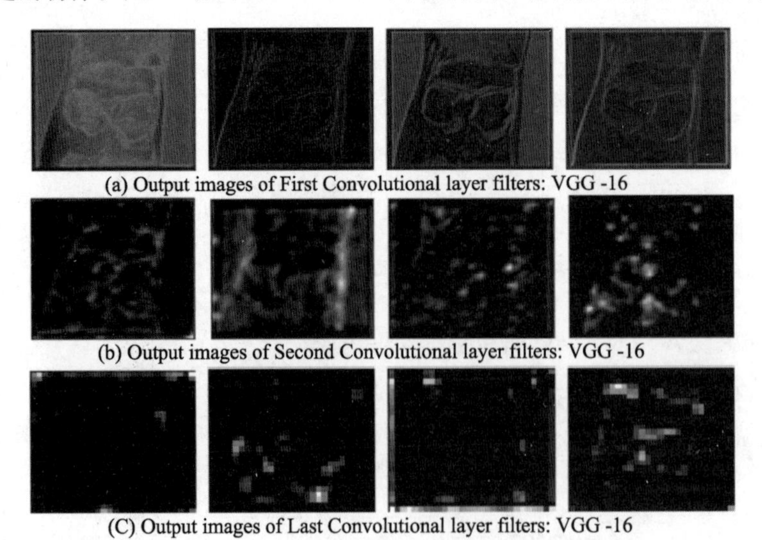
(a) Output images of First Convolutional layer filters: VGG -16

(b) Output images of Second Convolutional layer filters: VGG -16

(C) Output images of Last Convolutional layer filters: VGG -16

图 4-2 VGG-16 提取膝关节磁共振图像的特征图

（SANDILYA et al.，2021）

VGG 网络虽然在 ImageNet 分类准确率上不如 ResNet，但在特征提取的应用中有时候却可以表现得更为出色。这主要是由于 VGG 和 ResNet 网络结构上的差异导致的。例如，VGG 网络通过预训练得到的特征提取能力在捕捉图像的视觉风格方面表现出色。研究发现，使用 VGG 网络提取的特征之间的相关性能够非常好地捕捉图像的风格。然而，当使用 ResNet 等更先进和轻量级的网络时，风格转换的质量通常会显著下降。这有可能是因为 ResNet 网络中的残差连接导致特征图的激活值集中在少数几个特征通道上，形成了具有确定性相关模式的特征图，在风格转换的优化过程中倾向于复制一些主导模式，而忽略了大部分其他模式。

在迁移学习应用中，VGG 网络的主要作用是利用其在大型数据集（如 ImageNet）上预训练的模型。这些预训练的模型已经学习了从广泛图像中提取通用特征的能力。在迁移学习中，VGG 的卷积层通常被冻结，作为特征提取器，而顶层的全连接层被替换或重新训练以适应新的特定任务（图 4-3）。这种方法特别适用于数据量较小的任务，从而减少过拟合的风险并提高模型的泛化能力。

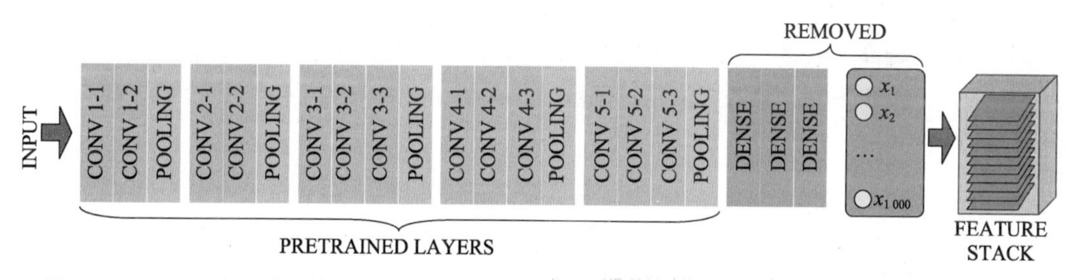

图 4-3 VGG-16 用于特征提取的常见方法：将全连接层去除后，从最后一个池化层画的特征图

VGG 网络还常常在图像生成和超分辨率任务中被用于计算感知损失（perceptual loss），这是一种衡量生成图像与目标图像在感知质量上差异的方法。感知损失通常通过比较 VGG 网络中间层的激活来计算。这些中间层能够捕捉图像的高级特征和纹理信息，从而提供了一种比传统像素级损失更为深入的图像质量评估。使用 VGG 计算的感知损失在保持图像内容和纹理细节方面特别有效，这对于生成逼真图像和提高图像重建质量至关重要。

4.2.3 VGG 的局限性

在深度学习领域，随着卷积神经网络（CNN）层数的增加，模型逐渐获得了处理更为复杂函数的能力，从而在理论上提升了性能，但实践中，仅仅增加层数并不总能保证性能的提升。这引出了一个关键问题：为什么不设计更多层的 VGG 网络，如 VGG-20、VGG-50 甚至 VGG-100 呢？这不仅仅是过拟合的问题，如图 4-4 所示，简单地把类似 VGG 的直线型网络的层数加深，不论是训练错误还是测试错误都可能增大。

答案在于神经网络权重的更新机制。在神经网络中，权重的更新是通过反向传播算法实现的，该算法通过微调每个权重来减少模型的损失。这一过程涉及梯度的计算，梯度是通过链式法则得出的。然而，随着梯度在网络中向后传播，每经过一个层，梯度值就会因为局部梯度的累积而逐渐减小。这种现象导致了梯度变得越来越小，使对网络初始层的权重调整变得微不足道，从而显著增加了训练时间。

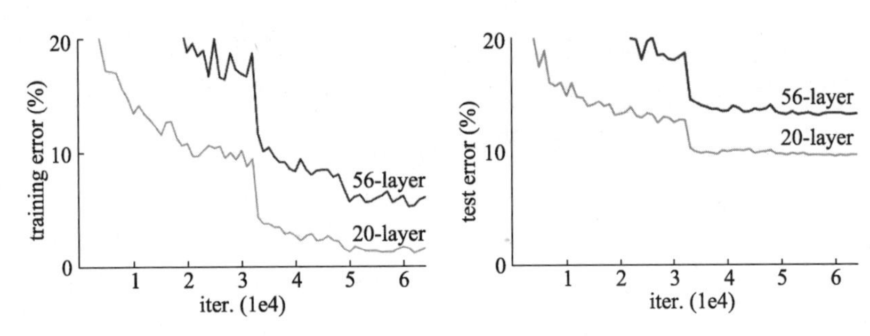

图 4-4 CIFAR-10 数据集上 20 层和 56 层直线型网络的训练和测试误差对比（HE et al.，2016a）

这个问题的解决方案在于使局部梯度保持为 1，这正是残差网络（ResNet）的创新之处。ResNet 通过恒等函数实现了这一点，使得在梯度反向传播过程中，其值不会减少。这种设计有效地解决了梯度消失问题，使得网络即使在层数非常深的情况下也能有效训练。与 VGG 网络相比，ResNet 通过引入跳跃连接，即所谓的“残差块”，来保持梯度的稳定。这些跳跃连接像是梯度的高速公路，允许梯度在网络中自由流动，从而避免了在深层网络中常见的梯度消失问题。因此，ResNet 在深度学习领域，尤其是在图像识别任务中，成为了 VGG 之后的又一重要里程碑。

4.3 ResNet

ResNet（HE et al.，2016a，2016b），全称为残差网络（residual network），由微软研究院的 Kaiming He 等提出，获得了 2015 年 ImageNet 挑战的冠军，Top-1 准确率达到 75.8%，Top-5 准确率达到 92.9%。ResNet 的核心创新在于引入了残差学习的概念，通过这种方式，ResNet 成功解决了深度神经网络中常见的梯度消失问题，使得网络能够拥有更深的层次而不损失训练的效率和准确性。

ResNet 的主要特点是其残差模块，这些模块包含了跳跃连接（或称为快捷连接），允许输入直接“跳过”一到多个层。在传统的深度网络中，每一层的输出是下一层的输入，而在 ResNet 中，通过跳跃连接，某一层的输出不仅仅是下一层的输入，还包括前面某一层的输出。这种结构使得网络能够学习到输入和输出之间的残差映射，而不是直接学习一个完整的映射，从而提高了训练的效率和网络的性能。

ResNet 的另一个特点是其能够支持非常深的网络结构。在 ResNet 的不同变体中，如 ResNet-18、ResNet-34、ResNet-50、ResNet-101 和 ResNet-152 等，网络的深度从 18～152 层，远超过之前的网络架构。

ResNet 的结构简单且模块化，易于实现和修改，这使得它成为了深度学习领域的一个重要里程碑，并广泛应用于各种图像处理和计算机视觉任务中。

4.3.1 ResNet 网络架构

ResNet 网络架构的基本单元是残差模块，也被称为残差块（residual block），通常由两个或三个卷积层组成，如图 4-5 所示，和顺序连接不同，残差块的输出不是直接传递给下一层，而是先与输入进行相加操作，再传递给下一层。这种设计允许网络在深层中学习到更加精细的特征，同时避免了梯度在反向传播过程中的消失。

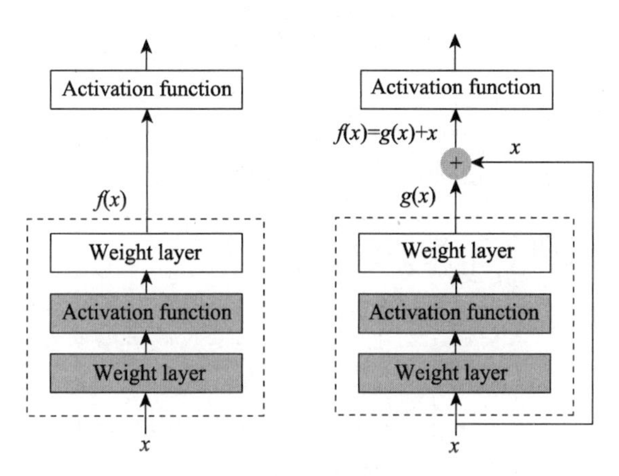

图 4-5　顺序连接和残差连接的对比

这种残差连接的具体实现方式有很多种，图 4-6 展示了其中两种常见的实现方式：残差块的输入可以直接与卷积层的输出相加，或者经过 1×1 卷积后再相加。而这里的卷积层通常使用 3×3 的卷积，在每个卷积层之后，通常会跟随一个批归一化（batch normalization）层和一个 ReLU 激活函数。

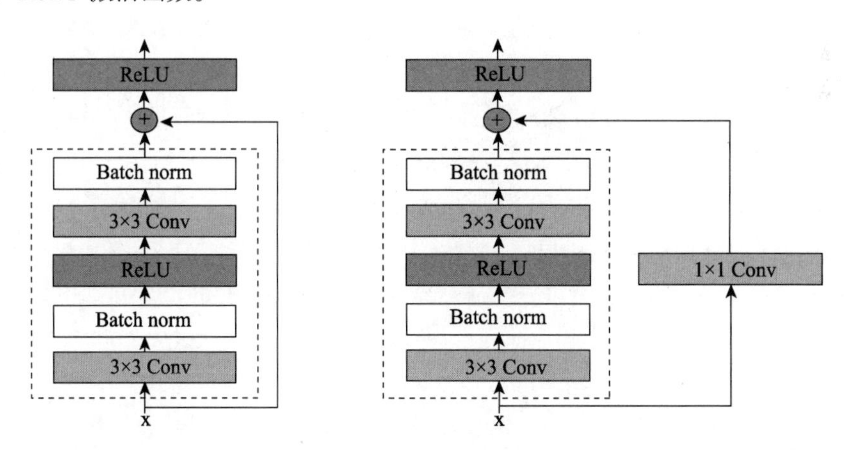

图 4-6　ResNet 的基本单元：输入 x 可以直接相加或者经过 1×1 卷积后相加

如图 4-7 所示，在 ResNet 的标准配置中，网络的开始部分是一个单独的卷积层，后面跟着一个最大池化层，用于初步提取特征并降低特征图的空间尺寸。接下来是多个残差模块的序列。在这些模块中，每个模块的输出都与输入相加，形成新的输出。在网络的末端，ResNet 通常使用全局平均池化层来替代传统的全连接层。这种设计减少了模型的参数数量，同时保持了对全局特征的敏感性。最后，网络以一个全连接层结束，该层的输出节点数量等于分类任务中的类别数。例如，在 ImageNet 分类任务中，这个数字是 1 000。最终的输出通过 softmax 层进行处理，转换为概率分布，从而完成分类任务。

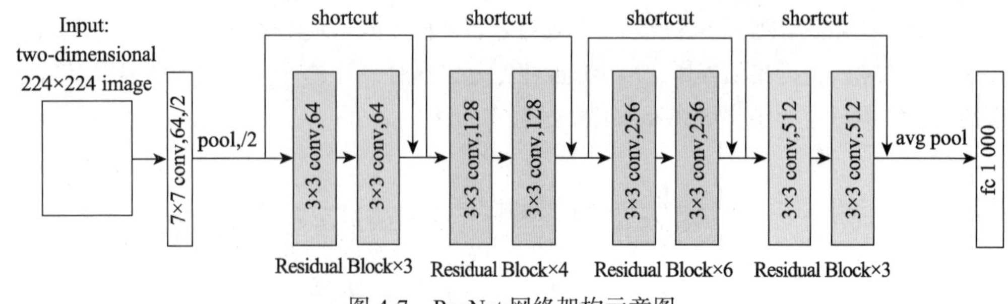

图 4-7 ResNet 网络架构示意图

4.3.2 ResNet 网络的应用和发展

ResNet 自推出以来，因其深层网络结构和出色的特征学习能力，已成为深度学习史上的一个里程碑之作，截至 2023 年底，ResNet 文章的引用次数已经接近 20 万次，虽然已经提出多年，ResNet 系列模型依然是图像分类研究中的默认架构，一般作为新模型提出时不可缺少的对比基线（baseline）。

在医学图像分类任务中，也诞生了大量基于 ResNet 及其变体的研究。随着深度学习技术的不断进步，ResNet 在医学图像分类中的应用也在不断扩展。通过与其他先进的机器学习技术相结合，ResNet 展现出了不断增强的性能。这些应用不仅提高了医学诊断的效率和准确性，也为精准医疗和个性化治疗提供了技术支撑。以下做简单的举例说明。

对于新冠病毒感染，有研究提出了 COVID-ResNet 模型（FAROOQ et al.，2020），利用改良的 ResNet-50 架构和一系列先进的训练技术，如渐进式图像大小调整、循环学习率发现和差异化学习率，以实现快速而准确的训练。通过这些技术，COVID-ResNet 在公开可用的 COVIDx 数据集（胸部 X 射线图像）上达到了 96.23%的准确率，有助于早期发现新冠感染病例，减轻医疗系统的负担。对于乳腺癌组织病理，有研究（AL-HAIJA et al.，2020）通过预先在 ImageNet 上训练的 ResNet-50 模型进行训练和分类，实现了对乳腺癌组织病理图像的高精度分类，在 BreakHis 数据集的分类准确率达到 99%。对脑部 MRI 图像，有研究（TALO et al.，2019）对比了 AlexNet、Vgg-16、ResNet-18、ResNet-34 和 ResNet-50 模型，区分正常、脑血管疾病、肿瘤、退行性和炎症性疾病，结果显示，ResNet-50 模型在五种预训练模型中表现最佳，分类准确率达到（95.23 ± 0.6）%。

近期有论文（WIGHTMAN et al.，2021）详细评估了使用最新训练技术时标准 ResNet-50 的性能潜力。通过结合 2015 年后新引入的技术，如新型的优化器和数据增强方法，标准 ResNet-50 在 ImageNet 验证集的 top-1 准确率可以从 75.8%提升到 80.4%，而且这一成果是在不使用额外数据或知识蒸馏的情况下实现的，印证了 ResNet 系列模型强大而持久的生命力。

4.4 DenseNet

4.4.1 DenseNet 产生的背景

在 2016 年推出的 ResNet（HE et al.，2016）展示了一种创新的设计理念，展现了加深网络层次与提高模型性能的可能性。到了 2017 年的 CVPR，DenseNet（HUANG, et al., 2017）作为最佳论文得主，虽然受到了 ResNet 的启发，但 DenseNet 更进一步地发展和革新了这一理念，表现出显著的创造力和卓越成果。

纵观基于 CNN 的网络结构的发展历程，从 AlexNet（KRIZHEVSKY，et al.，2012）到 VGG（SIMONYAN et al.，2015），再到 GoogLeNet（SZEGEDY et al.，2015）和 ResNet，不断深化的网络结构始终是研究探索的重点。这是因为更深的网络层次确实能够提供更加丰富的数据表达。然而，正如 ResNet 中所提到的，网络的深化也带来了梯度在层间传播的困难，容易导致梯度消失或爆炸的问题。在 DenseNet 之前，为了解决这些问题，研究者们设计了多种网络结构。例如，引入 ReLU 激活函数和 Batch Normalization（IOFFE，SZEGEDY，2015）有效缓解了梯度消失问题。此外，还有各种网络结构被设计出来，并展现了其独特的解决方案。例如，ResNet 和 Highway Net（SRIVASTAVA et al.，2015）通过信息在层间的传递来解决问题；随机深度网络通过训练过程中随机删除某些层来简化网络，从而促进信息和梯度的流动；而 FractalNets（LARSSON et al.，2016）则是通过组合不同数量卷积块的并行层序列，构建了一种分形网络，实现了较高的名义深度，同时维护了许多短路径（shortcut），这些网络虽有各自的特点，但共同之处在于它们都采用了从早期层（early layer）到后期层（later layer）的短路结构，这样既允许更深层次的网络训练，也避免梯度消失。

DenseNet 的创新之处在于采用了一种更为极端的连接策略：每一层都与前面所有层直接相连。这种设计源于对信息和梯度流动的深入思考。在 DenseNet 中，每一层的输入不仅包括前一层的特征图，还包括所有之前层的特征图（图 4-8）。这样，网络中的每一层都有机会直接访问原始输入和网络中所有先前层的特征。这种密集连接的方式极大地促进了特征的重用，同时也减少了参数的数量，因为每一层都可以访问丰富的先前特征，从而不需要重新学习相似的特征。DenseNet 的提出是对深度学习领域的一个重要贡献，它针对深层网络训练中的核心问题提供了创新的解决方案，同时在多个应用领域展现出了其强大的性能。

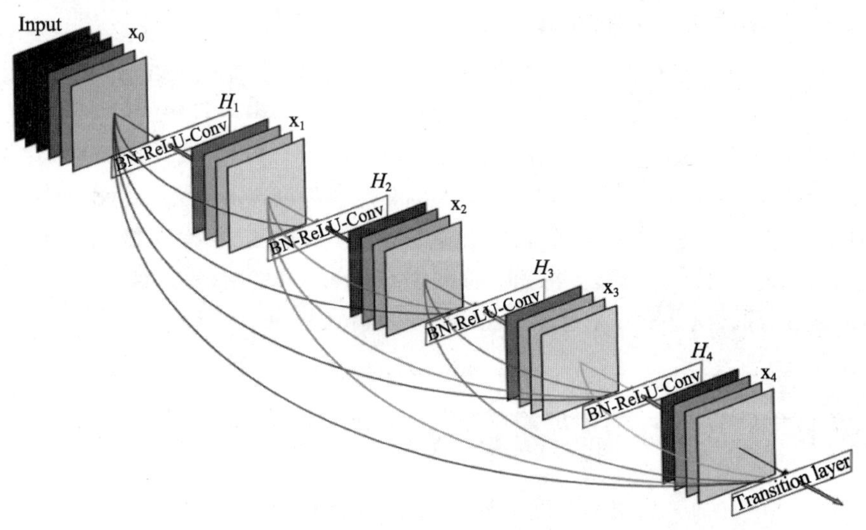

图 4-8　DenseNet 网络结构示意图：每一层都将前面的所有特征图作为输入（HUANG et al.，2017）

4.4.2 DenseNet 网络结构详细解释

DenseNet（densely connected convolutional networks）是一种深度学习架构，于 2017 年由 Gao Huang 等提出（HUANG et al.，2017）。它是为了解决深度神经网络中的一些关键问题而设计的，特别是关于信息流在网络中的传递和利用效率问题。DenseNet 的核心思想是通过“密集连接”来确保每层都可以直接访问之前所有层的信息。

4.4.2.1 密集连接（dense connectivity）

在传统的卷积神经网络（CNN）中，层与层之间的连接是顺序的，即每层仅接受前一层的输出作为输入。这导致了深层网络中的一些问题，如梯度消失和信息的丢失。DenseNet 通过引入一种创新的密集连接方式来解决这些问题。在 DenseNet 中，每一层都接收之前所有层的输出作为其输入。具体来说，如果一个网络有 L 层，那么第 L 层会接收前 L–1 层的所有输出作为其输入。这种连接方式不仅加强了特征的传递，还有助于缓解梯度消失问题，并减少了重复学习相同特征的需要。对于一个 L 层的网络，DenseNet 共包含 L（L+1）/2 个连接，相比 ResNet，这是一种密集连接。而且 DenseNet 是直接 concat 来自不同层的特征图，这可以实现特征重用，提升效率。

如果用公式表示的话，传统的网络在 L 层的输出为：

$$x_1 = H_1(x_{1-1}) \tag{4.1}$$

而对于 ResNet，增加了来自上一层输入的 identity 函数：

$$x_1 = H_1(x_{1-1}) + x_{1-1} \tag{4.2}$$

在 DenseNet 中，会连接前面所有层作为输入：

$$x_1 = H_1([x_0, x_1, \cdots, x_{1-1}]) \tag{4.3}$$

其中，上面的 $H_1(\cdot)$ 代表是非线性转化函数（non-liear transformation），它是一个组合操作，其可能包括一系列的 BN（batch normalization）、ReLU、Pooling 及 Conv 操作。注意这里 L 层与 L – 1 层之间可能实际上包含多个卷积层。

4.4.2.2 密集模块（dense block）

在 CNN 架构中，为了减小特征图的尺寸，通常会采用池化（Pooling）或步幅大于 1 的卷积（Conv）。相比之下，DenseNet 采用了一种不同的方法，其特征图的尺寸需要保持一致，这是由于其采用了一种称为“密集连接”的技术。为了克服这一挑战，DenseNet 结构中融入了 DenseBlock 和 Transition 两种元素。DenseBlock 是一个包含多个层的单元，这些层的特征图尺寸相同，并且它们之间实现了密集连接。而 Transition 模块则用于连接相邻的 DenseBlock，并通过池化过程减小特征图的尺寸。DenseNet 的网络结构如图 4-9 所示，它包括 3 个 DenseBlock，这些 Block 通过 Transition 模块相连。

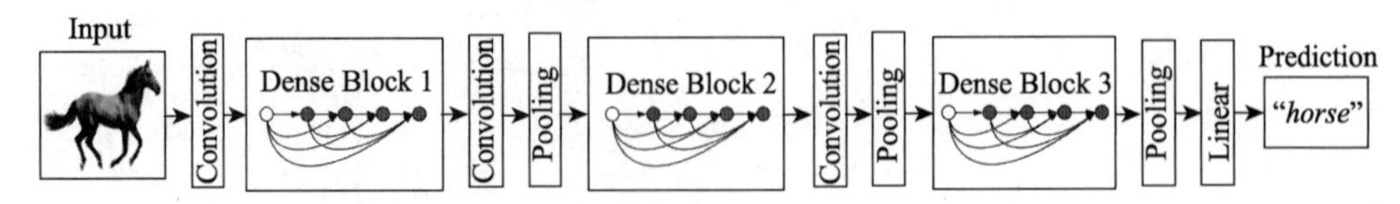

图 4-9 一个深层的 DenseNet 网络结构

包含 3 三个密集块，两个相邻块之间的层被称为过渡层，通过卷积和池化改变特征图的尺寸（HUANG et al. 2017）

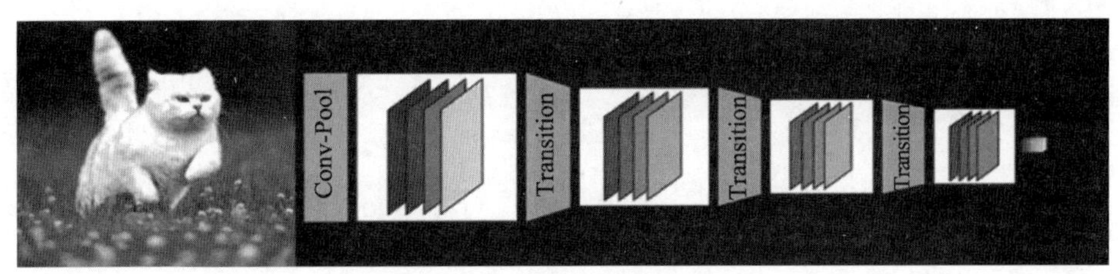

图 4-10　以密集模块和过渡层为主要架构的 DenseNet 网络
（TSANG，2018）

（1）过渡层（transition layers）

随着层的增加，网络的宽度（即特征图的数量）也会增加。为了控制网络的复杂度，DenseNet 在不同的密集块（dense block）之间引入了过渡层。过渡层由一个 Batch Normalization 层、一个 1×1 的卷积层和一个 2×2 的平均池化层组成。这些层有助于减少特征图的数量和维度，从而控制网络的参数数量。假定上一层得到的 feature map 的 channel 大小为 m，那经过 Transition 层就可以产生 θm 个特征，其中 θ 是 0 和 1 之间的压缩系数。当 $\theta=1$ 时，特征个数经过 Transition 层没有变化，即无压缩，而当压缩系数小于 1 时，这种结构称为 DenseNet-C，原论文中使用 $\theta=0.5$。

（2）增长率（growth rate）

DenseNet 的另一个关键概念是增长率（k）。增长率决定了每经过一个卷积层后，特征图（feature maps）的增加量。在 DenseNet 的每个密集块（Dense Block）内，每个层都会输出 k 个新的特征图。这意味着，随着网络层的增加，输出的特征图总数呈线性增长，而不是指数增长。增长率的选择直接影响了网络的复杂度和容量。一个较小的 k 值可以维持网络的紧凑性，减少计算成本，而较大的 k 值则能提供更丰富的特征表示，提高网络的表达能力。

（3）复合层（composite function）

在 DenseNet 中，每一层通常由 Batch Normalization（BN）、ReLU 激活函数和一个 3×3 的卷积（3×3 Conv）组成，这个组合被称为复合层。这种标准化的层结构有助于改善信息流动和网络的训练效果。

（4）瓶颈层（bottleneck layers）

考虑到 DenseBlock 内部的后续层需要处理的输入数据量很大，为了有效减少这种计算负担，DenseBlock 采用了所谓的 bottleneck 层。这个层的关键改进在于引入了 1×1 的卷积层。这一设计可在图 4-11 中看到，其结构包括批量归一化（BN）+ 线性整流函数（ReLU）+ 1×1 卷积（1×1 Conv）+ 再次批量归一化 + ReLU + 3×3 卷积（3×3 Conv）。这种结构被命名为 DenseNet-B。在这里，1×1 的卷积层的作用是减少了传递给后续层的特征图的数量，从而有效提高了整个网络的计算效率。

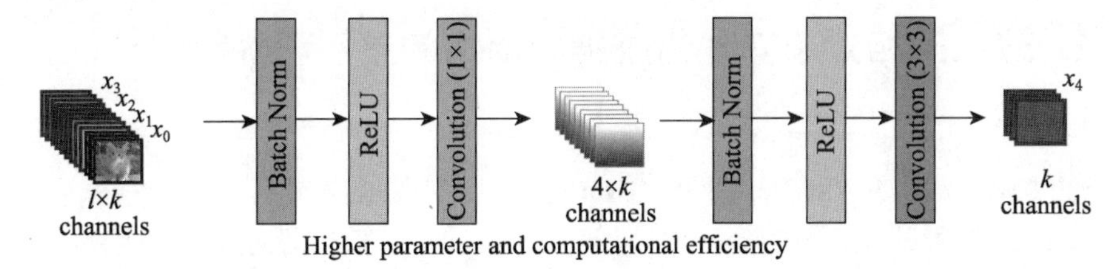

图 4-11　为了降低模型的复杂性和大小，在 BN-ReLU-3×3 卷积之前进行 BN-ReLU-1×1 卷积。
（TSANG，2018）

4.4.3 DenseNet 在处理图像数据时的特点和效率解析

DenseNet（密集连接网络）是一种深度学习架构，特别适用于图像识别和处理任务。它的主要特点是每一层都直接与前面所有层相连。这种结构创新带来了几个关键优势，同时也影响了其在处理图像数据时的效率。

4.4.3.1 特征重用（feature reuse）

DenseNet 极其高效地利用了特征重用的概念，因为它的每一层都能够接入之前所有层的特征映射。这种设计显著减少了模型需要学习的参数总量，同时加强了特征在网络中的传递效率。通过降低所需参数的数量，DenseNet 提高了其整体效率。这种对参数的高效利用不仅减小了模型的规模，还降低了出现过拟合的可能性。在图像处理的领域中，这意味着 DenseNet 能够在维持较低的计算需求的同时，保持较高的识别精度。

4.4.3.2 深度监督（deep supervision）

在 DenseNet 中，每一层的输入不仅包括前一层的特征图，还包括所有之前层的特征图。这种方式使得网络在深度增加的同时，能够保持较低的复杂度。每一层都直接访问原始信息和所有前一层的特征，从而促进了特征的复用，减少了信息丢失。网络的每一层都接受来自输入层和所有先前层的直接监督也有助于解决梯度消失问题，因为梯度可以直接从网络的较深部分流向较浅部分。

4.4.3.3 梯度流动（gradient flow）

DenseNet 还改善了梯度的流动。在传统的深层网络中，梯度消失或爆炸常常是训练中遇到的问题。DenseNet 的结构保证了梯度可以直接从损失函数反向传播到网络的每一层，这使得网络更容易训练，即使是非常深的网络也是如此。这在处理复杂的图像数据时尤为重要，因为这需要模型捕捉到丰富的视觉特征。

4.4.3.4 特征传播（feature propagation）

在 DenseNet 中，较浅的特征可以直接传播到较深的层，这有助于保留原始输入信息。由于网络中的每一层都接收到了全部的前置信息，因此模型能够学习到更加广泛和全面的特征表示。这在诸如图像分类、物体检测等任务中尤为有用，因为这些任务需要模型理解和处理多样化的视觉内容。

总之，DenseNet 通过其独特的密集连接结构，在图像处理任务中展示出了卓越的性能。它通过增强特征传递、提高参数效率、改善梯度流动和促进特征泛化，有效地提升了模型的表现和训练效率。尽管存在内存使用等挑战，DenseNet 仍然是当今图像处理领域中非常受欢迎和有效的深度学习架构之一。

4.4.4 DenseNet 相对于其他传统神经网络的差别和优势

4.4.4.1 DenseNet 与传统 CNN 的比较

传统的 CNN 架构如 AlexNet 和 VGGNet 通常具有重复的模式，如多个卷积层后跟一个池化层。DenseNet 通过其密集连接方式，使得每一层都可以直接访问其之前所有层的特征映射，减少了冗余特征的学习需要。这种方法大大降低了模型的参数数量，提高了参数的利用率。在传统的 CNN 中，特征在层与层之间传播时可能会丢失或被稀释。DenseNet 保证了特征在网络中的有效传递和重用，每个后续层都接收到所有前层的输出，从而增强了特征的传播和重用。在标准 CNN 中，较深层的梯度必须通过多个层传播回传，这可能导致梯度消失或爆炸问题。DenseNet 的结构允许直接的梯度流，从输出层到每一个输入层，有助于缓解梯度消失问题，提高了训练的稳定性。

4.4.4.2 DenseNet 与 ResNet 的比较

ResNet 通过引入残差连接来缓解深层网络训练中的梯度消失问题。DenseNet 进一步扩展了这一概念，通过将每一层与前面所有层密集连接，提供了更强的特征传播路径。这种密集连接方式不仅提高了梯度的流动性，还确保了特征在网络中的最大化利用。在 ResNet 中，层与层之间的连接是通过加法操作（残差相加）来实现的。DenseNet 则采用了特征映射的拼接（concatenation），这样每一层都可以直接访问其先前层的特征映射。拼接操作提供了一种更丰富的特征组合方式，使得网络能够更有效地学习复杂的特征表示。尽管 DenseNet 的连接方式更加复杂，但由于其有效的特征重用，实际上它需要更少的参数来达到与 ResNet 相同甚至更好的性能。此外，DenseNet 还引入了压缩技术，通过减少特征映射的数量来降低计算量和内存需求。

4.4.5 DenseNet 在医学图像分类中的应用

DenseNet 已经被广泛应用在医学图像识别和检测中，例如乳腺癌检测、皮肤病变识别、肺部疾病检测、视网膜疾病分类、脑部成像分析等领域。在一项研究中，研究者使用 DenseNet 来评估肝癌治疗的效果。该研究中，通过 DenseNet 基于磁共振成像（MRI）的图像分类算法，对不同的治疗方法进行分类。研究对象被分为正常生理盐水组、多柔比星原料组和壳聚糖交联果胶-多柔比星缀合大分子组。使用 DenseNet 的迁移学习来分析动态增强的 MRI 特征，并对 MRI 图像进行分类。结果显示，基于 DenseNet 模型的肝癌 MRI 图像分类准确率在动脉肝胆阶段达到了 80%。这项研究说明了 DenseNet 在医学图像分类中的应用，特别是在肝癌诊断方面的潜在价值（PENG，2021）。

另一篇综述文章中，深入讨论了 DenseNet 在医学图像分析中的应用（ZHOU et al.，2022）。该文从三个方面总结了 DenseNet 在医学图像领域的应用：模式识别、图像分割和对象检测。例如，Li 等使用 DenseNet 学习 MRI 脑图像块的局部特征，达到了更好的阿尔茨海默病分类准确度（89.5%）（LI et al.，2018）；Jégou 等将密集连接结构扩展到全卷积神经网络中，通过引入不同深度路径来产生不同规模的非线性映射，用于语义分割，从而避免梯度消失，并使得更深的网络可以用更少的参数进行训练（JÉGOU et al.，2017）；Ke 等基于 3D DenseNet，对 MRI 图像中的鼻咽癌进行自动检测和分割，其整体准确率、敏感性和特异性高于放射科医生。这些案例表明，DenseNet 能够为诸如良恶性肿瘤、心血管和脑血管疾病、呼吸系统疾病等重大疾病提供临床辅助诊断解决方案（KE et al.，2020）。

4.5 Inception

Inception 网络也是最常用的分类模型之一。在 Inception 网络诞生之前，大多数流行的 CNN 模型仅仅是通过加深卷积层来追求更好的性能。Inception 网络的设计相对复杂，它运用了多种技巧来提升性能，无论是在速度还是精确度上。这种不断地演化导致了网络的几个版本的产生，其中较为流行的版本包括：Inception v1、Inception v2、Inception v3、Inception v4 和 Inception-ResNet。每个版本都是在前一个版本的基础上进行迭代改进的。

4.5.1 Inception v1

Inception v1，也被称为 GoogLeNet（SZEGEDY et al.，2015），获得了 2014 年 ImageNet 挑战赛的第一名，是 Inception 网络系列的开端。这一网络模型的设计初衷是解决传统 CNN 中的一大挑战：图像中关键信息的尺寸和位置变化极大。例如，同一只狗在不同的图片中所占空间可能差异巨大，这就给确定卷积核大小带来了难题。为了克服这一难题，GoogLeNet 采用了一种创新的模块化设计——Inception 模块，这一设计使得网络在同一层上能够应用不同尺寸的过滤器，这样做的好处是网络在增加宽度的同时避免了过分加深。

如图 4-12 所示，每个 Inception 模块都由多个并行的卷积层和池化层组成，这些层以不同的尺寸和方式处理输入数据，然后将结果沿深度方向堆叠起来。这种结构使得网络能够同时捕获到图像中的局部细节和更宏观的上下文信息，从而提升了特征提取的能力。GoogLeNet 的架构包含 9 个 Inception 模块，整体深度达到 22 层，如果包括池化层则为 27 层。

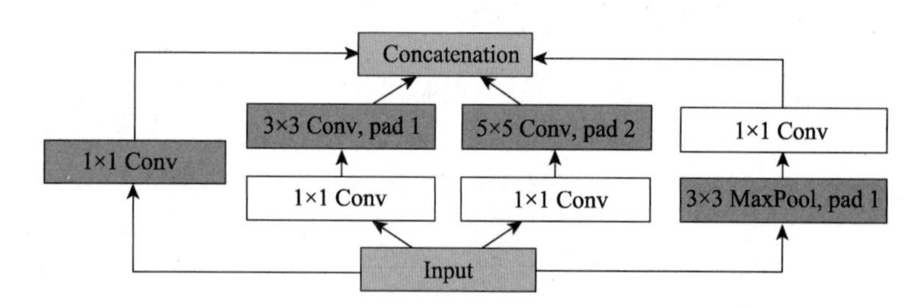

图 4-12 Inception 模块（含降维操作）

简单版本的 Inception 模块同时进行 1 × 1 卷积、3 × 3 卷积、5 × 5 卷积和 3 × 3 最大池化操作。然后，它将所有操作的输出汇总到一个地方，并构建下一个特征。这种架构跳出了顺序模型的传统方法，有助于增加模型的准确性。Inception 模块通过各个卷积操作提取不同的特征，例如，1 × 1 卷积和 3 × 3 卷积将生成不同的信息。在同时进行各个操作后，所有提取的数据将被组合成具有所有属性的单个特征图。由于每个卷积核大小不同，提取的特征图的输出维度将不同。不同尺寸的特征图在填充操作后连接在一起，使得输出维度相同。还有另一版本融入了降维操作的 Inception 模块，这种 Inception 模块的工作方式与简单版本类似，但特征首先是使用 1 × 1 卷积在像素级别提取的，然后进行 3 × 3 卷积和 5 × 5 卷积。当执行 1 × 1 卷积操作时，图像的维度不会改变。实验发现这样的结构可以带来更好的分类准确性。

为了防止网络深层部分的梯度消失问题，GoogLeNet 引入了两个辅助分类器（图 4-13）。这些辅助分类器基本上是在 Inception 模块的某些中间层上应用 softmax 函数，并计算辅助损失。最终的损失函数是主损失和辅助损失的加权和。GoogLeNet 在降低参数数量方面也做出了显著的贡献。通过使用 Inception 模块，GoogLeNet 相较于之前的 AlexNet 模型在参数数量上减少了约 1/10，这主要得益于其独特的 1 × 1 卷积层设计，这些层在大尺寸的卷积操作前有效地减少了输入通道的数量，从而降低了计算复杂度。这种设计使得 GoogLeNet 在保持深度和宽度的同时，显著提高了参数利用率和网络性能。

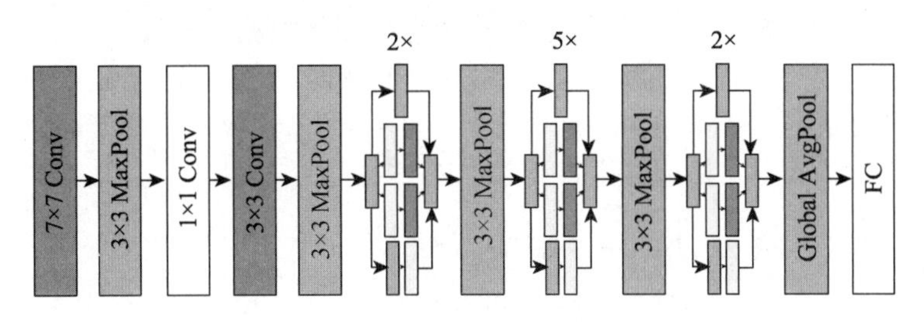

图 4-13　GoogLeNet（Inception v1）网络架构

4.5.2　Inception v2 和 v3

Inception v2 和 Inception v3 是在同一篇论文中提出的（SZEGEDY et al.，2016）。作者提出了一系列升级措施，提高了准确性并降低了计算复杂度。它们共同体现了对原始 Inception 模型的一系列关键改进，这些改进不仅提升了模型的准确性，还大大降低了计算复杂度。

Inception v2 的核心在于减少表示瓶颈（bottleneck），即防止网络在特征提取时过度压缩信息，从而避免信息丢失。此外，这个版本还采用了智能分解方法，将更大的卷积核分解为较小的卷积操作，这样不仅减少了参数数量，还加强了网络的非线性表达能力。具体来说，Inception v2 将原有的 5 × 5 卷积分解为两个 3 × 3 卷积层，这种设计受到了 VGG 网络的启发，并在保持感受野的同时降低了参数数量。

Inception Net v3 继承了 Inception v2 的所有升级，并在此基础上进行了进一步的优化（图 4-14）。其中包括引入 RMSProp 优化器，这是一种自适应学习率的优化算法，有助于改善网络训练的稳定性和速度。此外，v3 版本对 7 × 7 卷积进行了分解，进一步降低了计算成本。v3 版本还在辅助分类器中引入了批量归一化（batch normalization），使网络每层的输入都接近于零均值和单位方差，这有助于防止梯度消失，加速网络训练。关于批量归一化的详细介绍可以参考第 9 章相关内容。

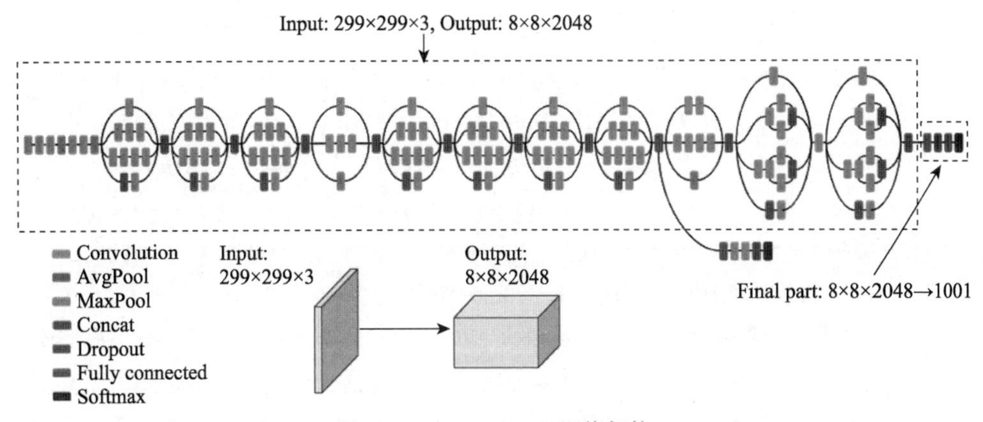

图 4-14　Inception v3 网络架构

标签平滑是 Inception v3 引入的另一个创新。这是一种正则化技术，可以防止模型对某一类别过于自信，从而减少过拟合的风险。通过给损失函数添加额外的正则化项，标签平滑帮助模型更平滑地调整其预测，使其不会对少量的数据点过度敏感。

总之，Inception v2 和 v3 版本通过一系列创新的改进，不仅提升了模型的性能和精度，还提高了训练的效率和稳定性。Inception V3 在 ImageNet 上达到了 77.90%的 Top-1 准确率和 93.70%的 Top-5 准确率，略微超过原始版本的 ResNet50。

4.5.3 Inception v4 和 Inception-ResNet

Inception v4 和 Inception-ResNet 在 2017 年 Google 的一篇论文（SZEGEDY et al.，2017）中同时提出，标志着 Inception 网络系列的进一步发展和创新。这两个版本有效地结合了 Inception 网络的深度和广度优势，以及残差网络的稳定性和训练效率。

Inception v4 在保持 Inception 网络核心特点的基础上，引入了更简洁统一的架构设计。这个版本摒弃了之前版本的一些复杂性，使网络结构更为清晰和高效。Inception v4 不仅进一步提升了网络的性能，还在计算效率上取得了重大突破。Inception v4 通过提高网络的深度和宽度，并优化不同层之间的连接方式，实现了对图像特征的更有效提取。但 v4 版本相对比 v3 没有突破性创新。

Inception-ResNet 成功地将 Inception 架构与残差网络（ResNet）结合起来。这一结合利用了残差连接的优势，即在训练非常深的网络时防止性能退化。Inception-ResNet 的核心在于其残差块的设计，这些块在 Inception 模块之后增加了额外的 1×1 卷积层，用于匹配输入的深度，从而实现有效的残差学习。这种设计允许网络从较深层次捕获特征，同时保持梯度的有效传播，避免了深层网络训练中常见的梯度消失问题。Inception-ResNet 在 ImageNet 上的 Top-1 准确率超过了 80%。

4.5.4 Inception 的应用和发展

Inception v3、v4 和 Inception-ResNet 是 ResNet 后 CNN 技术的又一发展。类似于 ResNet，Inception 网络也在众多的医学图像分类任务扮演基线（baseline）的作用。基于 Inception 网络的医学图像分类研究数量巨大，这里仅举一两个例子。例如，有研究（FERREIRA et al.，2018）提出了使用迁移学习的深度神经网络方法来分类乳腺癌组织学图像（正常组织、良性肿瘤、原位癌和侵袭性癌），所使用的网络是 Inception Resnet v2，配合数据增强可在 2018 年 ICIAR BACH 挑战的盲测数据集上达到 76%的准确率。另一项研究（XIE et al.，2018）尝试了在 ImageNet 转换为灰度图像后对 Inception-V3 模型进行了预训练，这些模型在原始的 ImageNet 分类任务上表现没有显著下降，而且在胸部 X 射线图像的疾病分类任务上迁移学习后，无论是速度还是准确性，都优于彩色 ImageNet 模型。

如图 4-15 所示，从 VGG 到 Inception 的 CNN 技术发展历程中，网络的分类准确率不断提高，同时由于网络学习能力的提升，网络的参数量和整体计算量并未显著提升，甚至还出现了一系列高效的小型化网络。在 2017 年后，CNN 技术还有一系列的发展，旨在让网络在不显著增加尺寸的前提下，进一步增强学习能力。例如，Xception（CHOLLET，2017）引入了深度可分离卷积，增强了特征学习的效率。ResNeXt（XIE et al.，2017）则结合了 ResNet

和 Inception，但与 Inception-v4 不同，每个分支都采用相同的拓扑结构，获得了 2016 年 ImageNet 图像分类挑战赛的亚军。SENet（HU et al., 2018）通过引入 Squeeze-and-Excitation（SE）模块，增强了网络对特征通道间关系的学习能力，获得了 2017 年，即最后一届 ImageNet 图像分类挑战赛的冠军。2019 年提出的 EfficientNet（TAN et al., 2019）则使用网络结构搜索技术（neural architecture search，NAS）系统地优化了网络的深度、宽度和分辨率，其中最大的 EfficientNet-B7 在 ImageNet 上达到了 84.4% top-1 准确率和 97.1% top-5 准确率。整体上看，这些改进可以让网络在各类任务上小幅度“涨点”，但发展至今，传统 CNN 结构的网络模型很难再有更大的飞跃。2020 年后，Transformer 作为一种新型网络结构，关注度越来越高，不仅在传统的自然语言处理领域，在处理图像数据时也展示出了卓越的能力。

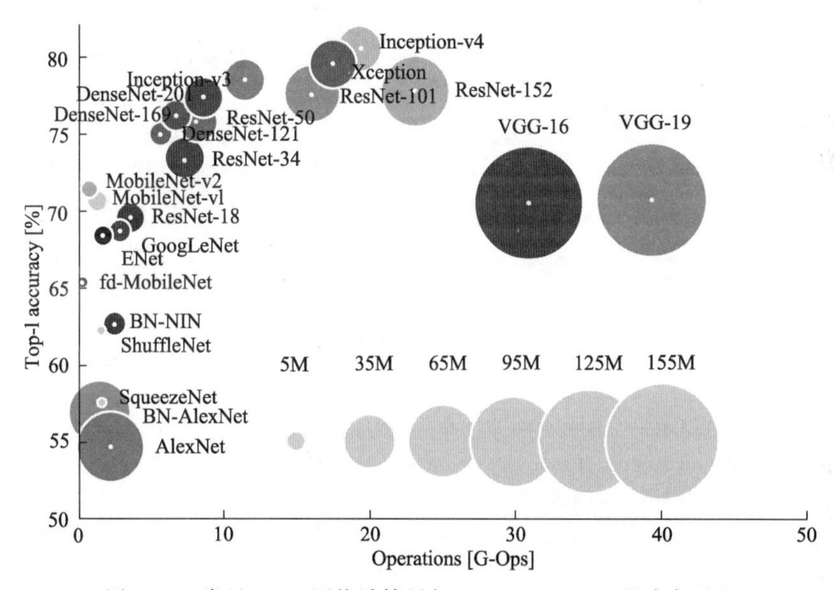

图 4-15 常见 CNN 网络计算量与 ImageNet Top-1 准确率对比

4.6 小结

本章深入探讨了深度学习在医学图像分类中的关键作用，特别强调了 CNN 技术如 VGG、ResNet、DenseNet 和 Inception 的应用。VGG 网络以其深度和简单结构著称，而 ResNet 通过引入残差连接解决了梯度消失问题。DenseNet 则通过其紧密连接的架构提高了特征的再利用率。Inception 网络通过更宽的网络结构使用多种卷积核提升了特征处理能力。这些网络的出现在深度学习技术的发展史上都有着里程碑的意义。它们不仅在医学图像分类任务中依然广泛使用，也经常作为目标检测、图像分割、图像生成等任务的骨干模型。

知识拓展

2022 年 6 月 14 日凌晨，北京北四环融科资讯中心 A 座三层，旷视科技的一把黑色工学椅静静地伫立在空荡荡的办公室中。这把椅子属于孙剑——旷视科技的首席科学家、西安交通大学人工智能学院院长，一个在人工智能领域留下深刻印记的天才科学家。

他有着天才般的履历：在西安交通大学完成本科、硕士和博士学习，2003 年毕业就加入微软亚洲研究所，后来成为首席研究员，期间两次获得 CVPR 最佳论文奖。作为全球计算机视觉领域最具影响力的学者之一，2015 年，他带领团队开发出来的“深度残差网络”（ResNet）是世界上第一个上百层的深度神经网络，它能让计算机系统的错误率保持在 3.5% 左右，超过普通人眼的约 5.1%。

2016 年 7 月，孙剑加入有「AI 四小龙」之称的创业公司旷视科技，全面负责技术研发。同年又以主作者的身份，发表了论文《用于图像识别的深度残差学习》。据谷歌学术显示，这篇论文被引用超过 10 万次。

2017 年，他带领的旷视团队在被誉为计算机视觉领域三大顶级会议之一的 ICCV 上，击败谷歌、微软、Facebook 等巨头，获得了 COCO（常见物体图像识别）竞赛单项冠军，旷视也成为首个在 COCO 中夺冠的中国企业。

然而，所有这一切成就都在孙剑的突然离世后变得沉寂。那把曾经见证了无数次深夜辛勤工作的黑色工学椅，也成了他不朽精神的象征。每当夜深人静，同事们经过那把空椅子时，都会不由自主地想起孙剑曾经在这里努力的身影。虽然他已经离开了这个世界，但他的精神和贡献将永远激励着后来者继续前进。

参考文献

AL-HAIJA Q A, ADEBANJO A. 2020. Breast Cancer Diagnosis in Histopathological Images Using Res-Net-50 Convolutional Neural Network[C/OL]//2020 IEEE International IOT, Electronics and Mechatronics Conference (IEMTRONICS), 1-7.

CHOLLET F. 2017. Xception: Deep Learning with Depthwise Separable Convolutions[C/OL]//2017 IEEE Conference on Computer Vision and Pattern Recognition (CVPR). Honolulu, HI: IEEE, 1800- 1807.

FAROOQ M, HAFEEZ A. 2020. COVID-ResNet: A Deep Learning Framework for Screening of COVID19 from Radiographs[A/OL]. arXiv.

FERREIRA C A, MELO T, SOUSA P, et al. 2018. Classification of Breast Cancer Histology Images Through Transfer Learning Using a Pre-trained Inception Resnet V2[C/OL]//CAMPILHO A, KARRAY F, TER HAAR ROMENY B. Image Analysis and Recognition. Cham: Springer International Publishing, 763-770.

HE K, ZHANG X, REN S, et al. 2016. Deep residual learning for image recognition[C]//Proceedings of the IEEE conference on computer vision and pattern recognition, 770-778.

HE K, ZHANG X, REN S, et al. 2016. Identity Mappings in Deep Residual Networks[C/OL]//LEIBE B, MATAS J, SEBE N, et al. Computer Vision – ECCV 2016. Cham: Springer International Publishing, 630-645.

HU J, SHEN L, SUN G. 2018. Squeeze-and-Excitation Networks[C/OL]//2018 IEEE/CVF Conference on Computer Vision and Pattern Recognition, 7132-7141.

HUANG, G., LIU, Z., VAN DER MAATEN, et al. 2017. Densely connected convolutional networks[J]. Proceedings of the IEEE conference on computer vision and pattern recognition, 4700-4708.

IOFFE, S., SZEGEDY, C., 2015. Batch normalization: Accelerating deep network training by reducing internal covariate shift[J]. International conference on machine learning. pmlr, 448-456.

JÉGOU, S., DROZDZAL, M., VAZQUEZ, D., et al. 2017. The one hundred layers tiramisu: Fully convolutional densenets for semantic segmentation[J]. Proceedings of the IEEE conference on computer vision and pattern recognition workshops, 11-19.

KE, L., DENG, Y., XIA, W., et al. 2020. Development of a self-constrained 3D DenseNet model in automatic detection and segmentation of nasopharyngeal carcinoma using magnetic resonance images[J]. Oral Oncology 110, 104862.

KRIZHEVSKY, A., SUTSKEVER, I., HINTON, G.E., 2012. Imagenet classification with deep convolutional neural networks[J]. Advances in Neural Information Processing Systems 25.

LARSSON, G., MAIRE, M., SHAKHNAROVICH, G., 2016. Fractalnet: Ultra-deep neural networks without residuals[J]. arXiv preprint arXiv:1605.07648.

LI, F., LIU, M., INITIATIVE, A.S.D.N., 2018. Alzheimer's disease diagnosis based on multiple cluster dense convolutional networks[J]. Computerized Medical Imaging and Graphics 70, 101-110.

PENG, J., 2021. DenseNet-Based Classification of MRI Images for Detecting the Difference before and after Treating Liver Cancer[J]. Scientific Programming, 1-8.

SANDILYA M, NIRMALA S R, SAIKIA N. 2021. Compressed Sensing MRI Reconstruction Using Generative Adversarial Network with Rician De-noising[J/OL]. Applied Magnetic Resonance, 52(11): 1635-1656.

SIMONYAN K, ZISSERMAN A. 2015. Very Deep Convolutional Networks for Large-Scale Image Recognition[C]//International Conference on Learning Representations.

SIMONYAN, K., ZISSERMAN, A., 2014. Very deep convolutional networks for large-scale image recognition[J]. arXiv preprint arXiv: 1409.1556.

SRIVASTAVA, R.K., GREFF, K., Schmidhuber, J., 2015. Highway networks[J]. arXiv preprint arXiv: 1505.00387.

SZEGEDY C, IOFFE S, VANHOUCKE V, et al. 2017. Inception-v4, inception-ResNet and the impact of residual connections on learning[C]//Proceedings of the Thirty-First AAAI Conference on Artificial Intelligence. San Francisco, California, USA: AAAI Press, 4278-4284.

SZEGEDY C, LIU W, JIA Y, et al. 2015. Going deeper with convolutions[C/OL]//2015 IEEE Conference on Computer Vision and Pattern Recognition (CVPR), 1-9.

SZEGEDY C, VANHOUCKE V, IOFFE S, et al. 2016. Rethinking the Inception Architecture for Computer Vision[C/OL]//2016 IEEE Conference on Computer Vision and Pattern Recognition (CVPR). Las Vegas, NV, USA: IEEE, 2818-2826.

SZEGEDY, C., LIU, W., JIA, Y., et al., 2015. Going deeper with convolutions[J]. Proceedings of the IEEE conference on computer vision and pattern recognition, 1-9.

TALO M, YILDIRIM O, BALOGLU U B, et al. 2019. Convolutional neural networks for multi-class brain disease detection using MRI images[J/OL]. Computerized Medical Imaging and Graphics, 78: 101673.

TAN M, LE Q. 2019. EfficientNet: Rethinking Model Scaling for Convolutional Neural Networks[C/OL]//Proceedings of the 36th International Conference on Machine Learning. PMLR, 6105-6114.

TSANG, S.-H., 2018. Review: DenseNet— ense Convolutional Network (Image Classification). https:// towardsdatascience.com/review-densenet-image-classification-b6631a8ef803.

WIGHTMAN R, TOUVRON H, JEGOU H. 2021. ResNet strikes back: An improved training procedure in timm[C/OL]//NeurIPS 2021 Workshop on ImageNet: Past, Present, and Future.

XIE S, GIRSHICK R, DOLLÁR P, et al. 2017. Aggregated Residual Transformations for Deep Neural Networks[C/OL]//2017 IEEE Conference on Computer Vision and Pattern Recognition (CVPR). 5987-5995.

XIE Y, RICHMOND D. 2018. Pre-training on Grayscale ImageNet Improves Medical Image Classification[C]//Proceedings of the European Conference on Computer Vision (ECCV) Workshops.

ZHOU, T., YE, X., LU, H., et al. 2022. Dense convolutional network and its application in medical image analysis[J]. BioMed Research International.

第 5 章

目 标 检 测

目标检测是计算机视觉领域的重要板块之一，其目的在于从图像或视频中定位出有意义的目标物体，确定其坐标及类别。目标检测可被用于众多领域，民用领域中包括遥感图像分析、行人检测到自动驾驶，都可能使用到目标检测算法；在医疗领域，目标检测算法可被用于病变的智能检测定位、细胞追踪等。

从技术上来说，实现有效的目标检测需要使用深度学习算法，而较为常见的目标检测算法也有各自的特点和区别，基于深度学习的目标检测算法可被大致按照以下特点区分：

（1）两阶段（two-stage）网络和单阶段（one-stage）网络，代表作分别为 Faster R-CNN 和 YOLO 系列，差异在于网络的分类和回归是否同步进行，通常情况下，两阶段网络在检测效果上更优，而单阶段模型在检测速度上较优；

（2）Anchor-based 网络和 Anchor-free 网络，代表作分别为 SSD 和 FCOS，差异在于网络是否需要提前对先验框进行设计。

不同于图像分类，目标检测任务包含定位与分类两个任务，算法结构也更加复杂，此外也有众多技术性难题，目标检测的难点在于：

（1）微小目标检测：图像中出现小物体是常见的，不论在医学图像领域或是自然图像领域，检测器可能很难关注到小目标，且由于图像缩放可能是前处理的重要步骤，微小目标的信息将会被进一步压缩。

（2）不明显目标检测：当目标被部分遮挡、扭曲、模糊、覆盖或收到光照等因素影响，特征可能不同于常规特征，造成检测困难。

（3）不稳定目标检测：同类目标可有多个尺度、多个角度、多个形态，例如自然图像中，车可有品牌、姿态、颜色乃至于远近大小之分；医学图像中，病变同样可以有扩散、细微以及拍摄角度造成的各类差别，给精准检测带来了挑战，即旋转目标检测及多尺度目标检测。

（4）密集目标检测：自然图像中的人与人群，车与车流，病理图像中的单个细胞与细胞群，如何单独地将每个目标物体独立框出一直是一项挑战。

（5）评估指标适用问题：直接将目标检测评估指标 mAP 应用于医学图像病变检测可能并不完全适用。

（6）高质量数据缺乏：“Garbage in，garbage out”几乎是深度学习中的“至理名言”，数据对于人工智能模型的重要性不言而喻，而获取高质量的标注数据是有挑战性的。自然图像的标注尽管算得上耗时费力，但是仍是可解决的，但一些敏感、私有数据（医学图像、专业用途影像）是十分难以获取的，且可能涉及隐私、伦理等问题，同时，对专业图像的标注需要对应专业人士耗费大量时间精力进行标注。

（7）鲁棒性及泛化性问题：此类问题几乎是所有深度学习模型的通病，若无大量、多分布、高质量数据支撑及高性能算法支持，模型较易受干扰且鲁棒性无法保证。

如图 5-1 所示，目标检测算法的输入是一张带有目标的图像，经网络处理后输出图像，被检出的目标会被高亮框出，并附带检出类别及置信度。

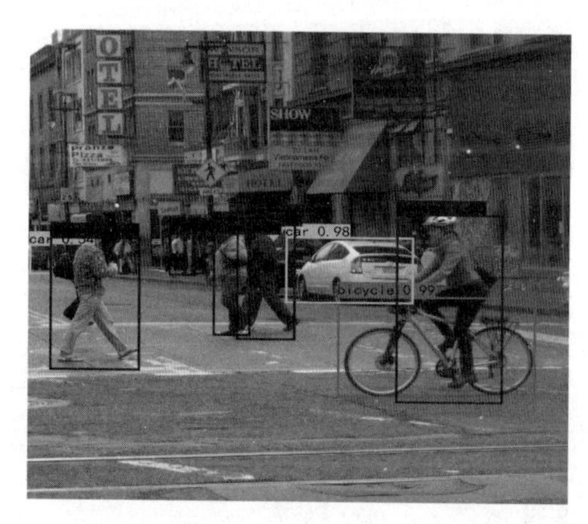

图 5-1　目标检测示例：本图像由 YOLOv3 检测生成

评估目标检测算法的性能需要的重要评价指标和参数包括 IoU、mAP、recall、precision，各个评估指标的大致介绍如表 5-1 所述。

表 5-1　目标检测主要评价指标介绍

IOU：Intersection over Union，交并比（公式 5.1），即预测框与真实框交集与并集的比值
TP：True Positive，真阳性，检测框与真实框 IOU 大于阈值（多为 0.5），即视为一例真阳性
FP：False Positive，假阳性，预测结果置信度高于预设阈值（多为 0.5）但该位置无目标区域，即视为一例假阳性
FN：False Negative，假阴性，对真实存在的目标位置漏检，即为一例假阴性
Recall：召回率，与灵敏度等价（公式 5.2），即模型预测正确的目标与真实标签数目的比值，代表模型对目标的检出能力
Precision：精确率（公式 5.3），即模型预测正确的目标与所有预测结果数目的比值，代表模型正确判断目标的能力
AP：Average Precision，平均精度（公式 5.4），AP 实际上为 Precision-Recall 曲线下面积（图 5-2），其计算是针对曲线的积分，而在实际应用中，积分计算较为困难，一般采用插值方法对曲线下面积进行计算
mAP：mean Average Precision（公式 5.5），类别数目为 1 时 mAP 与 AP 等价，其余情况下 mAP 为 AP 的均值，大致代表模型的性能

$$IOU = \frac{S_{\text{overlap}}}{S_{\text{union}}} \tag{5.1}$$

$$Recall = \frac{TP}{TP + FN} \tag{5.2}$$

$$Precision = \frac{TP}{TP + FP} \tag{5.3}$$

$$AP = \sum_{n=1}^{N} p(n)\Delta r(n) \tag{5.4}$$

$$mAP = \frac{1}{M}\sum_{m \in M} AP(m) \tag{5.5}$$

值得注意的是，在计算 AP 时，首先会先遍历所有检测框，按照预测值从高到低排列，并与真实框进行比较，计算 IOU，IOU 最大的预测框的预测值大于预设阈值且该真实框还未被匹配过，则视为预测正确，真阳性多加一例，此真实框将不再作为与其他预测框相比较的对象。

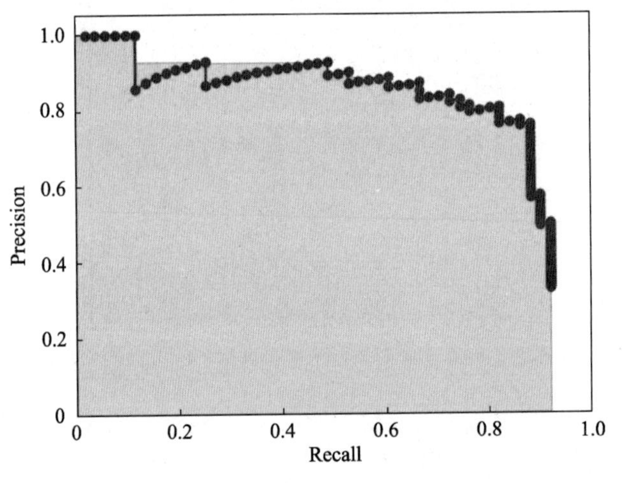

图 5-2 P-R 曲线示意图，AP 值为曲线下面积

5.1 二阶段检测模型

二阶段检测模型将检测流程分为两部分求解：物体类别（分类问题），物体位置（回归问题），相较于单阶段检测模型，此类策略在速度上有所欠缺。

5.1.1 R-CNN 目标检测算法

目标检测在计算机视觉发展早期一直是一较大的挑战，早期思路为使用卷积窗口滑动暴力检索出目标区域，但目标可能有不同的尺度和形态，造成了这一方法的不适用。

2014 年，R-CNN（Regional CNN）被提出，选择了 AlexNet 作为主干特征提取网络，

是当时最为先进的卷积神经网络[GIRSHICK et al.，2014]。R-CNN 使用了选择性搜索算法（selective search algorithm），基于此算法，2 000 个预选区域（region proposals）被提出，预选区域被送入主干网络计算出相应特征，特征会被送入 SVM（support vector machine，支持向量机）及边界回归。

主干网络处理后的特征被送入 SVM,可得出该区域内存在目标物体的置信度,由于 SVM 的训练及分类是基于 CNN 提取的特征，因而无法独立训练。边界回归使用了尺度不变线性回归模型，针对的参数包括（x，y，w，h），即边框中心坐标即宽度和高度。

AlexNet 是一个八层网络，包含五个卷积层和三个全连接层，与经典的 LeNet 结构相似（图 5-3），采用了卷积+激励+池化的基础结构，但增加了卷积层，修改了卷积核尺寸和其他超参数，更换了激活函数；与当前动辄数百层的网络相比，其结构虽然简单，但在当时达到了先进的效果。

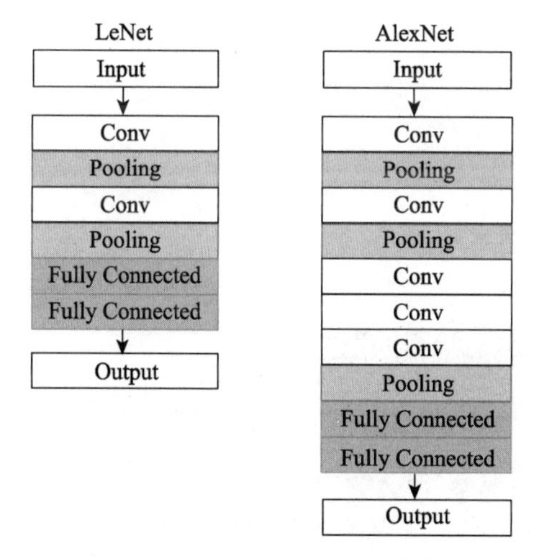

图 5-3　LeNet 与 AlexNet 网络结构对比

选择性搜索算法首先对输入图像进行区域划分，根据纹理、尺度、色彩的相似性将相似的边界框进行合并，并使用合并的边界框作为检测的预选区域。此算法的使用使候选区域被大幅限制，且这些区域包含目标的概率相对较大，有助于提升检出率。而由于预选框的数量无疑会远多于物体数量，如何过滤不合适的预选框是新的挑战。R-CNN 算法使用了 NMS 算法（Non-max suppression，非极大抑制），丢弃置信度低于阈值的预选框（阈值多为 0.5），选择概率最高的区域并过滤掉与高置信度区域 IOU 超过 0.5 的候选区域。

R-CNN 是 CNN 被引入目标检测的开山之作，其原理简单且易于理解，将分类思想融入检测任务，并取得了较优的性能。但由于技术和原理限制，R-CNN 也有其局限性：

（1）选择性搜索算法属于非训练算法，其所生成的预选区域可能并不正确，且生成的 2 000 个预选区域会耗费大量计算成本；

（2）主干网络和分类器、回归器相互之间过于独立，造成训练速度和预测速度的减慢，无法保证实时性。

5.1.2 Fast/Faster R-CNN 目标检测算法

在 R-CNN 的基础上，Fast R-CNN 做出了众多调整与优化，其性能大幅提升，在准确率和运算速度上大幅超过前作（GIRSHICK，2015）。Fast R-CNN 选用了 VGG-16 作为主干网络，性能大幅提升，对整体网络的调整和技巧的使用也提升了其训练和推理速度。不同于前作，尽管仍会生成 2 000 个候选区域，但不是所有候选区域都会被送入网络学习，首先，原图会被完整地送入主干网络，候选区域会在卷积后的特征图上进行筛选，在此基础上，计算量被大幅较少。其次，SVM 分类器和边界框回归被替代，候选区域经 ROI 池化（region of interest pooling）后提取特定尺度的特征向量，通过全连接层进行分类和边界框回归，类别和预测框的位置及尺寸都由神经网络输出。

进一步，Faster R-CNN 引入了 RPN（region proposal network），对整张图像进行卷积处理，再将特征送 ROI 池化，从而提高了特征提取的速度（REN et al.，2017）；候选区域和特征提取网络相互独立，利用候选区域提取特征，并进行后续分类和边界框回归，在此基础上模型更灵活，可以共享特征提取网络，从而减少了计算成本。Faster R-CNN 的结构更简单，检测速度更快，更易于实现和调试。

5.2 单阶段检测模型

5.2.1 YOLO 系列目标检测算法

YOLO 系列算法是一种基于深度学习的目标检测方法，在 YOLO 等单阶段算法提出之前，目标检测算法多为两阶段算法，即分类问题和回归问题各自独立，在此基础上检测速度较慢，实时性难以保证。2015 年，YOLO 系列算法被提出，由于其为单阶段算法且运算速度相对较快，该结构被命名为“You Only Look Once”，既表示该算法为单阶段，也表明这一算法运算快速。YOLO 系列算法的优点是运算快速，流程简单，通用性强，背景误检率低；其劣势在于对小物体和密集物体的检测效果不佳，对不同尺度的物体不敏感，类别概率和边界框之间没有联系，这些问题也是当前目标检测算法的通病所在。

YOLO 目标检测算法将目标检测问题转化为回归问题，用一个卷积神经网络直接从输入图像预测边界框和类别概率。YOLO 目标检测算法的核心思想是将输入图像均匀划分为 N×N 个网格，每个网格负责预测若干个边界框和若干个类别概率；如若某个物体落在了某个网格内，该网格则负责检测该物体，网格所需要预测的参数（包括 x、y、w、h、c）及类别，即物体坐标、物体宽高以及置信度，同时还会记录物体类别信息；每个网格会有若干预测结果，通过极大值抑制（NMS）筛选出最终预测结果。

基于以上预测信息，损失函数的组成也与以上信息相关。

损失函数的使用主要目标在于优化网络，使网络预测的误差减小，YOLO 系列的损失函数则是为了优化坐标信息、物体类别以及置信度，即为了让网络查得更准、类别更对、置信度更高。

以 YOLO v3 为例，首先使用 K-means 聚类算法对数据进行聚类，得到九个尺寸的先验框大小；图像以（416×416×3）的尺寸被输入后，经由特征提取网络 DarkNet-53 提取特征后，三个尺寸的特征图会被作为有效特征图进行输出，尺寸分别为（13×13×1 024）、（26×26×512）、（52×52×256），特征图输出后会被用于构建特征金字塔；部分 13×13 尺寸的特征图经上采样后与 26×26 的特征图进行融合，26×26 尺寸的特征图经上采样后与 52×52 的特征图进行融合，得到最终的三个尺寸的特征层，经由 YOLOHead 处理获得预测结果；以 13×13 的特征层为例，其将图像分割为 13×13 个网格，网格中有多个预设的先验框，分别判定先验框内是否有目标物体；YOLO v3 以后的多个版本 YOLO 算法大多采用了这一检测、预测思想，并展现出了良好的性能（图 5-4）。

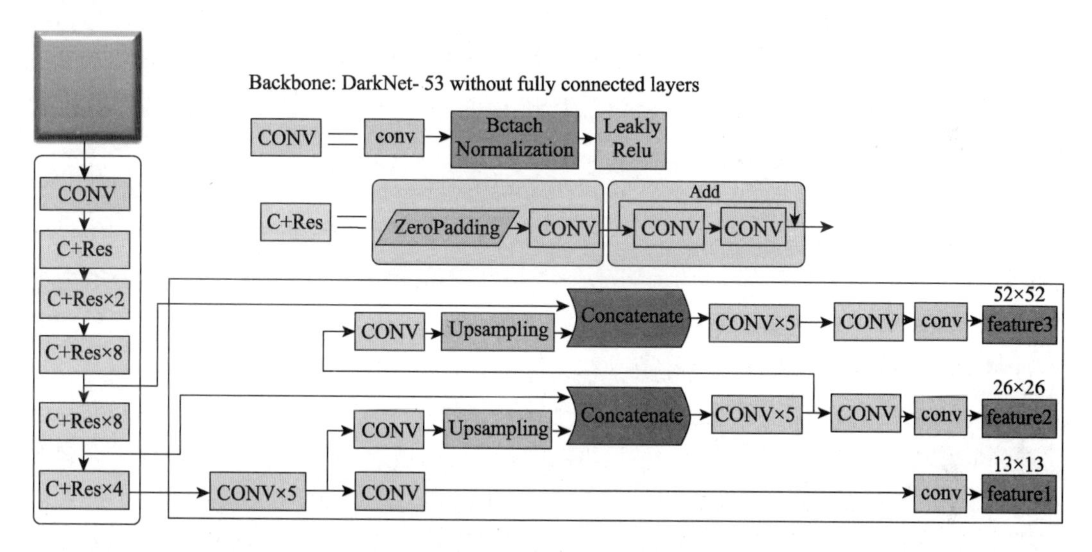

图 5-4 YOLO v3 结构图

YOLO 系列算法从 YOLO v1 到 YOLO v8 经历了多次改进和优化，主要包括以下几个方面：

（1）YOLO v1（REDMON et al.，2016）：YOLO v1 借鉴了 GoogLeNet 的结构作为主要的特征提取网络；YOLO v1 设计了一个多目标损失函数，用于衡量预测结果与真实标注之间的差异。损失函数包含了定位误差、置信度误差和分类误差三部分。为了平衡不同尺度的目标和不同大小的边框，该损失函数引入了多个超参数以赋予不同部分损失函数不同的权重，损失函数对小目标和小边框给予更大的权重，对没有目标的网格给予更小的权重。损失函数可以通过反向传播和随机梯度下降进行优化；

（2）YOLO v2（YOLO 9000）（REDMON et al.，2016）：YOLO v2 以 DarkNet-19 作为主干特征提取网络，并引入了批量归一化（batch normalization）、残差连接、Anchor box（先验框）、多尺度训练等技术，利用 RPN 网络预测物体的位置及置信度。

DarkNet-19：YOLO v2 采用了新的特征提取网络，如其名称 Darknet-19 所示，该网络包含 19 个卷积层，特征提取能力超过上一代网络。

批量归一化：Batch Normalization 是应用于深度学习中的数据归一化方法，其原理为对输入数据进行均值和方差的计算并对数据进行标准化，从而使数据服从正态分布，能够起到正则化作用，同时可以提升模型的稳定性，加快训练速度和收敛速度，一定程度上缓和了梯度爆炸和梯度消失的风险，被广泛应用于各类深度神经网络。

先验框：Anchor box 的引入使网络有了一定先验知识，而非直接回归出预测框，YOLO v2 利用先验框来判断预测框对先验框的偏移；在训练前，首先通过 K-means 聚类算法针对训练集聚类或调整出合适的先验框尺寸，使先验框大小更符合物体大小，有助于提升预测框与真实框的 IoU；但先验框聚类同样有其局限性：当验证集、测试集的目标尺寸分布与训练集分布差别很大时，基于训练集的先验框与最终测试集的并不匹配，可能会降低模型表现。

多尺度训练：YOLO v2 在采用多尺度训练策略下，可以适应不同尺寸的测试用例输入，大尺寸图像输入时，计算量增加，模型运算速率降低，但信息更多，mAP 相对较高，而当输入小尺寸图像时，计算速率会较快，mAP 会有一定降低。

总之，YOLO v2 集成了前人较多的技巧和方法，包括 Faster R-CNN 的先验框技巧以及 RPN 网络等，成为了当时目标检测领域的 SOTA 算法，此外，其多尺度训练以及后续 YOLO 9000 的提出和改进是富有创新性的工作。

（3）YOLO v3（REDMON et al.，2018）：YOLO v3 是"正统"YOLO 算法的最后一代，在此网络提出并开源后，其主要开发者因特殊原因不再从事计算机视觉工作。相较于第二代 YOLO，YOLO v3 使用了 DarkNet-53 作为主干基础网络，网络结构更深，特征提取能力更强，并采用了多尺度特征融合、逻辑回归分类器等技术；YOLO v3 使用了交叉熵损失函数和 GIoU 损失函数，并对边界框的中心坐标进行 sigmoid 处理。

DarkNet-53：相较于前代所使用的 DarkNet-19，此代网络采用了 53 个卷积层，网络深度进一步增加，并引入了残差网络，使网络层间有一定的连接，有助于缓解梯度爆炸或梯度消失问题，激活函数被更改为 Leaky-ReLU；同时，DarkNet-53 取消了最大池化层（maxpooling），最大池化层尽管能够降维并关注纹理特征，但可能损失较多信息，YOLO v3 使用卷积进行下采样以取代池化层。

特征金字塔：借鉴特征金字塔（FPN）的思想，特征提取网络的输出包含大中小三个尺寸，加强了对特征的提取，大尺寸特征图对应小尺寸目标，小尺寸特征图对应大尺寸目标；部分小尺寸特征图会经由上采样后与高级别特征图进行特征融合，同时，三个特征层经过相应卷及处理后会由 YOLOHead 得出预测结果；此阶段将不同尺度的特征图进行融合并分别预测，有助于适应不同大小的目标尺寸，且能够更好地提取特征。

（4）YOLO v4（BOCHKOVSKIY et al.，2020）：YOLO 系列原作者宣布不再开发相关算法后，业界其他研究者基于 YOLO v3 开发和调优出了新的 YOLO 系列目标检测网络。YOLO v4 使用了 CSPDarkNet-53 作为基础网络，并集成了多种目标检测的最新技术，如 Mish 激活函数、SPP 模块、PANet 等。

CSPDarkNet-53：CSPNet（cross stage partial network）能够实现跨阶段特征融合、截断梯度流以提升不同特征层之间的差异性，能够增强 CNN 的特征提取能力，同时减少计算成本，这一网络结构可被用于各类网络；CSPDarkNet-53 便是在原有网络基础上添加了 CSP 模块，将原有残差链接拆分，一部分继续堆叠，另一部分经处理后与之融合；原有的 Leakly-ReLU 激活函数被替换为 Mish。

SPP：SPP（spatial pyramid pooling，空间金字塔池化）模块可被用于图像特征提取，可以帮助神经网络处理不同尺寸的特征输入，减少因直接裁剪造成的信息丢失，也可以提取多个层次的空间特征，有助于提升特征的泛化性。

PANet：PANet（path aggregation network）通过在不同层之间添加反向连接，使得低层的特征图能够传递到高层，实现了由下至上路径增强，同时通过自适应特征池化可以增强特征表示；PANet 在 YOLO v4 中被用于替代前作的 FPN 模块，进行更高级的特征融合，能够有效提升检测效果。

数据增强：YOLO v4 采用了更加强大的数据增强方案，数据增强能够有效提升模型鲁棒性和泛化性，在各种任务中被广泛使用。常规数据增强包括图像翻转、对称、裁剪等，YOLO v4 借鉴了 CutMix 数据扩增思想，提出了 Mosaic 方法，即多张图像进行尺寸不一的拼接，在此方法下，图像的背景信息更加丰富，模型一次性可以处理更多图像，然而，经由 Mosaic 图像增强处理过的图像与真实图像分布差异过大，因而在模型训练的最后阶段需要将其取消。

（5）YOLO v5：YOLO v5 未对主干特征提取网络进行较大的修改，仅在开头添加了 Focus 模块，在主干网络中采用了 SiLU 激活函数。此外，YOLO v5 的提出第一次让 YOLO 系列算法可以由使用者自行选择网络大小，包括 s、m、l、x，其中 s 网络计算速度快，训练成本小，内存占用少，但相对的，其性能也会有所降低，而 x 网络，尽管计算成本相对较高，但性能提升较大，具体网络可交由使用者选择；同时，YOLO v5 在代码中添加了自适应锚框，在训练时模型会主动调整适合当前数据集的锚框大小，无需由使用者进行手动聚类或设计；YOLO v5 并不算是 YOLO 系列的“正统”续作，也没有作为论文发表，只公开了源代码，更偏向于是基于 YOLO v4 的调优和加强。

（6）YOLO v6（LI et al.，2022）：YOLO v6 是美团开发的致力于工业应用的目标检测框架，它是在 YOLO v5 的基础上进行了改进和优化，引入了最新的网络设计、训练策略、测试技巧和优化方法，更改主干基础网络为 EfficientRep，并使用了 Rep-PAN 完成特征融合；此外 YOLO v6 第一次在 YOLO 架构上实现了 Anchor-free；SimOTA 及 SIOU 等技术的应用也使网络性能更优。

EfficientRep：EfficientRep 使用了 RepVGG 风格的卷积层，在训练时使用多分支结构，推理时使用单分支结构，提高效率和灵活性；引入 CBAM（convolutional block attention module）注意力模块，增强特征提取能力；结合 RepVGG 风格的卷积层和 CSP（cross stage partial）风格的残差块，增强对多尺度特征的提取能力；增加多个系数，以选择模型的尺度，适应不同任务。

Rep-PAN：Rep-PAN 基于 PAN（path aggregation network）将多尺度的特征进行上/下采样，获得更丰富的多尺度特征；以 RepBlock 替换 CSP-Block，可在训练时使用多分支结构，在推理时使用单分支结构，提高效率和灵活性。

Anchor-free：不需要使用预定义的先验框来生成候选框，而是直接从特征图上预测目标的位置、尺寸、类别，减少了超参数的选择与设计，更适应各类数据集。

SimOTA：SimOTA 是一种正样本匹配方法，可以为不同目标设定不同的正样本数量，从而提高检测的效果和效率；可以自适应地调整正样本的数量和质量，分配合适的正样本，减少其他参数的影响；可通过增加小目标/密集目标的正样本量，提升检出率和正确率。

SIoU：SIoU 损失函数（Scaled Intersection over Union）考虑了预测框与真实框的交叠状态、距离、形状等因素，有利于提升训练效果。

5.2.2 SSD 目标检测网络

SSD（single shot multiBox detector）目标检测算法是一种单阶段目标检测方法，自 2016 年被提出以来，仍然是主流检测框架之一（LIU et al.，2015）。得益于来自 YOLO 的灵感，SSD 算法同样将检测改变为回归，一次完成目标定位与分类。SSD 采用一卷积神经网络作为主干特征提取网络（VGG-16，MobileNet，ResNet 系列均可），用于提取特征，之后直接进行分类和回归，而非先产生预选框再进行分类回归，因而在计算速度上优于两阶段网络。借鉴于 Faster R-CNN，SSD 提出了先验框（prior box）的概念，即为特征图谱的各个单元格分配多个不同尺度的先验框（目标的候选框），因为先验框的存在，预测框便是基于先验框，理论上可以减少训练难度，与 YOLO 相似，SSD 对目标的位置预测转为了预测框对先验框的偏移程度。SSD 还引入了多尺度特征预测，经过主干网络特征提取后，多个有效特征层（一般情况下为 6 个）会被用作最终预测，由此可适应各个尺度的物体。

SSD 的主要优势与特点：

（1）初始主干网络为 VGG-16，去除全链接层后更替为多个卷积层以获取更多特征，主干网络较易更换，可替换为提取能力更强或轻量化的网络，适用于不同场景；

（2）SSD 使用了多尺度特征图进行预测，可适应不同形状和尺度的目标；

（3）引入了先验框概念，为预测框提出参考，对预测框的回归转为了相对先验框的便宜，一定程度上降低难度；

（4）不同于初代 YOLO 算法，SSD 直接用卷积对特征图进行处理，得到预测结果，YOLO 则是使用全链接层；

（5）网络结构简单，性能优于初代 YOLO，逻辑清晰，较易上手进行修改。

5.2.3 RetinaNet 目标检测网络

RetinaNet 是一种单阶段的目标检测模型，由 ResNet 的主要开发者何恺明等人提出，旨在于单阶段检测器的高速率与双阶段检测器的高精度间寻求平衡（LIN et al.，2020）。RetinaNet 采用 ResNet-50 作为主干特征提取网络，提取特征后送入 FPN（feature pyramid network，特征金字塔），可提取高层次语义特征，并与低层次的特征进行融合，获取丰富的特征信息。

目标检测领域有一重要挑战：正负样本不平衡——对于目标检测的数据，正样本为有目标物体的区域，其余位置都可被视作负样本，因而，正负样本是极度不均衡的。RetinaNet 提出假设，即单阶段模型比两阶段模型的性能差距主要在于正负样本不平衡，基于此，RetinaNet 的主要贡献是提出了一种新的损失函数 Focal Loss，它可以有效地处理正负样本之间的极度不平衡问题，从而提高检测算法的性能。

RetinaNet 由一个主干网络和两个子网络组成：

（1）主干网络是用于图像特征提取的网络，论文采用了 ResNet-50 作为主要网络，并将特征送入特征金字塔网络（FPN），以完成有效特征层的融合和处理，可生成多个不同尺度、不同感受野和包含不同语义信息的特征图；

（2）两个子网络分别用于目标分类和位置信息回归，分类子网可预测定位框及物体存在的概率，回归子网可对定位框的位置进行预测回归。

Focal Loss 是 RetinaNet 的核心思想和重要创新，是对交叉熵损失函数的补全与优化，在交叉熵的基础上引入了超参数以调节正负样本权重，在此基础上，正样本（目标）被赋予更高的权重，负样本（背景）被赋予更低的权重，以此缓解正负样本不均衡的问题和挑战，这一损失函数也可被用于分类任务。

5.2.4　FCOS 目标检测网络

大多目标检测网络，例如 SSD、YOLO v1-v5 以及 R-CNN 系列，均是基于锚框进行预测的，需要提前设计边框尺寸，且会在输入图像上生成大量的先验框后进行进一步分类与回归预测，在此基础上应对不同数据集可能需要考虑锚框的设置问题，适用性和泛化性被现实，且难以适应同一物体的不 0 同形态，且由于大量先验框的引入，计算量增加且正负样本不均衡，基于此，可能 Anchor-free 算法有相对更好的适用性。

FCOS 于 2019 年被首次提出并经历了若干版本的迭代与优化，采用了 ResNet-50 作为主干特征提取网络，特征送入特征金字塔（FPN）进行特征融合及多尺度预测，经由 FPN 的处理，五个尺度的特征被分别输出，用作边界框回归（Regression）、目标物体分类（classification）以及中心度预测（center-ness）（TIAN et al.，2022）。

不同于其他目标检测算法对边界框的回归思路——针对预测框对先验框的偏移进行回归，FCOS 在中心度预测分支上预测的是特征图上某点与物体中心的距离，这也是 FCOS 的重要特质之一，通过去除候选区域和锚框设置，网络相对轻量化，运算推理速度增快，使准确的实时检测成为可能。

而由于 FCOS 的主干结构相对简单，有效特征层提取难度不大，可以对主干网络进行修改，替换为更为优异的网络可以达到更优性能（图 5-5）。

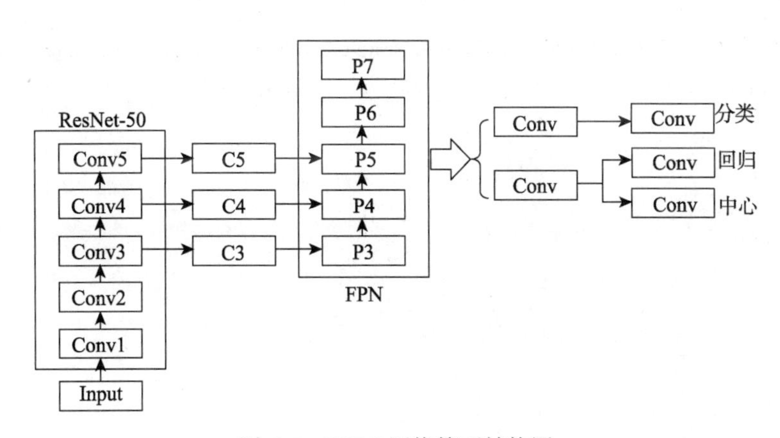

图 5-5　FCOS 网络简要结构图

知识拓展

汪应洛出生于1930年5月，1952年毕业于交通大学机械系，毕业后留校任教。1958年，他响应祖国的召唤，义无反顾地举家随校迁往西安，汪应洛从事研究和教育70年来，取得了诸多开创性成果。20世纪70年代末，他开始将系统工程的理论与方法应用于解决中国工程管理和社会经济问题，推动了系统工程从工程向管理领域的发展，出版了第一部以解决管理与经济问题为导向的系统工程教材；从20世纪80年代初，他开始着手建立中国特色的管理工程学科，重建西安交大管理学院，培养了我国大陆第一位管理工程博士，中国工程院院长李晓红评：他是中国管理工程教育与研究的开拓者，是成就卓越的管理工程专家和教育家，是中国工程科技界的楷模和学习的榜样。

参考文献

BOCHKOVSKIY A, WANG C, LIAO H M. 2020. YOLOv4: Optimal Speed and Accuracy of Object Detection.

GIRSHICK R, DONAHUE J, DARRELL T, et al. 2014. Rich feature hierarchies for accurate object detection and semantic segmentation. arXiv.org.

GIRSHICK R. 2015. Fast R-CNN[J]. 1440-1448.

LI C, LI L, JIANG H, et al. 2022. YOLOv6: A Single-Stage Object Detection Framework for Industrial Applications[J]. arXiv.org.

LIN T Y, GOYAL P, GIRSHICK R, et al. 2020. Focal Loss for Dense Object Detection. IEEE Trans Pattern Anal Mach Intell, 42(2): 318-327.

LIU W, ANGUELOV D , ERHAN D, et al. 2015. SSD: Single Shot MultiBox Detector.

REDMON J, DIVVALA S, GIRSHICK R, et al. 2016. You Only Look Once: Unified[J]. Real-Time Object Detection, 779-788.

REDMON J, FARHADI A. 2016. YOLO9000: Better, Faster[J]. Stronger.

REDMON J, FARHADI A. 2018. YOLOv3: An Incremental Improvement[J]. arXiv.org.

REN S, HE K, GIRSHICK R, et al. 2017. Faster R-CNN: Towards Real-Time Object Detection with Region Proposal Networks[J]. IEEE transactions on pattern analysis and machine intelligence, 39(6): 1137-1149.

TIAN Z, SHEN C, CHEN H, et al. 2022. FCOS: A Simple and Strong Anchor-Free Object Detector. IEEE transactions on pattern analysis and machine intelligence, 44(4): 1922-1933.

第 6 章

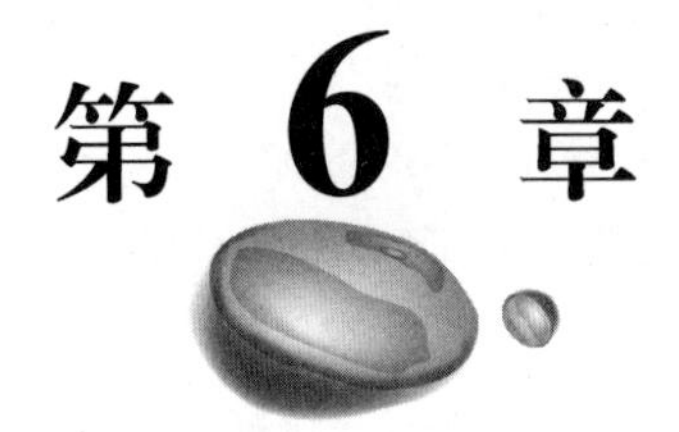

生物医学图像分割应用

6.1 图像分割简介

图像分割是一种计算机视觉技术，它的目的是将一幅图像划分为若干个具有不同特征或语义的区域，以便于对图像进行进一步的分析和理解，实现对图像中感兴趣目标的提取或识别。图像分割的类别有很多，根据分割的结果，可以分为语义分割和实例分割。语义分割指将图像中每个像素都赋予一个类别标签，如人、车、猫等；实例分割指在语义分割的基础上，还要区分同一类别中不同的个体，如人 1、人 2、人 3 等。图像分割根据分割的依据和方法，可以分为基于阈值、基于聚类、基于形态学、基于水平集、基于深度学习，等等。深度学习是一种基于人工神经网络的机器学习方法，它可以从大量的数据中自动学习特征和规律，从而实现复杂的任务。深度学习在图像分割领域取得了显著的进展和突破，主要是因为它可以克服传统方法的一些局限性，例如手工设计特征、依赖先验知识、难以处理多尺度问题等。深度学习图像分割通常采用全卷积网络或其变体作为基本框架，利用卷积层和池化层提取图像的高层语义信息，并利用上采样层和跳跃连接恢复图像的细节信息，最终输出每个像素的类别预测。深度学习图像分割还涉及一些其他方面的技术，如损失函数设计、数据增强、多任务学习等。

图像分割的应用非常广泛，例如目标检测、人脸识别、自动驾驶、遥感影像等。医学图像分割是图像分割的一个重要子领域，它指针对医学影像数据进行图像分割的过程，是医学图像处理和计算机辅助诊断的重要步骤之一。医学图像分割专注于从医学影像中提取感兴趣的结构或病变，如器官、组织、血管、肿瘤等。医学图像分割对于医学诊断、治疗和评估具有重要的价值，例如可以帮助医生测量肿瘤的大小和形状，定位病灶的位置，规划手术或放疗的路径等。医学图像分割的意义在于帮助医生提高诊断的效率和准确性，以及进行影像引导的治疗和手术。医学图像分割的类别有很多，根据数据来源，可以分为 X 射线、CT、MRI、超声等不同模态的图像分割。根据目标对象，可以分为细胞、组织、器官等不同层次的图像分割。根据应用领域，可以分为脑部、心脏、肺部、肝脏等不同部位的图像分割。深度学习医学图像分割是指将深度学习方法应用于医学图像分割任务的过程，它需要考虑医学图像的一些特殊性质和挑战，例如数据稀缺、类别不平衡、噪声干扰、标注不一致等。深度学习医学图像分割通常需要针对不同类型和维度的医学影像设计合适的网络结构，并根据具体的应用场景选择合适的损失函数和评价指标。

6.2 U-Net 及三维 U-Net

2015 年，全卷积神经网络模型（FCN 模型）（LONG et al.，2015）的提出开创了图像语义分割领域深度学习的先河。同年，U-Net 模型（RONNEBERGER et al.，2015）在 MICCAI 会议上亮相，又将深度学习应用于分割问题推向了一个新的高度。

U-Net 模型是医学图像分割领域的重要工作之一。在 2015 年的 ISBI 细胞追踪挑战赛中，U-Net 模型仅仅通过 30 张图片并辅以数据扩充策略，就达到了非常低的错误率，夺得了冠军。U-Net 模型最初是为了解决生物医学图像方面的问题而设计的，但由于效果出色，它也被广泛应用在语义分割的各个方向，比如卫星图像分割、工业瑕疵检测等。

在包括医学图像的各种计算机视觉应用领域中，有些图像并非二维的，而是三维的体积图。三维 U-Net 模型（CICEK et al.，2016）是在二维 U-Net 模型的基础上，将二维的操作替换为三维操作，以此来实现对三维图像的分割。三维 U-Net 模型在很大程度上解决了三维图像切割为若干二维图像送入二维分割模型的尴尬局面，避免了切割过程中的信息损失和边界不连续问题，可以在三个方向上同时考虑上下文信息，在三维图像分割领域具备很高的性能表现。

6.2.1 U-Net

U-Net 模型的结构，顾名思义，是一种对称的形似英文字母“U”的结构。如图 6-1 所示，U-Net 是一种编码器-解码器（Encoder-Decode）结构，它由一个收缩路径和一个扩张路径组成。收缩路径是一个典型的卷积神经网络，结构简单有效，负责图像特征信息的提取。扩张路径是一个转置卷积神经网络，负责恢复图像的空间信息并输出分割结果。在扩张路径中，每一层都与收缩路径中相同分辨率的特征图进行拼接，被称为跳跃连接（skip connection）。

具体来说，收缩路径的基本结构为重复的两个步长为 1 的 3×3 卷积层，每个卷积层后接一个 ReLU 层，双卷积层后跟一个步长为 2 的 2×2 最大池化层进行下采样。在每个下采样步骤中，特征通道的数量加倍。扩张路径由一系列的上采样操作和与收缩路径中相应分辨率的特征图进行拼接的操作组成。每个上采样操作由一个步长为 2 的 2×2 转置卷积层和两个步长为 1 的 3×3 卷积层组成，每个卷积层后接一个 ReLU 层。由于卷积操作未使用填充（padding）处理，卷积前后的特征图的长宽缩减，为了尺寸匹配，需要对收缩路径中的特征图进行裁剪后再与转置卷积层的输出进行拼接。最后一层是一个 1×1 卷积层，用于将每个

64 维的特征向量映射到所需的类别数。值得一提的是，在不同的分割任务中，U-Net 模型是否用填充操作保持输入输出图像的尺寸一致，是否在上采样时使用诸如双线性插值等减小参数的方法替代转置卷积等问题，都需要辩证设置以达到更好的表现，并非原论文中一切设置均是适合一切任务的最佳设置。

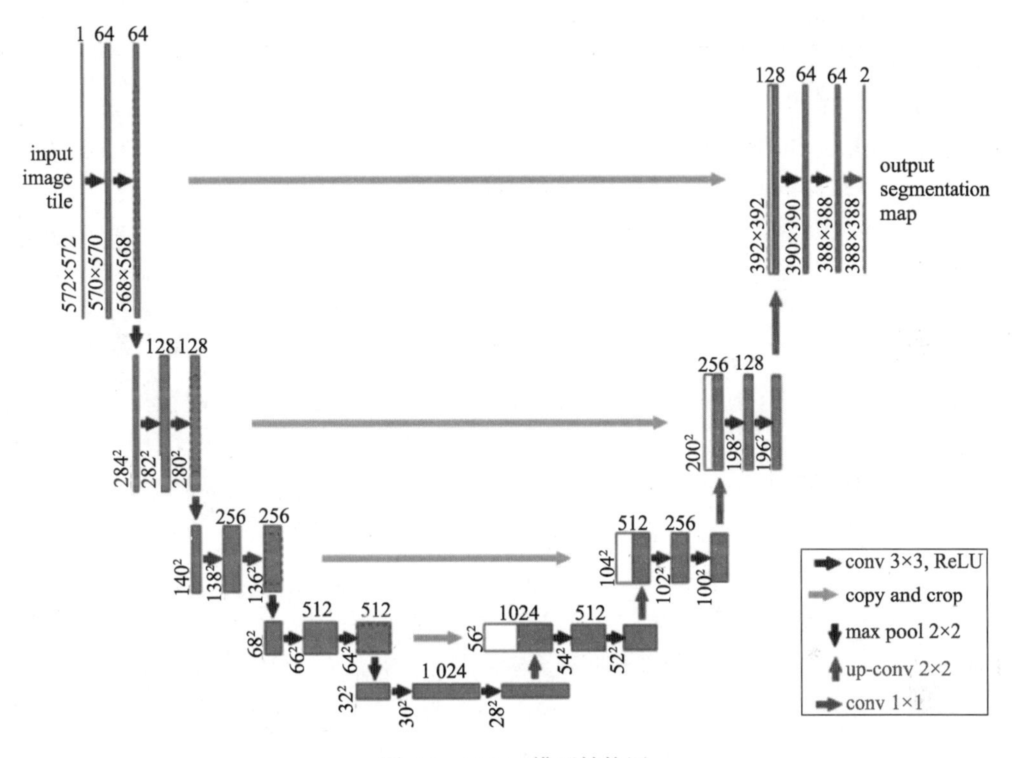

图 6-1 U-Net 模型结构图

U-Net 模型的 U 型对称结构使得编码器和解码器可以分别进行特征提取和特征重建，从而实现了高效的图像分割。U-Net 模型的跳跃连接可以将编码器和解码器的特征图进行拼接，从而实现了多尺度特征的融合，提高了分割的精度和鲁棒性。U-Net 模型的跳跃连接还可以增强信息流的传递，从而缓解了梯度消失的问题，提高了网络的训练效率。此外，由于是全卷积形式，没有全连接层，即没有图尺寸的固定要求，所以可适应各种输入图像大小。而且，众所周知，医学影像的数据获取与标注困难且烦琐，要求模型不宜过大，参数不宜过多，否则会导致过拟合，而 U-Net 模型结合数据增强可以从小数据集上获得非常好的结果，因此 U-Net 模型成为了医学图像分割领域的关键模型。

U-Net 对称的 U 型结构以及跳跃连接的思想在当时非常具有创新性，且一定程度上影响了以后若干分割网络的设计。许多网络模型基于 U-Net 模型加以改进，例如 UNet++模型（ZHOU et al.，2018）在 U-Net 模型中引入了密集跳跃连接和深度监督机制，在不同深度的编码器和解码器之间建立起连接路径，以实现多尺度特征的整合和优化；TransUNet 模型（CHEN et al.，2021）结合了 Transformer 模型（VASWANI et al.，2017）和 U-Net 模型，在 U-Net 模型中引入注意力机制，综合提取全局特征和局部特征，实现更准确的分割；

ResUNet++（JHA et al.，2019）等模型，将 ResNet 模型（KAIMING et al.，2016）的残差连接思想引入 U-Net 模型，增强了特征的传递和表示能力，同时减轻梯度消失的问题。

6.2.2 三维 U-Net

如图 6-2 所示，三维 U-Net 模型是基于二维 U-Net 模型创建而来的，它沿用了二维 U-Net 的编码器和解码器的结构。然而，它们之间也存在一些结构上的不同，具体如下：①二维 U-Net 中的二维卷积操作被替换为三维卷积，以适应三维图像输入；②在双卷积结构之间添加 Batch Normalization 层（KAIMING et al.，2016），加速收敛并防止过拟合，然后再跟 ReLU 层；③U 型结构的深度相对于二维 U-Net 减少了一层。

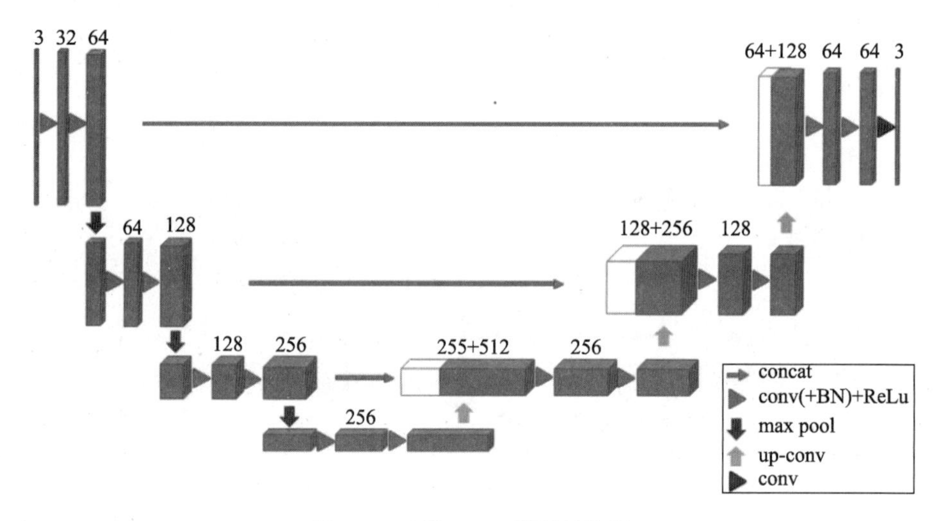

图 6-2 三维 U-Net 模型结构图

三维 U-Net 模型具有与二维 U-Net 相似的优点，例如三维 U-Net 模型通过跳跃连接实现多尺度特征融合，增强分割能力；利用三维卷积和上采样操作，有效提取和恢复三维图像中的信息，提高分割精度。同时，三维 U-Net 模型相对于二维 U-Net 模型来说，因为参数量和计算量的倍增，需要更多的计算资源和内存空间。

6.3 基于 Attention 机制的图像分割

在深度学习领域，Attention 机制最初引起广泛关注是在 Transformer 模型的提出阶段。Transformer 模型以其卓越的性能在机器翻译任务中取得了重大突破，并成为了当时的 State-of-the-Art（SOTA）模型。随着计算机视觉领域的迅速发展，Attention 机制作为一种强大的信息处理工具，正引领着图像分割技术的新的发展方向。本节将深入探讨基于 Attention 机制的图像分割方法，为读者呈现一个全面的视角。本节分为三个主要部分，首先将介绍 Attention 机制的基本原理，为读者奠定深入理解的基础。其次详细介绍 Transformer 模型，探究其如何借助 Attention 机制在图像分割领域取得突破性进展。最后，将关注图像分割这一实际应用场景，探讨 Attention 机制在解决生物医学图像分割中的独特优势。

6.3.1 Attention 机制基本原理

Attention 机制是一种用于处理序列数据的重要技术，广泛应用于自然语言处理和图像处理等领域。其核心思想是通过对序列中的不同位置之间建立注意力关系，从而捕捉元素之间的重要关联性。其计算公式的基本形式如下：

$$Attention = softmax\left(\frac{QK^T}{\sqrt{d_k}}\right)V \tag{6.1}$$

其中，Q 表示查询向量（query），用来获取对其他位置的注意力权重；K 表示键向量（key），用来表示序列中的不同位置；V 表示值向量（value），对应位置的特征表示；d_k 表示键向量的维度（也可以是查询向量的维度），它决定了注意力的缩放因子，通常取为向量维度的平方根。计算过程如下：

（1）计算查询向量 Q 和键向量 K 的内积矩阵（注意力分数矩阵）：QK^T。

（2）对内积矩阵进行缩放：将内积矩阵的每个元素除以 $\sqrt{d_k}$ 。

（3）使用 softmax 函数将缩放后的内积矩阵转化为注意力权重分布，得到注意力矩阵。

（4）将注意力矩阵与值向量 V 相乘，得到最终的自注意力输出。

这个公式的本质是对不同位置的元素进行加权平均，其中权重由查询向量和键向量的内积决定。Attention 机制使得模型能够自动学习元素之间的重要性，从而在不同任务中表现出色。在图像领域中，可以通过引入多头注意力（multi-head attention）、位置编码等机制来增强模型的能力。这些机制可以进一步提升表达能力，使其适用于更复杂的任务和数据。

6.3.2 Attention 机制在图像领域的进展

随着 Transformer 模型借助 Attention 机制在自然语言处理领域取得了令人瞩目的成就，*An image is worth 16×16 words: transformers for image recognition at scale* 这篇于 ICLR 会议上发表的论文（DOSOVITSKIY et al.，2020），在此背景下催生了一次具有划时代意义的尝试。该论文首次将 Transformer 模型的思想引入了计算机视觉领域，为图像识别任务赋予了全新的范式，并将其命名为 Vision Transformer（ViT）。ViT 的创新之处在于，它将图像的处理视角由传统的卷积神经网络（CNN）拓展到了 Attention 机制所驱动的 Transformer 架构。这一革命性的转变不仅改变了计算机视觉任务的处理方式，还极大地丰富了 Transformer 模型的应用领域，使得 ViT 在图像分类、目标检测和分割等计算机视觉任务中都取得了令人瞩目的成绩。其网络架构如图 6-3 所示。

如图 6-3 所示，ViT 的架构图展示了图像输入经过嵌入、自注意力和全连接层的处理流程。首先，原始的输入图像被切割成一系列固定大小的图块。这些图块被视为 ViT 的“词”，每个图块代表了图像的一个局部区域。这个过程类似于自然语言处理中将文本切分成单词的过程。接下来，每个图块都会经过一个嵌入层，将其转换为一个向量表示。这个嵌入层起到了类似于词嵌入的作用，将每个图块映射到一个高维向量空间中，以便模型能够对其进行处

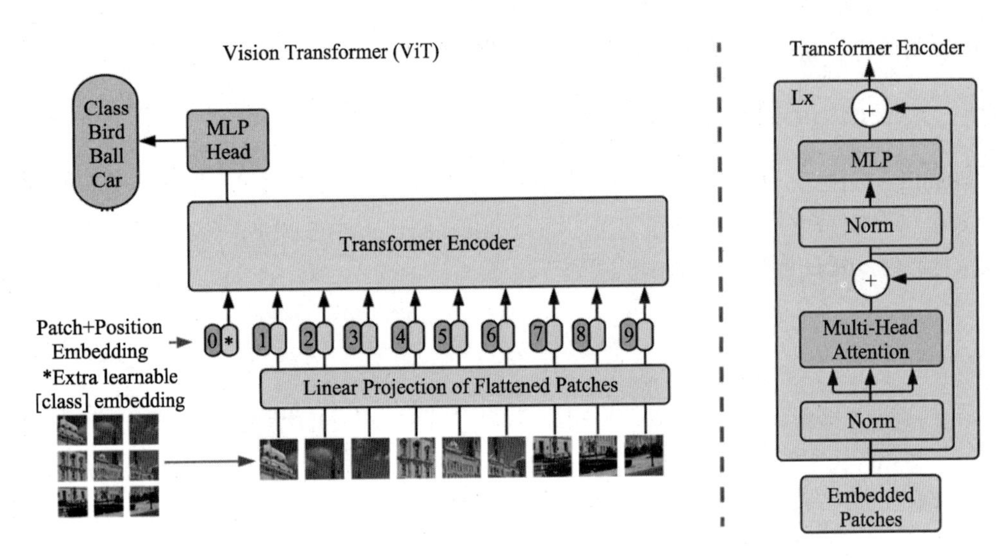

图 6-3　ViT 网络架构图

理。在嵌入层之后，每个图块的向量表示会被输入到 Attention 机制中，Attention 机制允许 ViT 在处理每个图块时，能够关注其他图块的信息。通过计算每个图块与其他图块之间的关联性分数，ViT 能够捕捉到图像中不同部分之间的重要联系。Attention 机制的输出被送入全连接层，以进一步对图像特征进行处理和组合。全连接层将图像中不同图块之间的关联性信息进行整合，从而产生更高层次的特征表示。经过嵌入层、自注意力和全连接层的处理，ViT 最终生成了对图像的抽象特征表示。这些特征表示可以被用于各种计算机视觉任务，例如图像分类、目标检测或分割等。

2021 年 3 月，微软研究院在 ICCV 会议上提出了 swin transformer（LIU et al.，2021），其网络架构如图 6-4 所示。

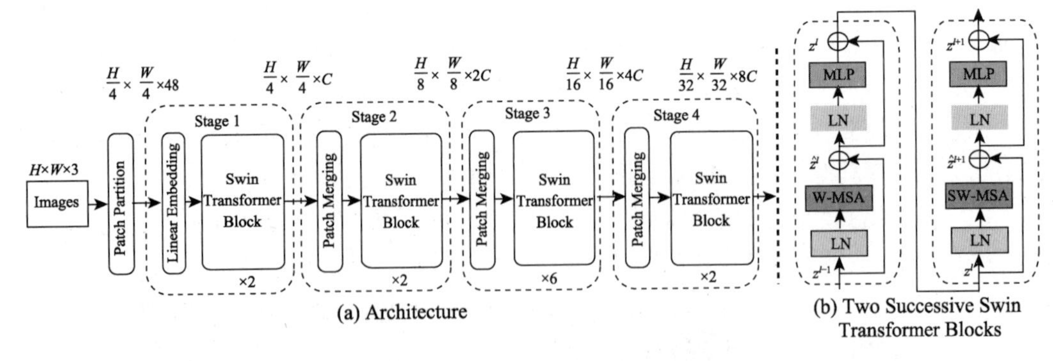

图 6-4　Swin Transformer 网络架构图

与 ViT 不同的是，swin transformer 采用了一种类似于卷积神经网络的层次化构建方法，即在网络的不同层次中进行图像特征下采样，分别实现 4 倍、8 倍和 16 倍的图像分辨率变化。这样的层次结构不仅有助于提取多尺度的特征信息，还为后续的目标检测、实例分割等任务提供了有力支持。另外，swin transformer 引入了一种全新的 attention 机制，称为 windows multi-head self-attention（W-MSA），这一机制与传统的 attention 有所不同，通过将注意力窗口划分成多个区域并进行多头注意力计算，实现了对图像的有效建模。

6.3.3　Attention 机制在生物医学图像分割的应用

为了将基于 Attention 机制的 Transformer 模型在图像分割领域得以进一步应用，*Swin-unet: unet-like pure transformer for medical image segmentation* 在 Swin Transformer 的启发下提出了一种创新的图像分割架构，被称为 Swin-Unet（CAO et al.，2022），其架构如图 6-5 所示。

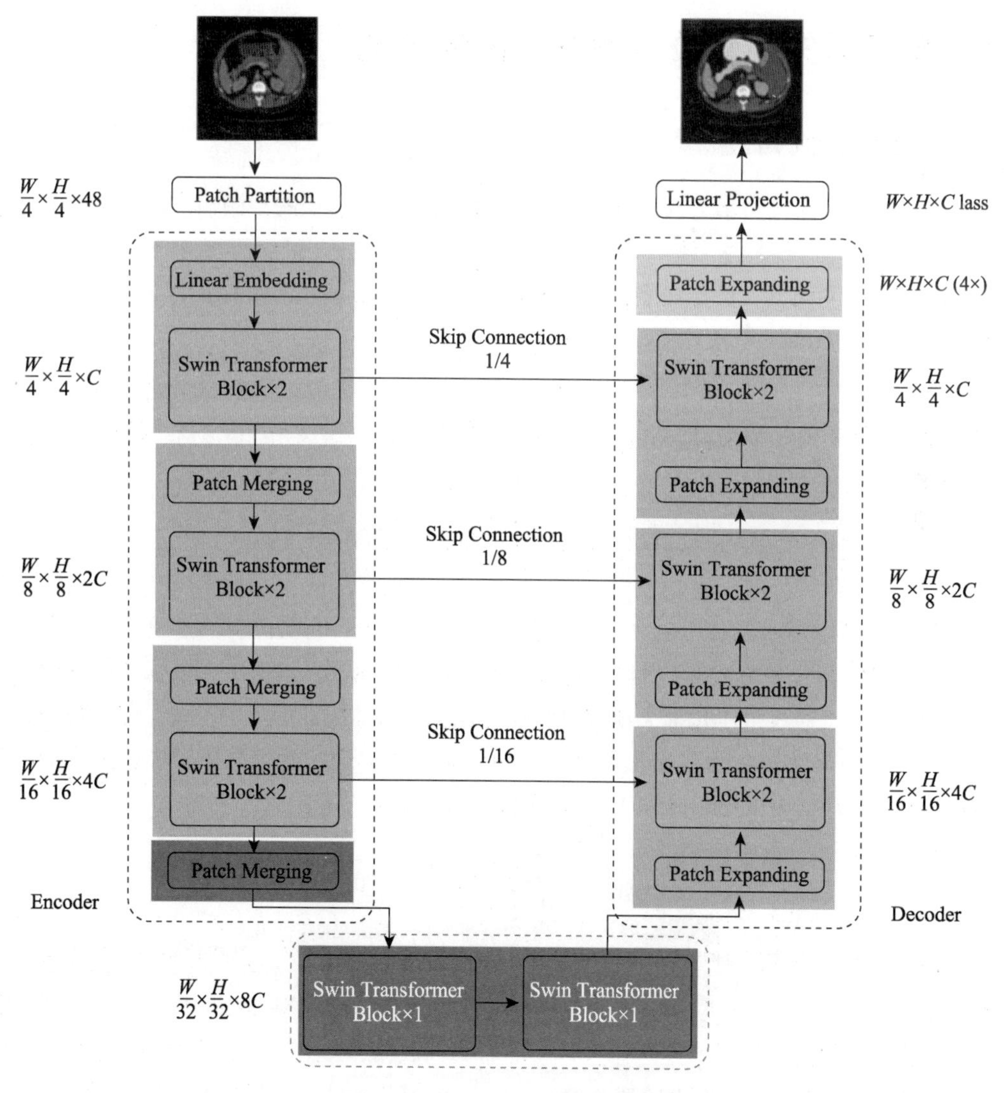

图 6-5　Swin-Unet 网络架构图

Swin-Unet 的架构深受 Swin Transformer 和 U-Net 的影响，将它们的优势结合起来，创造了一个适用于医学图像分割的强大框架。在 Swin Transformer 的引领下，Swin-Unet 首先利用 Attention 机制，将图像分割任务中的全局和局部信息进行融合，以更好地捕捉图像的上下文信息。这一特点在处理目标物体边界模糊、不同尺寸目标等问题时具有显著的优势。与此同时，Swin-Unet 引入了 U-Net 的解码器结构，使得模型能够进行高效的特征提取和上采样操作。通过将图像分割任务划分为多个像素块，Swin-Unet 为图像分割任务带来了新的视角和灵感。特别值得一提的是，Swin-Unet 在特征融合方面也进行了创新。它不仅利用了 Swin Transformer 的多尺度特征融合能力，还在解码器部分引入了深度特征融合机制，从而更好地捕捉了不同层次和尺度的语义信息，为生物医学图像分割结果的质量提供了进一步的保障。

6.4 基于损失函数改进的医学图像分割

6.4.1 损失函数简介

损失函数，又称代价函数或目标函数，是一种用于衡量模型的预测输出与真实标签之间的差异的数学函数。机器学习模型的优化目标是最小化预测输出与真实标签之间的差异，使得模型输出的预测向真实值方向靠拢，换句话来说，模型的学习过程是一个不断减小损失函数值的过程。

一般地，对于一个神经网络模型：$y' = f(x,w)$，其中 f ，w 分别为非线性映射函数和待学习参数，其损失函数为 $\mathcal{L}(y,y')$，变量 x ，y 的联合概率密度为 $p(x,y)$，则损失期望（或期望风险）可表达为：

$$\mathcal{R}_{\exp}(w) = E_p[\mathcal{L}(y,y')] = \iint_{xy} \mathcal{L}(y, f(x,w))p(x,y)dxdy \tag{6.2}$$

模型优化目标是降低式（6.2）所示的期望误差。然而，在实际应用过程中，通常只能获取真实世界的部分观测数据，难以确定输入输出变量的真实的联合分布或联合概率密度函数，因此无法直接通过最小化损失期望进行模型优化，而是用训练集中的变量分布替代真实分布，进而将该问题转化为最小化训练集上的损失期望，这一过程又称为经验风险最小化（empirical risk minimization, ERM），经验风险可表示为：

$$\mathcal{R}_{emp}(w) = \frac{1}{N}\sum_{n=1}^{N} \mathcal{L}(y, f(x,w)) \tag{6.3}$$

根据切比雪夫大数定律，当样本容量 $N \to \infty$ 时，经验风险 $\mathcal{R}_{emp}(w)$ 趋近于 $\mathcal{R}_{\exp}(w)$。当样本容量足够大时，ERM 原则能够保证模型的学习效果，然而更加一般情况，难以获取大量的训练样本，并且训练样本集往往包含一定的噪声数据，无法很好地反映全部数据的真实分布，采用 ERM 原则容易发生过拟合（overfitting）现象，导致模型在训练集上预测错误率很低，但是在未知数据上错误率很高。结构风险最小化（structural risk minimization，SRM）准则是为了防止过拟合而提出来的策略。一般在 ERM 的基础上引入参数的正则化项，来限制模型不要过度地最小化经验风险，SRM 可表示为：

$$
\begin{aligned}
R_{srm}(w) &= R_{emp} + \lambda J(w) \\
&= \frac{1}{N}\sum_{n=1}^{N}\mathcal{L}(y, f(x,w)) + \lambda J(w)
\end{aligned}
\tag{6.4}
$$

其中λ（λ≥0）为正则化系数，$J(w)$ 为衡量模型参数复杂度的函数，一般采用参数的 L_0、L_1 或 L_2 范数。

损失函数为模型优化指明了方向，在机器学习算法的构建和性能提升中发挥着重要作用。无论是使用 ERM 原则还是 SRM 原则进行模型优化，计算 $\mathcal{L}(y,y')$ 都是不可缺少的一步。损失函数设计是机器学习算法至关重要的组成部分，良好的损失函数设计能够提升模型的准确性和鲁棒性，而不恰当的损失函数会在一定程度上影响算法性能。

6.4.2　常见的医学图像分割损失函数

医学图像分割的目标是划分 2D（或 3D）医学图像中的同质像素（或体素）组，使图像中的解剖结构或病理组织更加清晰（SHARMA et al.，2010；WANG et al.，2022）。传统的医学图像分割算法主要包括阈值法、边缘检测法和区域聚类法。目前，最先进的医学图像分割算法主要是以深度神经网络为基础的图像语义分割，语义分割本质上是一个逐像素（或体素）的分类任务（ZHAO et al.，2019）。下面介绍几种常用的分类损失函数。

6.4.2.1　交叉熵（Cross Entropy，CE）损失函数

熵（Entropy）的概念来源于信息论，用于衡量一个概率分布信息量的期望。一个事件的发生概率与其信息量成反比，常用事件发生概率的负对数表示事件信息量的大小，可表示为：

$$
I(x) = -\log(x) \tag{6.5}
$$

对于一个离散随机分布变量 $X(x_1,x_2,\cdots,x_n)$，其概率分布为：

$$
P(X = x_i) = p_i, \quad i = 1,2,\cdots,n \tag{6.6}
$$

则该概率分布的信息熵定义为：

$$
H(X) = -\sum_{i=1}^{n} p_i \log p_i \tag{6.7}
$$

相对熵，又被称为 Kullback-Leibler 散度，用来衡量两个概率分布之间的差异。对于随机变量 X 存在的两个单独的概率分布 $P(X)$和 $Q(X)$，相对熵的定义如下：

$$
\begin{aligned}
D_{KL}(P,Q) &= \sum_{i=1}^{n} P(x_i)\log\frac{P(x_i)}{Q(x_i)} = \sum_{i=1}^{n} P(x_i)\log P(x_i) - \sum_{i=1}^{n} P(x_i)\log Q(x_i) \\
&= -H(P) + H(P,Q)
\end{aligned}
\tag{6.8}
$$

$$
H(P,Q) = -\sum_{i=1}^{n} P(x_i)\log Q(x_i) \tag{6.9}
$$

对于一个确定的概率分布 P，其信息熵 $H(p)$ 为常量，因此最小化两个分布之间的相对熵等同于最小化 $H(P,Q)$，即最小化交叉熵。

对于一个包含 N 个样本的集合 $X(x_1,x_2,\cdots,x_N)$，其类别标签为 $G(g_1,g_2,\cdots,g_N)$，模型预测输出为 $S(s_1,s_2,\cdots,s_N)$，对象类别数为 C，则其交叉熵损失定义为：

$$\mathcal{L}_{CE}=-\frac{1}{N}\sum_{n=1}^{N}\sum_{c=1}^{C}g_{n,c}\log(s_{n,c}) \tag{6.10}$$

除了上述标准交叉熵损失外，加权交叉熵损失[PIHUR et al., 2007]，平衡交叉熵损失[XIE et al.，2015]，焦点损失（LIN et al.，2017）等变体也在医学图像分割任务中有所应用。

6.4.2.2 骰子损失

骰子相似性系数（dice similarity coefficient，DSC）是计算机视觉领域广泛使用的指标，用于计算两个图像的相似度。骰子损失是 DSC 基础上扩展的一种损失函数，定义如下：

$$\mathcal{L}_{Dice}=\frac{1}{N}\sum_{n=1}^{N}[1-Dice(g_i,s_i)] \tag{6.11}$$

其中：$Dice(g,s)=\sum_{c=1}^{C}\frac{2g_c s_c+\varepsilon}{g_c+s_c+\varepsilon}$，$\varepsilon$ 是一个很小的常数以避免分母为零。

6.4.2.3 交并比损失

与 DSC 相似，交并比（intersection of union，IoU）也是计算两个图像相似度的指标。交并比损失是 IoU 基础上扩展的一种损失函数，定义如下：

$$\mathcal{L}_{IoU}=\frac{1}{N}\sum_{n=1}^{N}[1-IoU(g_i,s_i)] \tag{6.12}$$

其中：$IoU(g,s)=\sum_{c=1}^{C}\frac{g_c s_c+\varepsilon}{g_c+s_c-g_c s_c+\varepsilon}$，$\varepsilon$ 是一个很小的常数以避免分母为零。

6.4.3 改进损失函数

6.4.3.1 Combo 损失

Taghanaki 等提出了 Combo 损失，以处理困扰学习模型的输入和输出存在的不平衡问题（TAGHANAKI et al.，2019）。输入不平衡指的是输入训练样本中的类别不平衡（即小的前景物体嵌入大量的背景，或大小不一的器官）。输出不平衡指推理模型的假阳性和假阴性之间的不平衡。具体来说，Combo 损失利用骰子相似性系数来阻止模型参数停留在局部极小值，同时使用交叉熵对假阳性/假阴性进行惩罚，逐步学习得到更好的模型参数。Combo 损失表达式如下：

$$\mathcal{L}_{Combo}=\lambda\mathcal{L}_{Dice}+(1-\lambda)\mathcal{L}_{CE} \tag{6.13}$$

其中，$\mathcal{L}_{Dice}$ 为骰子损失，$\mathcal{L}_{CE}$ 为交叉熵损失，λ 为超参数以控制两项损失权重。

6.4.3.2 自适应对数损失

为了解决前景像素和背景像素之间的类不平衡并提高训练收敛速度，Kaul 等人提出了自适应对数（Adaptive Logarithmic，AL）损失（KAUL et al.，2021）。

$$\mathcal{L}_{AL}(x)=\begin{cases}\omega\ln\left(1+\dfrac{\mathcal{L}_{Dice}}{\varepsilon}\right) & \mathcal{L}_{Dice}\leqslant\gamma\\ \mathcal{L}_{Dice}-\left[\gamma-\omega\ln\left(1+\dfrac{\gamma}{\varepsilon}\right)\right] & \text{其他}\end{cases} \tag{6.14}$$

其中，$\mathcal{L}_{Dice}$ 为骰子损失，ω、γ 和 ε 为超参数，根据实验经验：$\gamma=0.1$，$\omega=10.0$，$\varepsilon=0.5$。

6.4.3.3　边界距离损失

图像分割的损失函数通常是在像素级别上进行计算，对于类别分布高度不平衡的分割任务，基于区域（如骰子损失）和基于分布（如交叉熵损失）的损失的值在不同的分割类别之间有很大的差异，这可能会影响训练的稳定性。Kervadec 等提出了一种边界损失（boundary distance，BD），其形式是轮廓空间上的距离度量，降低了类别不平衡分割任务的难度，因为它使用的是对区域边界的积分，而不是对不平衡的类别区域的积分（KERVADEC et al.，2019）。对于一个给定的区域标注其边界轮廓为 ∂G，对应的预测区域的边界轮廓为 ∂S，两个轮廓之间的距离度量定义为：

$$\text{Dist}(\partial G,\partial S)=\int_{\partial G}\|y_{\partial S}(p)-p\|^2\,dp \tag{6.15}$$

其中，$y_{\partial S}(p)$ 为预测轮廓 ∂S 上一点，p 为标注轮廓 ∂G 上一点，$\|\bullet\|$ 为 L_2 范数。为了避免涉及轮廓线点的完全局部微分计算，可以将区域边界的微分运算转化为区域积分，两个轮廓之间的距离度量转化为：

$$\begin{aligned}\text{Dist}(\partial G,\partial S)&=\int_{\partial G}\|y_{\partial S}(p)-p\|^2\,dp\\&=2\int_{\Delta S}D_G(q)dq\end{aligned} \tag{6.16}$$

$$\int_{\Delta S}D_G(q)dq=\int_{p}^{y_{\partial S}(p)}D_G(q)dq=\int_{0}^{\|y_{\partial S}(p)-p\|}D_G dD_G=\frac{1}{2}\|y_{\partial S}(p)-p\|^2 \tag{6.17}$$

其中，ΔS 表示两条边界之间的区域，D_G 是相对于边界 ∂G 的距离图，即 $D_G(q)$ 表示评估点 q 与 ∂G 上最近点 $z\partial G(q)$ 之间的距离（图 6-6）。

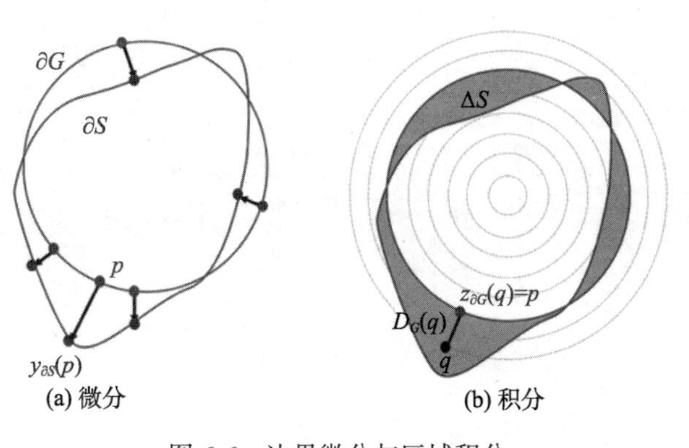

图 6-6　边界微分与区域积分

$$\begin{aligned}\int_{\Delta S} D_G(q)dq &= \int_S \phi_G(q)dq - \int_G \phi_G(q)dq \\ &= \int_\Omega \phi_G(q)s(q)dq - \int_\Omega \phi_G(q)g(q)dq\end{aligned} \tag{6.18}$$

其中，ϕ_G 是边界 ∂G 的水平集表示：如果 $q \in \partial G$，$\phi_G(q) = -D_G(q)$；如果 $q \notin \partial G$，$\phi_G(q) = -D_G(q)$，s 和 g 是区域 S 和 G 的二元指示函数，如果 $q \in S$ 属于 G，则 $s(q)=1$，否则 $s(q)=0$。将公式（6.17）中的 $s(q)$ 用网络的输出 $s_\theta(q)$ 替代，则可以得到一个可训练函数，同时函数的最后一项与网络参数 θ 无关，因此边界损失函数定义为：

$$\mathcal{L}_{BD}(\theta) = \int_\Omega \phi_G(q)s_\theta(q)dq \tag{6.19}$$

需要注意的是，单独使用边界损失训练模型可能导致训练不稳定，通常将边界损失和交叉熵或骰子损失结合使用。

6.4.3.4 区域互信息损失

Zhao 等提出了一种基于区域互信息（region mutual information，RMI）损失模型，以更简单、高效的建模像素间的依赖关系（ZHAO et al.，2019）。区域的概念非常直观，给定一个像素点，如果用这个像素点及其 8 邻域来共同表示这个像素点，可以得到一个 3×3 小区域。

如图 6-7 所示，通过区域度量可以得到两个多变量随机变量 $S=[s_1,s_2,\cdots,s_d]^{\mathrm{T}}$ 和 $G=[g_1,g_2,\cdots,g_d]^{\mathrm{T}}$，其中 s_i 取值范围：[0,1]，g_i 取值 0 或 1，S 为模型预测概率，G 为真实标签，如果区域边长为 R，则 $d=R\times R$。对于两个随机变量 S，G 的联合概率分布为 $P\{S=s_i, G=g_j\}=p_{ij}$，边缘概率分布分别为 $P\{S=s_i\}=p_i$ 和 $P\{G=g_j\}=p_j$，互信息定义为联合分布与边缘分布的相对熵，表达式为：

$$I(G,S) = \sum_{g_j \in G}\sum_{s_i \in S} p_{i,j} \log \frac{p_{i,j}}{p_i p_j}. \tag{6.20}$$

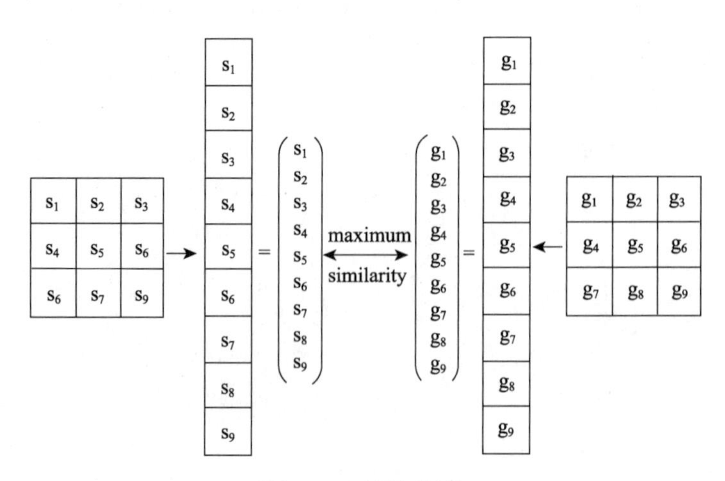

图 6-7 区域相似性

为了获得互信息，一种直接的方法是确定式（6.20）中的联合概率分布及边缘概率分布，然而随机变量 $p_1, p_2, \cdots, p_n$ 是相关的，正如图像中的相邻像素是相关的一样，这使得它们的概率分布难以分析。对于灰度图像，当 R 足够大时，S 和 G 呈正态分布，然而维度 d 与边长 R 的平方成正比，增大 R 将会增加庞大的额外内存消耗。考虑到这些问题，将最大化 $I(G,S)$ 的实际值的问题转化为最大化 $I(G,S)$ 下限值的问题。已知具有相同协方差的所有分布，正态分布的熵最大。具有协方差矩阵 $\boldsymbol{\Sigma} \in \mathbb{R}^{d \times d}$ 的正态分布的熵为 $\frac{1}{2}\log[(2\pi e)^d \det(\boldsymbol{\Sigma})]$，其中，$\det(\bullet)$ 为矩阵的行列式。因此可以得到互信息的下界：

$$\begin{aligned} I(G,S) &= H(G) - H(G \mid S) \\ &\geqslant H(G) - \frac{1}{2}\log[(2\pi e)^d \det(\boldsymbol{\Sigma}_{G|S})] \end{aligned} \tag{6.21}$$

省略(6.21)中常数项和常数系数，则最大化 $I(G,S)$ 下限值问题可以简化为最大化 $I_l(G,S)$：

$$\begin{aligned} I_l(G,S) &= -\frac{1}{2}\log[\det(\Sigma_{G|S})] \\ &\approx -\frac{1}{2d}\log[\det(M)] \\ &\approx -\frac{1}{2d}Tr[\log(M)] \end{aligned} \tag{6.22}$$

其中，$Tr[\bullet]$ 为矩阵的迹，M 为一个对称半正定矩阵，其定义为：

$$M = \boldsymbol{\Sigma}_G - Cov(G,S)(\boldsymbol{\Sigma}_s^{-1})^{\mathrm{T}} Cov(G,S)^{\mathrm{T}} \tag{6.23}$$

Σ_G 为 G 的方差矩阵，$Cov(G,S)$ 表示 G 与 S 的协方差矩阵，$(\boldsymbol{\Sigma}_s^{-1})^{\mathrm{T}}$ 表示 S 方差矩阵的逆矩阵的转置矩阵。

一般地，RMI 损失与交叉熵损失一起使用，总体目标函数为：

$$\begin{aligned} \mathcal{L} &= \lambda \mathcal{L}_{CE}(G,S) + (1-\lambda)\mathcal{L}_{RMI}(G,S) \\ &= -\frac{\lambda}{N}\sum_{n=1}^{N}\sum_{c=1}^{C} g_{n,c}\log(s_{n,c}) - \frac{1-\lambda}{N}\sum_{n=1}^{N}\sum_{c=1}^{C} I_l^{n,c}(G,S) \end{aligned} \tag{6.24}$$

其中，λ 为超参数以控制两项损失权重。

6.5　基于多任务学习的医学图像分割

6.5.1　多任务学习简介

多任务学习（multi-task learning，MTL）是一种经典的机器学习范式，MTL 旨在利用多个相关任务之间的有用信息来提高多个相关任务的学习性能（GHIASI et al.，2021；VANDENHENDE et al.，2022）。近年来，多模态大模型（multimodal large language model，MLLM）成为一项研究热点，它通过综合多种模态的数据，使其能够更好地理解和建模数据之间的关联，因此具备更好的泛化能力，使模型可以更好地适应未知数据和新任务。MLLM

实质上是一种 MTL 模型，它的成功表明了一条通往人工通用智能的潜在道路，同时也说明多任务、多模态模型将会是未来智能研究的重要内容。至于 MTL 为什么比单一、孤立任务学习更加有效的底层逻辑，可以从不同的角度进行理解。从生物学来看，多任务学习更加符合人类学习认知的方式（ZHANG et al., 2021）。为了学习新的任务或技能，人类往往需要同时学习多种与之相关的基础技能，另外，人类可以将以往学习的经验应用到新的任务。从机器学习角度来看，多任务学习视为归纳迁移的一种形式。归纳迁移通过引入归纳偏置来帮助改进模型，不会使模型更倾向于某一任务（RUDER et al., 2017）。MTL 模型同时学习多个来自同一领域相关任务，对于其中任意一项任务，其他任务的训练信号中包含的信息可以为学习者提供额外的领域知识，而这些额外的知识可以对模型进行引导和约束。虽然 MTL 在多个领域取得了显著的成果，但它自身的缺陷同样值得关注。与每个任务使用单独的网络相比，使用一个网络来学习多项任务可能存在以下几点缺点：①MLT 需要同时学习所有任务，它可能需要更大的模型容量和更多的计算资源；②MTL 网络同时执行多个潜在竞争的工作，因此根据每个任务的误差信号计算出的梯度可能会产生相互干扰（即导致聚合梯度更加平坦或方向性较差），因此对于某些任务来说，学习可能会变慢；③MTL 网络可能在不同时间对不同任务出现过拟合现象，导致很难确定 MLT 网络在所有任务上实现峰值泛化的时间点。④MTL 需要获取额外的训练标注，而数据标注通常费时费力。

6.5.2 多任务学习用于计算机辅助诊断

多任务网络以其独特的优势在计算机辅助诊断（computer assisted diagnosis, CAD）领域具有广泛的应用前景。基于深度神经网络的 CAD 通常需要利用大量的医学诊断数据，例如病例信息、医学图像等，然而高质量的临床数据非常稀缺，并且获取和标注成本很高。MTL 通过在多个任务上共享网络参数并重复利用有限的数据，在不同的任务之间进行信息的交互和共享，从而提高数据的利用效率。此外，在医学诊断中，不同的诊断任务之间可能存在一些共享的特征和知识，例如不同疾病之间的关联和共同的生理特征，MTL 网络可以将这些共享的知识迁移到不同的任务中，提高模型的泛化能力和准确性。在某些应用场景可能需要对影像进行多个判别任务，如病变分割、分类、定位等。MTL 可以让模型同时预测多个判别任务，从而提高模型适用性和高效性。除此之外，在计算机辅助诊断中，通常会使用不同模态的医学影像，如 X 射线、MRI、CT 等。通过参数共享，MTL 可以实现不同的模态数据融合，从而提取更全面和准确的特征进行诊断。

综上所述，MTL 能够通过数据共享和利用、知识迁移和共享、多模态数据融合等方式，在医学诊断中发挥重要作用，提高辅助诊断的准确性和效率。

6.5.3 多任务学习在医学图像分割中的应用

6.5.3.1 具有跨任务注意力引导的多类脑肿瘤分割

类别不均衡是困扰医学图像分割的主要挑战之一，模型级联策略是一种流行的解决方案，通过运行一组相互独立的深度模型进行从粗到细的逐步分割，显著缓解了类别不平衡问题。然而，虽然级联网络性能出色，但该方法会大幅度增加模型复杂性，并忽略模型之间的关联性。Zhou 等提出了一种单通多任务网络（one-pass multi-task network，OM-Net）用于多类脑肿瘤分割[ZHOU et al.，2020]。具体来说，他们多类脑肿瘤分割解耦成三个独立并行但相互关联的子任务，并将三个任务整合到一个模型中。通过共享特征，OM-Net 不仅在训练阶段利用子任务之间的相关性，并在预测阶段通过一次计算预测多种目标。除此之外，为了任务之间更好地共享训练数据，他们通过在任务之间共享预测结果构建了一个新颖的通道注意力模块，称为跨任务引导注意力（cross-task guided attention，CGA）。在 CGA 中，前一个任务的预测结果可以指导后一个任务预先获得每个通道的类别特定统计数据，该类别特定信息进一步使 CGA 能够预测特定类别体素的通道依赖性。随后，他们在三个公开的脑肿瘤 CT 图像数据集进行了实验。实验结果显示 OM-Net 较级联模型提升了 4.2%的骰子相似系数，证明多任务分割网络相对于最先进的脑肿瘤分割方法具有明显的优势（图 6-8）。

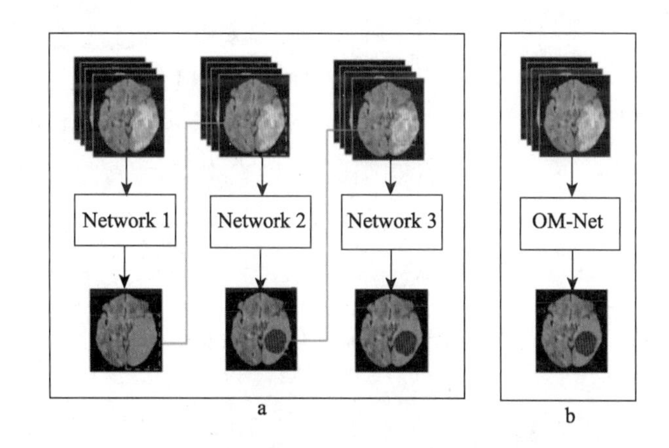

图 6-8　脑肿瘤 CT 图像数据集

a. 级联网络；b. 单通多任务网络

6.5.3.2　视网膜层和液体病变的多任务协同分割

如前所述，基于多任务学习的医学图像分割应用，因为不同任务之间的潜在联系，基于特征共享或任务之间的约束，可以起到多任务相互促进的作用。对于光学相干断层扫描（optical coherence tomography，OCT）中与年龄相关性黄斑变性相关的视网膜层和液体病变的分割任务，经典的研究策略往往考虑其中一个任务，或者将两个任务视为单纯的多类分割问题，而忽略了视网膜层和液体病变之间存在的拓扑形状约束。Wang 等（2021）参考文献中关于不对称多任务进行分割形状约束的工作，针对以往研究缺乏有效利用层和液体病变之间先验约束关系的问题，提出了一种三分支、分层的多任务框架，允许联合回归 7 层视网膜层和分割 3 种类型的病理病变。具体来说，三分支共用一个编码器，第一分支进行视网膜层回归，并影响第二分支；第二分支进行视网膜层和病变液体的分割，并影响第三分支；第三分支为又一个视网膜层回归任务，相较于第一分支，病变液体的分割已对其起到约束。他还在第一分支和第二分支之间引入了一种回归引导模块来为液体病变分割提供显式的视网膜层掩膜引导。在临床数据集和两个广泛使用的公共数据集上进行的全面评估以及消融比较研究证明，此分层多任务架构可以显著提高两种任务的分割精度，对 OCT 图像中层和液体的联合分割是有效的（图 6-9）。此思想也可以推广到医学图像中其他具有拓扑依赖的目标的分割任务。

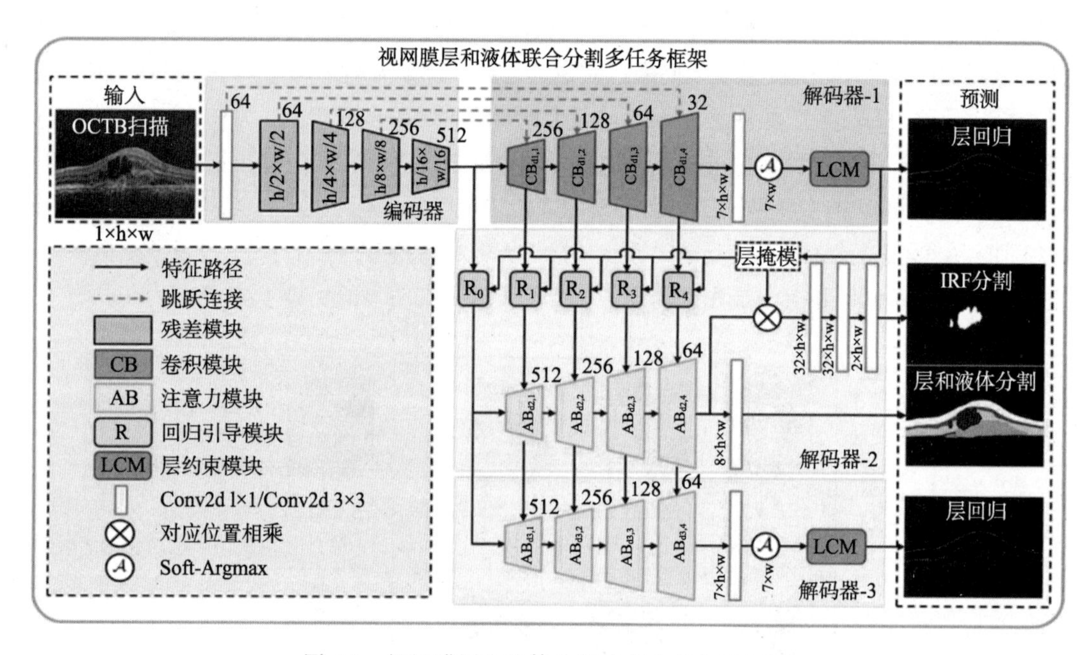

图 6-9 视网膜层和液体分割多任务框架示意图

6.5.3.3 视网膜筛查系统

视网膜筛查有助于早期发现糖尿病视网膜病变（diabetic retinopathy，DR）并及时治疗。为了提高视网膜筛查的准确性和效率，Dai 等开发了一个名为 DeepDR 的深度学习系统，可以同时进行眼底图像质量评估、多种病变检测与分割和 DR 分级（DAI et al.，2021）。具体来说，该研究共纳入 173 346 名具有完整眼底检查记录的糖尿病患者的 666 383 张眼底图像，所有的图像都标记了图像质量（微影、清晰度、视野以及可分级性）和 DR 分级（非 DR、轻度非增值性 DR、中度非增值性 DR、重度非增值性 DR、增值性 DR 以及糖尿病性黄斑水肿），其中的 14 901 张图像标记了视网膜病变，包括微动脉瘤、棉绒斑、硬渗出物和出血。他们的 DeepDR 系统以 ResNet（HE et al.，2016）和 Mask-RCNN（HE et al.，2017）网络为基础，是一个迁移学习辅助的多任务网络，系统由三个深度学习子网络组成：图像质量评估子网络、病变感知子网络和 DR 分级子网络。首先将 DeepDR 基础网络在 ImageNet 分类数据集上进行预训练，然后使用 415 139 张视网膜图像对 DR 分级任务进行微调。接下来，他们利用迁移学习将 DR 基础网络迁移到 DeepDR 系统的三个子网络，而不是直接训练随机初始化的子网络。三个子网络并不是同步迁移训练的，首先训练的是图像质量评估网络，其次将不存在质量问题的视网膜图像分别用于病变感知和 DR 分级网络。总之，DeepDR 系统不仅可以预测 DR 分级，同时能够评估眼底图像的质量，并为病变筛查提供视觉提示，从而使得整个辅助诊断流程更加贴近眼科医生的思维过程，为高效的视网膜筛查提供一种可行的技术方案（图 6-10）。

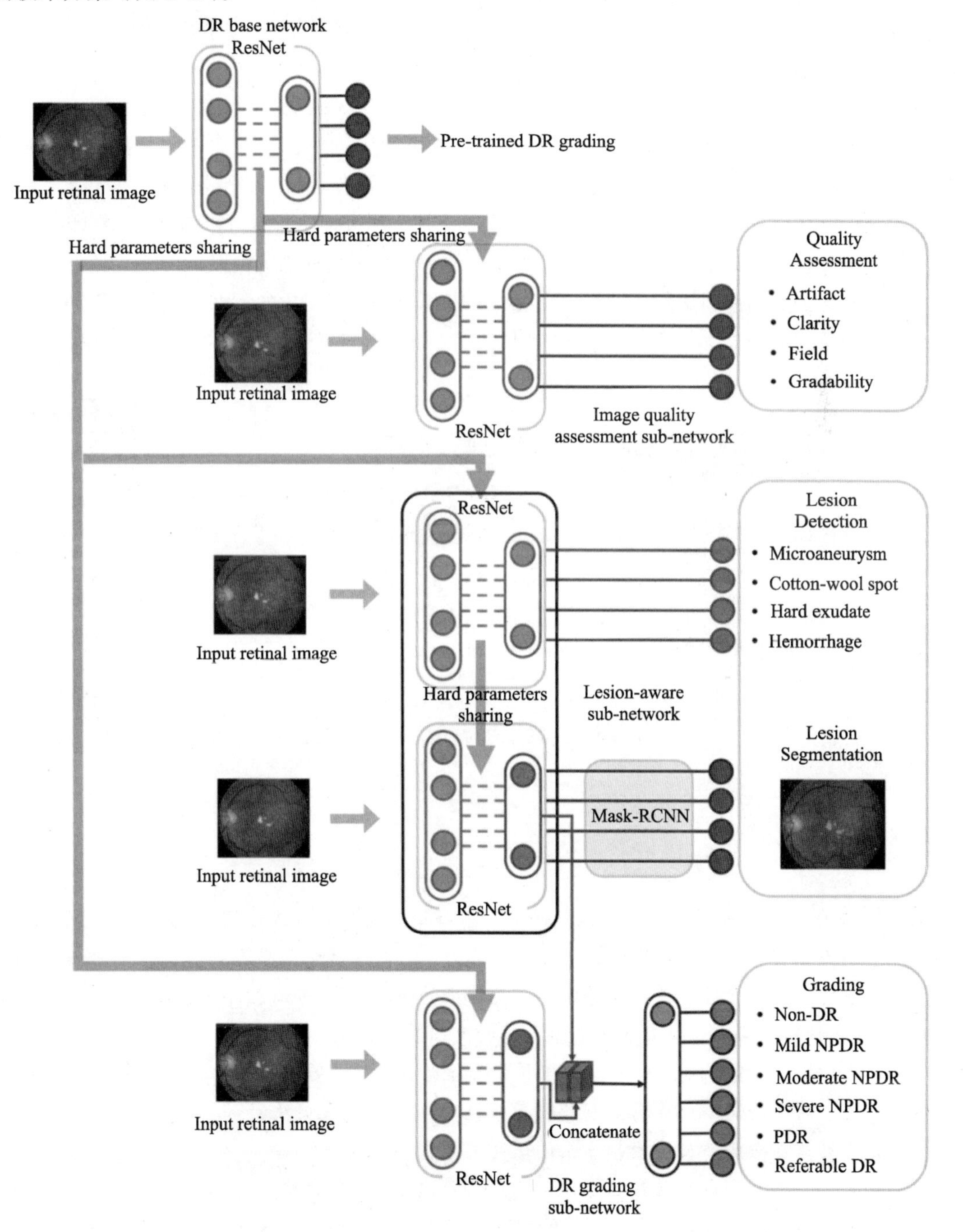

图 6-10　DeepDR 系统结构图

6.5.3.4　牙齿与牙髓区域协同分割

从锥形束计算机断层扫描（cone-beam computed tomography，CBCT）图像（3D）中准

确分割出单个牙齿和牙髓区域是牙科手术规划的一个重要且具有挑战性的步骤。Wang 等提出一种新颖的多任务框架，用于从 CBCT 图像中进行高效、精确和全自动的牙齿分割和牙髓区域分割（图 6-11）（WANG et al.，2023）。具体而言，他们提出了两个新颖的 3D 深度神经网络，分别用于分两个阶段从 CBCT 图像中准确检测和分割单颗牙齿和根管，使用 MTL 策略以从有限的数据样本中学习分割任务的良好表示。在第一阶段，他们将牙齿实例分割定义为一个聚类任务；在第二阶段，提取单颗牙齿的感兴趣区域来进一步分割出牙髓区域，他们在分割网络中集成了一个辅助的根尖孔回归任务以获得更加精确的牙髓区域定位和重建。通过该两阶段的多任务分割网络快速地提取牙齿及其牙髓区域，然后可以借助 3D 打印技术获得重建的牙齿模型以辅助牙科疾病的诊断和评估，牙髓区域分割则可以帮助医生确定牙髓的位置和形状，进而辅助诊断牙髓炎、牙根周围炎等疾病，可视化的解剖结构信息更好地帮助医生对牙髓进行治疗规划或手术引导。

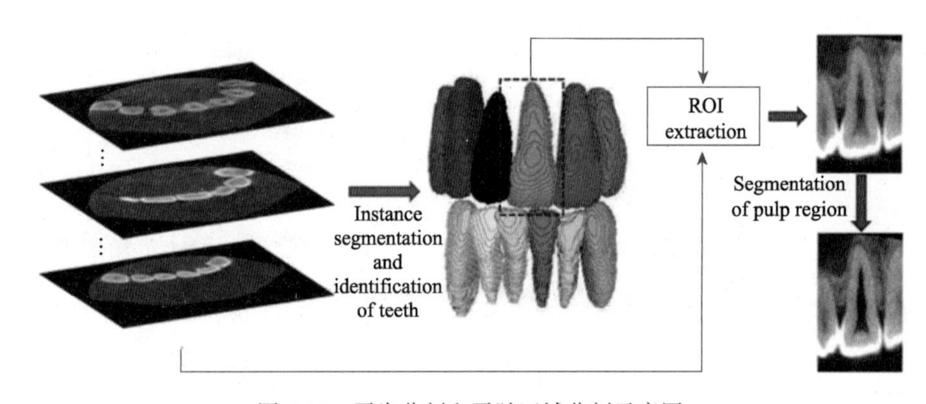

图 6-11　牙齿分割和牙髓区域分割示意图

知识拓展

1957 年，交通大学主体全部迁往西安。当时读完高中的陶文铨凭着对交大的满腔热爱，报考了动力工程系，从此扎根西北，成为交大西迁后第一批到西安报到的学生。“交大西迁，扎根黄土仍然枝繁叶茂，我便是这棵西迁大树上的一片叶”，研究生毕业，陶文铨留校任教，多年后，《计算方法》为他开启了数值计算的大门。

41 岁的陶文铨回国后一直从事传热强化与流动传热问题的数值计算这两个分支领域的研究，发表科研论文 400 余篇，获得国家、省部级科技成果奖及国家级的荣誉近 30 项，使我国在流动与传热的多尺度模拟方面的研究处于国际前沿。

如今，年届八旬的陶文铨已在讲台上已经度过了 50 个春秋。在他的教导和提携下，团队涌现出众多院士、国家教学名师，他们不仅在我国工程热物理学科具有重要的影响，同时在国际上也获得了广泛认可。而对于一生都在为学科发展奔波忙碌的陶文铨而言，“国为重，家为轻；育人为重，得失为轻；科学为重，名利为轻”，教书育人、科学研究、著书立说，陶文铨始终不忘建设西北的初心，数十年如一日为之付出所有。

参考文献

CAO H, WANG Y, CHEN J, et al. 2022. Swin-unet: Unet-like pure transformer for medical image segmentation[C]. European conference on computer vision. Cham: Springer Nature Switzerland, 205-218.

CHEN J, LU Y, YU Q, et al. 2021. TransUNet: Transformers Make Strong Encoders for Medical Image Segmentation[J]. ArXiv, abs/2102.04306.

CICEK O, ABDULKADIR A, LIENKAMP S S, et al. 2016. 3D U-Net: learning dense volumetric segmentation from sparse annotation[C]. 19th International Conference on Medical Image Computing and Computer-Assisted Intervention (MICCAI). 424-432.

DAI L, WU L, LI H, et al. 2021. A deep learning system for detecting diabetic retinopathy across the disease spectrum[J]. Nat Commun, 12: 3242.

DOSOVITSKIY A, BEYER L, KOLESNIKOV A, et al. 2020. An image is worth 16×16 words: Transformers for image recognition at scale[J]. ArXiv, abs/2010.11929.

GHIASI G, ZOPH B, CUBUK E D, et al. 2021. Multi-task self-training for learning general representations[C]. Proceedings of the IEEE/CVF International Conference on Computer Vision, 8856-8865.

HE K, GKIOXARI G, DOLLáR P, et al. 2017. Mask r-cnn[C]. Proceedings of the IEEE international conference on computer vision, 2961-2969.

JHA D, SMEDSRUD P H, RIEGLER M A, et al. 2019. ResUNet plus plus : An Advanced Architecture for Medical Image Segmentation[C]. 21st IEEE International Symposium on Multimedia (ISM), San Diego, CA. 225-230.

KAIMING H, XIANGYU Z, SHAOQING R, et al. 2016. Deep residual learning for image recognition[J]. IEEE Conference on Computer Vision and Pattern Recognition (CVPR), 770-778.

KAUL C, PEARS N, DAI H, et al. 2021. Penalizing small errors using an adaptive logarithmic loss[C]. International Conference on Pattern Recognition, Springer, 368-375.

KERVADEC H, BOUCHTIBA J, DESROSIERS C, et al. 2019. Boundary loss for highly unbalanced segmentation [C]. International conference on medical imaging with deep learning, PMLR, 285-296.

LIN T-Y, GOYAL P, GIRSHICK R, et al. 2017. Focal loss for dense object detection[C]. Proceedings of the IEEE international conference on computer vision, 2980-2988.

LIU Z, LIN Y, CAO Y, et al. 2021. Swin transformer: Hierarchical vision transformer using shifted windows[C]. Proceedings of the IEEE/CVF international conference on computer vision: 10012-10022.

LONG J, SHELHAMER E, DARRELL T. 2015. Fully Convolutional Networks for Semantic Segmentation[C]. IEEE Conference on Computer Vision and Pattern Recognition (CVPR), 3431-3440.

PIHUR V, DATTA S, DATTA S. 2007. Weighted rank aggregation of cluster validation measures: a Monte Carlo cross-entropy approach[J]. Bioinformatics, 23: 1607-1615.

RONNEBERGER O, FISCHER P, BROX T. 2015. U-Net: Convolutional Networks for Biomedical Image Segmentation[C]. 18th International Conference on Medical Image Computing and Computer- Assisted Intervention (MICCAI), Munich, GERMANY. 9351: 234-241.

RUDER S. 2017. An overview of multi-task learning in deep neural networks[J]. arXiv preprint ArXiv, abs/1706.05098.

SHARMA N, AGGARWAL L M. 2010. Automated medical image segmentation techniques[J]. J Med Phys, 35: 3-14.

TAGHANAKI S A, ZHENG Y, KEVIN ZHOU S, et al. 2019. Combo loss: Handling input and output imbalance in multi-organ segmentation[J]. Comput Med Imaging Graph, 75: 24-33.

VANDENHENDE S, GEORGOULIS S, VAN GANSBEKE W, et al. 2022. Multi-Task Learning for Dense Prediction Tasks: A Survey[J]. IEEE Trans Pattern Anal Mach Intell, 44: 3614-3633.

VASWANI A, SHAZEER N, PARMAR N, et al. 2017. Attention Is All You Need[C]. 31st Annual Conference on Neural Information Processing Systems (NIPS), Long Beach, CA. 30.

WANG R, LEI T, CUI R, et al. 2022. Medical image segmentation using deep learning: A survey[J]. IET Image Processing, 16: 1243-1267.

WANG Y, XIA W, YAN Z, et al. 2023. Root canal treatment planning by automatic tooth and root canal segmentation in dental CBCT with deep multi-task feature learning[J]. Med Image Anal, 85: 102750.

XIE S, TU Z 2015. Holistically-Nested Edge Detection[M]. 2015 IEEE International Conference on Computer Vision (ICCV): 1395-1403.

XU X, LIAN C, WANG S, et al. Asymmetric multi-task attention network for prostate bed segmentation in computed tomography images[J]. Medical image analysis, 2021, 72: 102116.

ZHANG Y, YANG Q. 2021. A survey on multi-task learning[J]. IEEE Transactions on Knowledge and Data Engineering, 34: 5586-5609.

ZHAO S, WANG Y, YANG Z, et al. 2019. Region mutual information loss for semantic segmentation[J]. Advances in Neural Information Processing Systems, 32.

ZHOU C, DING C, WANG X, et al. 2020. One-pass Multi-task Networks with Cross-task Guided Attention for Brain Tumor Segmentation[J]. IEEE Trans Image Process, 29: 4615-4529.

ZHOU Z, SIDDIQUEE M M R, TAJBAKHSH N, et al. 2018. UNet++: A Nested U-Net Architecture for Medical Image Segmentation[C]. Deep Learning in Medical Image Analysis and Multimodal Learning for Clinical Decision Support: 4th International Workshop, DLMIA 2018, and 8th International Workshop, ML-CDS 2018, Granada, Spain. 11045: 3-11.

第 7 章

医学图像生成

7.1 医学图像生成的机遇

自医学图像分析兴起之初，由机器学习（ML）和人工智能（AI）驱动的方法就已成为进行复杂判断的核心手段。随着时间的推进，研究者主要关注了各种分辨率下的决策任务，如图像分割和边缘识别等。早期的策略主要涉及基于像素的处理和特征工程的组合，而近年来，卷积神经网络（CNN）在特征学习上的应用逐渐受到重视。

过去，医学图像分析的主要关注点都是基于监督学习的决策边界，而图像生成任务往往被放在次要地位。但随着高分辨率图像生成模型，例如生成式对抗网络（GAN）的问世，这一态势发生了变革。这些图像生成模型能够模拟数据分布并生成高度逼真的图像，为连接监督学习与图像生成提供了新的机会。

目前，图像生成模型可以被归类为监督、半监督和无监督三种。尽管监督深度学习在许多视觉和医学图像任务中效果显著，但其成果很大程度上受限于标记的数据量。在医疗环境下，标签数据的短缺是一个普遍问题。传统的图像合成技术需要大量的图像数据和费时、昂贵的医学标注，这使其受制于数据标记的稀缺性。而在医学研究中，一些病变的稀有特性导致数据集存在严重的类别不平衡问题。简而言之，只有在图像背后的生物信息被严格控制，如年龄、性别、种族和疾病史等，这些可能导致图像变化的因素，才能确保不被误解为非生物学的差异，并在多个数据集之间得到平衡处理。

生成模型的能力在于基于真实数据的潜在分布产生生动的图像，这有助于应对一些现有的挑战。这些模型的优越性基于以下两点：①通过最大化数据生成分布的概率密度，间接地应用监督学习和密度比估计；②能够识别高维数据的潜在分布，进而显著提升视觉处理效果。图像处理界对此颇为看重，积极探索生成模型在解决相关问题上的效果。在医学图像合成的应用中，生成模型主要有两种类型：无条件生成和有条件生成。经典的生成模型通常是无监督的，并直接从随机噪声中产生图像，而用户只能对输出结果施加有限的控制。而加入了条件变量的方法可以利用类标签、图像特征或其他先验知识作为生成过程的输入。尽管医学领域内带标签的数据可能较少，但无标签的数据相对丰富。为了最大化这些数据的价值，近年来提出了许多半监督深度学习方法，同时使用有标签和无标签的数据来训练分类和分割模型。

深度学习面临的一个主要挑战是领域转换，也就是训练数据与测试数据分布之间的差异。这种差异在医学领域尤为常见，可能导致模型在未知数据上的泛化性能下降，从而引发不稳定的输出。一些明显的例子：①MR 图像，不同设备生成的图像特性大相径庭；②组织病理学图像，因为使用的染色方法和设备不同，导致图像差异显著。近期，利用生成模型的领域适应技术展现出了强大的应对能力。与传统的相似度方法如简单的“1”或“2”距离比起来，这种自学习的方式可以更好地掌握图像中的细节，并且不仅限于像素级别。利用这种新颖的技术，已在医学图像去噪、图像增强、图像融合和转换以及图像分割等领域取得了进展。

此外，先进的图像生成技巧，也给高计算复杂度的问题如医学图像重建或对齐带来了新的解决途径。那些传统方法通常依赖耗时的迭代优化，但现在通过生成技术可以直观地从原始数据中学习到图像的映射，或在一次操作中完成医学图像的调整，同时确保图像质量和真实性。

在本章会介绍已有的关于医学图像合成的监督和非监督方法，并详细探讨各种生成模型的优劣，为未来的研究方向提供指引，同时深入解析图像生成的结构和在医学图像应用中的特殊用途。特别是在本章 7.5 节，将详尽地介绍图像生成在医学图像处理中的各种贡献，包括去噪、重建、分割、对齐、检测、分类和合成等方面。

7.2 基于自编码器的医学图像合成

7.2.1 自编码器

自编码器（autoencoder，AE）是一种用于无监督学习的深度神经网络模型，由编码器和解码器两部分构成。编码器负责从高维输入数据空间压缩到低维潜在空间，而解码器则将这个潜在空间的数据还原到高维空间。在训练过程中，输入数据 x 首先通过编码器函数 $e_\theta(x)$，该函数由一系列用户可控参数 θ 构成的层组成，以降低数据的维度，并最终生成一个压缩的潜在向量 z（图 7-1）。

这个模型的核心思想是学习输入数据的有效特征（即编码），并用这些特征重构原始数据（即解码）。通过这种方式，解码器能够确保潜在空间捕获了数据集中的主要信息。这也意味着自动编码器不仅可以用于特征降维，类似于主成分分析（PCA），而且由于神经网络可以学习更有效的特征表示，其性能通常优于 PCA。

除了用于特征降维外，这些学习到的新特征也可以用于有监督学习任务，充当特征提取器的角色。总之，自编码器是一个多功能且高效的模型，适用于多种数据科学应用。

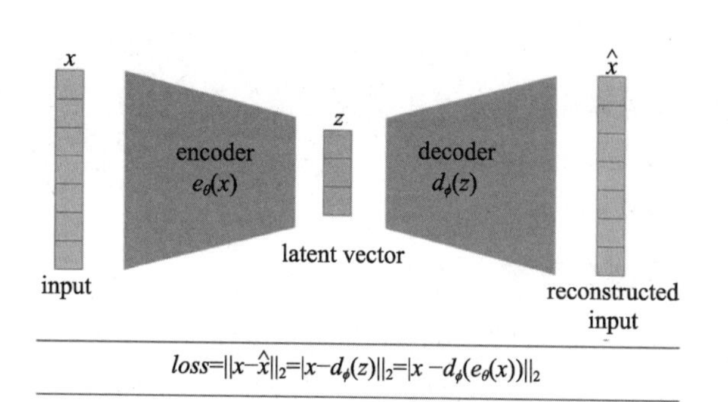

图 7-1　带有重建损失函数的自编码器

编码器和解码器中间即为低维隐空间，通过利用图中的 loss 函数可以训练出最优的自编码器（ROCCA，2019）

通常，解码器 $d_\phi(z)$ 由与编码器相对应但顺序相反的层组成，以实现输入数据的有效重构。这些层大多是编码器中层的逆操作，例如转置卷积层是卷积层的逆操作，反池化对应于池化，以及全连接层对应于另一个全连接层。

解码器的目标是生成一个尽可能接近原始输入 x 的重构数据 $\hat{x}$。为了实现这一点，自动编码器的训练过程旨在最小化重构误差，常用的一种误差计算方法是均方误差。通过这种方式，解码器不仅反转了编码器的操作，也确保了潜在空间能够准确地捕捉到原始数据的主要特性。

$$L(x,\hat{x})=\|x-\hat{x}\|_2 \tag{7.1}$$

最终，我们的目标就是找到 e_θ 和 d_ϕ，使得整个网络的重构误差最小：

$$\min L(x,d_\phi(e_\theta(x))) \tag{7.2}$$

自编码器的一种常见类型是线性自编码器，其中 e_θ 和 d_ϕ 都是线性函数，而且重构误差是均方误差。然而，线性自编码器的能力是有限的。例如，如果输入数据是非线性的，那么线性自编码器就不能有效地学习数据的编码。为了解决这个问题，我们可以使用非线性自编码器，其中 e_θ 和 d_ϕ 都是非线性函数。现在，非线性自编码器是最常用的类型，它们通常使用深度神经网络来实现 e_θ 和 d_ϕ。这种自编码器可以学习到更复杂的数据分布，并且可以生成更精细的编码。

提取数据的潜在变量主要是为了减少神经网络的输入信息量，特别是当输入是高维数据（如高清图片）时。这样做可以提高学习效率。自编码器在这里很有用，因为它能从原始数据中提取最关键的特征进行学习。这种方法只使用输入数据，不需要数据标签，因此是一种无监督学习。在实际应用中，通常只用到自编码器的编码部分。

7.2.2　变分自编码器

7.2.2.1　自编码器的局限性

自编码器的核心任务是高效地编码和解码数据，而不是特地对潜在空间进行组织。这使得潜在空间的结构性很难明确，因为它是受到数据的原始分布、空间维度和编码器设计等多种因素的影响。有趣的是，由于自编码器的模型复杂性较高，它可以在接近无损的条件下执行编码和解码任务，即便潜在空间的维度设置得较低。但这样的能力带来了一个问题：增加了过拟合的风险。这意味着潜在空间的某些部分可能会产生没有实际意义的输出。为避免这种情况，模型设计时应引入如正则化等策略，以确保自编码器不只是简单地过拟合数据，而是能够有效地组织其潜在空间。

7.2.2.2 变分自编码器的定义

变分自编码器（variational autoencoder，VAE）是一种特殊的自编码器，设计目标是为了确保潜在空间的有效组织，并防止过拟合（KINGMA and WELLING，2013）。与传统的自编码器相似，VAE 包括编码器和解码器两部分。但它们之间的主要区别在于潜在空间的处理方式（图 7-2）。

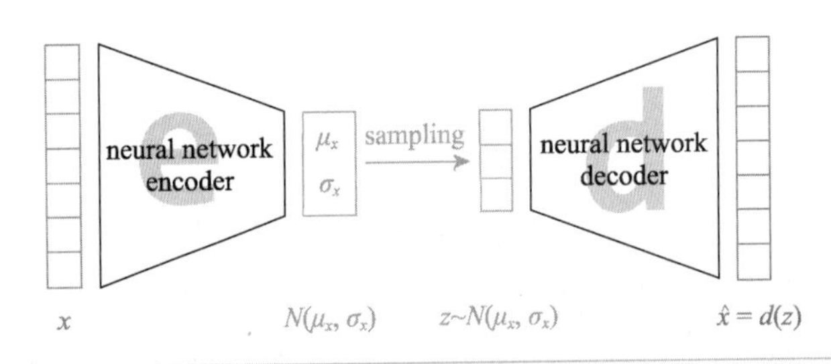

图 7-2 在变分自动编码器中，损失函数由一个重构项（优化编码-解码）和一个正则化项（使隐空间规则化）组成（ROCCA, 2019）

在 VAE 中，编码器的任务不仅仅是把输入数据编码成潜在空间中的一个点，而是要表示为一个概率分布，通常是正态分布。训练 VAE 时，编码器首先将输入转化为一个均值和协方差矩阵来定义潜在空间的这个分布。然后从这个分布中抽样一个点，通过解码器解码，产生一个重构输出。这个重构的输出与原始数据之间的差异定义了重构误差，它是训练过程中需要最小化的一部分。

但 VAE 的特殊之处在于，它加入了一个额外的正则化项，即 Kullback-Leibler 散度（VAN ERVEN and HARREMOS，2014），来度量编码器产生的分布与一个标准正态分布的差异。这样，损失函数既考虑了重构误差，也考虑了这个正则化项，从而确保潜在空间具有良好的结构性。通过这种方式，VAE 可以在局部通过协方差，以及在全局通过均值来正则化潜在空间。

7.2.2.3 变分自编码器的数学详解

下面我们从更数学化的角度看待变分自编码器。在定义数据时，用 x 表示数据，并假设它由一个无法直接观测的潜在变量 z 生成。对于每一个数据点，存在两步生成过程：

①从先验分布 $p(z)$ 中选择一个潜在表示 z；

②基于条件似然分布 $p(x|z)$ 生成数据 x。

与简单的自编码器相比，变分自编码器的不同之处在于它不使用确定性的编码器和解码器，而是一个概率版本。解码器由概率 $p(x|z)$ 定义，它描述了在给定潜在编码 z 时，数据 x 的分布。编码器则由概率 $p(z|x)$ 定义，描述了在给定数据 x 的情况下潜在变量 z 的分布。更

重要的是，变分自编码器加入了对于潜在空间的规范化。具体来说，潜在编码 z 被假定为遵循先验分布 $p(z)$，并借助贝叶斯定理来确定先验 $p(z)$、条件似然 $p(x \mid z)$ 和后验 $p(z \mid x)$ 之间的关系。

$$p(z|x)=\frac{p(x|z)p(z)}{p(x)}=\frac{p(x|z)p(z)}{\int p(x|u)p(u)du} \tag{7.3}$$

假定存在一个标准高斯分布 $p(z)$，以及一个高斯分布 $p(x \mid z)$。把先验 $p(z)$假设为标准正态分布是因为，理论上，任何一个分布都可以由正态分布经过一个复杂函数变换映射得到。在这个高斯分布 $p(x \mid z)$ 中，均值由潜在变量 z 经过一个确定性函数 f 来定义，而协方差矩阵则由常数 c 与单位矩阵 I 的乘积构成。这里的函数 f 被认为是函数族 F 中的一个成员，尽管该函数族目前还未被明确定义。稍后将对这个函数进行选择，从而完善模型。

$$p(z) \equiv \mathcal{N}(0,I) \tag{7.4}$$

$$p(x \mid z) \equiv \mathcal{N}(f(z),cI),\ f \in F, c>0 \tag{7.5}$$

在已知函数 f 的情况下，理论上可以通过已知的 $p(z)$ 和 $p(x \mid z)$ 以及贝叶斯定理来计算 $p(z \mid x)$。这构成了一个典型的贝叶斯推理问题。然而，由于分母中的积分问题，这种计算通常是不可行的。因此，需要使用近似方法，如变分推理。

在统计学领域，变分推理（variational inference，VI）是一种用于近似复杂概率分布的技术。其核心思想是设置一个参数化的分布簇，例如高斯分布簇，这个分布簇的参数包括均值和协方差。然后，在这个分布簇内寻找一个最能近似目标分布的分布。找到这个最佳分布通常涉及最小化某种近似误差度量，大多数情况下是 Kullback-Leibler 散度，并通过梯度下降方法来优化这个分布族的参数。

在这个应用场景中，高斯分布 $q_x(z)$ 被用来近似 $p(z \mid x)$。该高斯分布的均值和协方差由两个参数 x 依赖的函数 g 和 h 定义。目标是在函数族 G 和 H 中找到最优的 g 和 h 函数，以此达到最佳的近似。这种参数化的估计可以据此进行表达。

$$q_x(z) \equiv \mathcal{N}(g(x),h(x)),\ g \in G, h \in H \tag{7.6}$$

换句话说，此处的目标是找到最优的函数 g 和 h，以最小化近似分布和目标分布 $p(z \mid x)$ 之间的 Kullback-Leibler 散度。为达此目标，需要优化函数 g 和 h，或更准确地说，优化它们的参数，从而在这一组变分推理的候选分布簇中找到最佳的近似。

$$\begin{aligned}
(g^*,h^*) &= \arg\min_{(g,h)\in G\times H} KL\left(q_x(z), p(z|x)\right)\\
&= \arg\min_{(g,h)\in G\times H}\left(\mathbb{E}_{z\sim q_x}\left(\log q_x(z)\right)-\mathbb{E}_{z\sim q_x}\left(\log\frac{p(x|z)p(z)}{p(x)}\right)\right)\\
&= \arg\min_{(g,h)\in G\times H}\left(\mathbb{E}_{z\sim q_x}\left(\log q_x(z)\right)-\mathbb{E}_{z\sim q_x}\left(\log p(z)\right)-\mathbb{E}_{z\sim q_x}\left(\log p(x|z)\right)+\mathbb{E}_{z\sim q_x}\left(\log p(x)\right)\right)\\
&= \arg\min_{(g,h)\in G\times H}\left(\mathbb{E}_{z\sim q_x}\left(\log p(x|z)\right)-KL\left(q_x(z), p(z)\right)\right)\\
&= \arg\min_{(g,h)\in G\times H}\left(\mathbb{E}_{z\sim q_x}\left(-\frac{\| x-f(z)\|^2}{2c}\right)-KL\left(q_x(z), p(z)\right)\right)
\end{aligned} \tag{7.7}$$

在之前的推导中，第一行定义了问题：由于无法直接求解 $p(z \mid x)$，所以目标是通过近似

的 $q_x(z)$ 来实现。最终的损失函数是两个分布之间的 KL 散度；第二行通过贝叶斯公式展开了 $p(z|x)$，并进一步用 KL 散度的公式做了变换，特别是考虑到 z 是从 q_x 分布中采样的；第三行和第四行主要是利用对数变换进一步简化了第二行的第二项，第四行的最后一项 $\mathbb{E}_{z\sim q_x}(\log p(x))$，由于 x 是已知的，实际上是一个常数，无需在计算中考虑；第三行的前两项合并，就是 $\mathrm{KL}(q_x(z), p(z))$，从而导出第五行；第六行则是基于前面的假设：$p(x|z) \equiv \mathcal{N}(f(z), cI)$，利用正态分布的定义得出结论。

这个推导揭示了，在近似后验概率 $p(z|x)$ 时，需要在两个方面找到平衡：①最大化观测数据的可能性（通过最大化期望对数似然，即第一项）；②使近似分布 $q_x(z)$ 接近先验分布 $p(z)$（通过最小化它们之间的 KL 散度，即第二项）。这种权衡在贝叶斯推理中是常见的，它反映了在数据和先验信念之间需要找到一个平衡点。

迄今为止，有一个假设是函数 f 是已知的，这有助于通过变分推理来近似后验概率 $p(z|x)$。然而，在实际应用中，这个解码器函数 f 并不是预先确定的，也需要进行优化。实际上，只有两个可优化因素在模型中：参数 c，它定义了条件似然分布的方差；以及函数 f，它定义了该分布的均值。这是因为后验概率 $p(z|x)$ 是通过已知的标准高斯先验 $p(z)$ 和条件分布 $p(x|z)$（通过变分推理）近似得到的。

因此，考虑到先前的讨论，可以在函数族 F 中对任何函数 f 找到最佳的后验概率近似 q_x^*，其中每个函数 f 都定义了一个不同的条件分布 $p(z|x)$。目标是找到一个能最大化给定 z 下 x 的期望对数似然的函数 f，当 z 是从 q_x^* 中采样的。简而言之，对于一个给定的输入 x，目标是最大化从 q_x^* 采样得到的 z 用于从 $p(x|z)$ 中采样 $\hat{x}$，使得 $\hat{x}$ 与 x 尽可能接近的概率。因此，我们正在寻求能达到这一目标的最优函数 f。

$$f^* = \underset{f\in F}{\arg\max}\, \mathbb{E}_{z\sim q_x^*}(\log(p(x|z)) = \underset{f\in F}{\arg\max}\, \mathbb{E}_{z\sim q_x^*}\left(-\frac{\|x-f(z)\|^2}{2c}\right) \tag{7.8}$$

在这个公式中，q_x^* 是依赖于函数 f 的，就像之前描述的那样。我们正在寻找最优的函数 f、g 和 h，这些函数能够满足上述公式。

$$(f^*, g^*, h^*) = \underset{(f,g,h)\in F\times G\times H}{\arg\min}\left(\mathbb{E}_{z\sim q_x}\left(-\frac{\|x-f(z)\|^2}{2c}\right) - KL\left(q_x(z), p(z)\right)\right) \tag{7.9}$$

在这个目标函数里，我们观察到与变分自编码器（VAE）的直观概念密切相关的几个元素。其中包括原始数据 x 与其通过函数 $f(z)$ 进行的重建之间的误差，以及由 q_x^* 与标准高斯分布 $p(z)$ 之间的 KL 散度构成的正则化项。因此，该公式基本上表达了变分自编码器（VAE）在输入重构精度和潜在变量正则化之间的权衡。如果忽视潜在变量的正则化，VAE 将退化为普通的自编码器，并可能在解码过程中导致过拟合。然而，过度的潜在变量正则化可能会损害重构的准确性。值得注意的是，常数 c 在平衡这两个项——即重建误差和正则化项——之间起到了关键作用。具体来说，如果 c 的值较大，模型则会假设围绕 $f(z)$ 的概率解码器具有更高的方差。这意味着模型将更倾向于强调正则化项，而较少考虑重建误差。相反，如果 c

的值较小，重建误差将会得到更多的重视，而正则化项的影响将会减少。这样，常数 c 有效地调节了模型在重建精度和正则化之间的权衡。

7.2.2.4　神经网络实现

截至目前，我们已经构建了一个基于三个函数 f、g、h 的概率模型。该模型的优化目标是找出最优的编码和解码函数，这一目标是通过变分推断（variational inference）形式化的。从前一节内容我们知道，$q_x(z)$ 被定义为 $\mathcal{N}(g(x),h(x))$，其中 g 和 h 分别代表能够生成与给定样本相匹配的正态分布的均值（期望）和方差。而 f 则作为解码函数。接下来的问题是：如何确定给定样本的专属正态分布 $p(z|x)$ 的均值和方差，以及如何找到最佳的解码函数 f？当前的主流方法是采用神经网络来实现这一目标。考虑到对所有可能的函数进行优化是不切实际的，我们选择了一个具体的优化领域，即使用神经网络来模拟这三个函数 f、g、h。在此背景下，F、G、H 是由神经网络定义的函数集，而优化工作主要集中于神经网络的参数。

继续深入，函数 $h(x)$ 为我们提供了 $q_x(z)$ 的协方差信息。理论上，$h(x)$ 可以产生一个完整的协方差矩阵。但为了计算的简便和减少参数量，我们采纳了一个附加的假设，即认为 $q_x(z)$，作为 $p(z|x)$ 的近似，是一个协方差矩阵仅在对角线上有值的高斯分布，这意味着各个变量是相互独立的。因此，$h(x)$ 现在只返回协方差矩阵的对角线值，这与 $g(x)$ 的维度相同。现在，我们可以通过神经网络轻松地计算均值和方差。但要注意，这种假设可能会使得我们的变分推断方法的近似结果不够准确。

与此不同，关于解码器部分，也就是模型 $p(z|x)$，我们采用了另一种假设。在这里，我们假设 $p(z|x)$ 是一个具有固定协方差的高斯分布。该高斯分布的均值由 z 的函数 f 定义，这个函数 f 由一个神经网络模型来实现。这提供了一个更全面的视图，涵盖了编码和解码的不同假设及其影响。

在变分自编码器（VAE）的框架下，整体架构是由编码器和解码器两部分连接而成的（图 7-3）。训练这种模型时，关键的一步是从编码器生成的分布中进行样本抽取。这个抽样过程必须以一种能够允许误差反向传播的形式来执行。解决这个问题的一个普遍方法是使用所谓的重参数化技巧（reparametrization trick）。该技巧允许我们在网络的中间层进行随机抽样，同时仍然能够执行梯度下降算法。具体地说，如果 z 是一个随机变量，服从均值为 $g(x)$ 和协方差矩阵 $h(x)$ 的高斯分布，重参数化技巧允许我们按如下方式表示:

$$z = h(x)\zeta + g(x),\ \zeta \sim N(0,\mathrm{I}) \tag{7.10}$$

以这种方式，我们可以在不妨碍网络学习的情况下，通过采样一个实系数来获得对高维向量的采样。这样整个过程就可导了。如果没有重采样技巧，我们需要从一个真实的分布中采样一个高维向量，这是不可导的；加入重采样技巧，我们将可以直接对均值和协方差向量进行反向传播。

在上述描述中，我们导出了变分自编码器（VAE）的目标函数，该目标函数在前一小节的最后一个等式中有所体现。在这个函数中，理论上的期望值通常由蒙特卡罗近似来代替，这在多数情况下只涉及单次抽样。设 $\mathrm{C} = 1/2\mathrm{c}$，这样我们就得到了与前一节直观推导的损

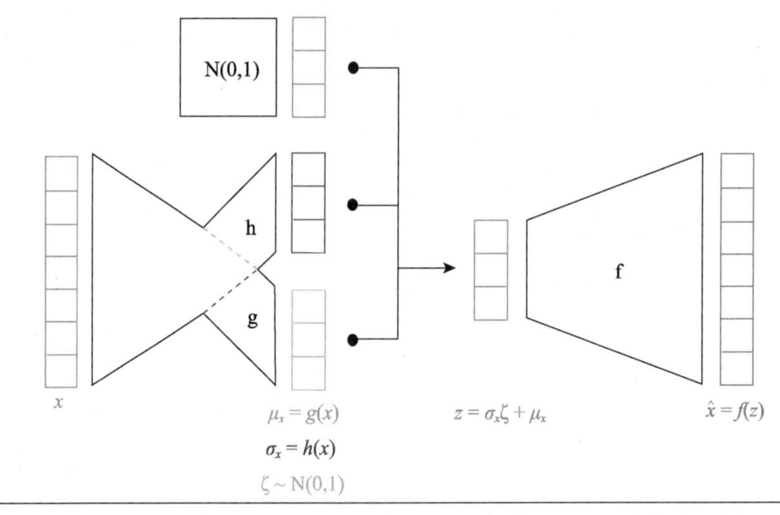

$$\text{loss} = C\|x - x\|^2 + KL[N(\mu_x, \sigma_x), N(0, I)] = C\|x - f(z)\|^2 + KL[NCg(x), h(x)), N(0,I)]$$

图 7-3　完整的 VAE 网络和损失函数表达形式（ROCCA，2019）

失函数基本相同的表达式。这个损失函数由两部分组成：一是重构项，用于衡量模型生成数据与真实数据的相似性；二是正则化项，用于约束模型复杂度。另外，常数 C 用于平衡这两个项的相对重要性。因此，VAE 的目标函数综合了重构和正则化两个方面，同时考虑了这两者之间的权衡，从而形成了一个完整的优化问题。

7.3　基于生成对抗模型的医学图像生成

7.3.1　GAN 的基本工作原理

生成对抗网络（GAN）架构首先由（GOODFELLOW et al.，2020）提出，全称生成对抗网络（generative adversarial networks），是深度学习领域的一种技术，它由两个部分组成：生成器（generator）和判别器（discriminator）。这两个部分以对抗的方式进行工作，因此得名对抗网络。它的基本原理可以理解为“捉迷藏”的游戏，生成器试图生成看起来像真实数据的伪造数据，而判别器的任务是判断输入的数据是真实的还是伪造的。

生成器（generator）的目标是创建看起来像来自某些未知的数据分布的新数据。生成器是一个神经网络，输入通常是一个随机的噪声向量，该网络会尝试将这个噪声转换为可以骗过判别器的数据。在整个训练过程中，生成器在不断地学习如何模拟真实数据的分布。判别器（discriminator）的任务是评估一个样本是否来自于真实的数据分布，或者是生成器生成的。它也是一个神经网络，输入是一个样本（可以是真实的，也可以是生成的），输出是这个样本来自于真实数据的概率。判别器在训练过程中，不断地学习如何更好地识别生成的样本。

在训练过程中，生成器和判别器是在对抗中进行学习的。首先，固定生成器通过给定真实数据和生成器生成的假数据，训练判别器。然后，固定判别器训练生成器，目标是让生成器生成的假数据能更好地骗过判别器。这个过程不断迭代，直到生成器生成的数据能以很高的概率骗过判别器。

具体来说，GAN 涉及一个数据集 X，该数据集具有内在的真实分布，我们表示为 Xr 。生成器（ G ），其参数由 θ_G 表示，鉴别器（ D ），其权重由 θ_D 定义（见图 7-4）。

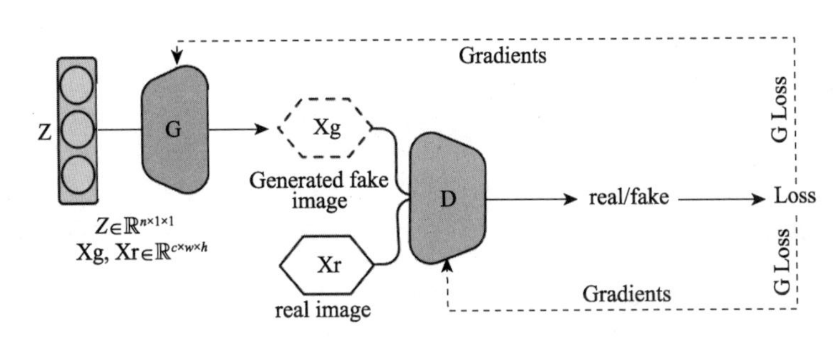

图 7-4　GAN 的通用结构

主要包括两个部分：生成器 G 和鉴别器 D；生成器 G 使用潜在向量 z 生成假图像；鉴别器 D 尝试区分生成的图像和真实图像，其作为二元分类器。这两个网络都通过反向传播进行训练

生成器 G 寻求建立一个映射关系 $\hat{x}=G(z;\theta_G)$，将从先验分布 $z\sim p_z(z)$ 中抽取的潜在随机变量 z 转换为生成的数据 $\hat{x}$ ，这些数据是 $\hat{x}$ 的一部分。这些生成的数据应遵循分布 $p_\theta(\hat{x}\,|\,z)$ 。主要目标是提高这种映射，使得生成的数据 $\hat{x}$ 的分布能够近似训练数据 X 的分布，即 $p_\theta(\hat{x}\,|\,z)\approx p_{real}$ 。

简单来说，生成器的功能是创建假数据，这些数据与真实数据无法区分。这个目标在判别器网络 D 的帮助下得以实现。D 的作用是区分假样本和真实样本。本质上，D 作为一个二分类器，对于真实样本赋值 $D(x)=1$，对于假数据赋值 $D(\hat{x})=0$ 。这两个网络互为对手。生成器努力逐渐生成越来越逼真的样本，这些样本被判别器误认为是真实的，而判别器不断学习区分真实和生成的样本。

在数学上，D 和 G 参与一个特定价值函数 $V(G;D)$ 的极小化极大游戏。生成对抗网络（GAN）的基本工作原理是通过解决以下最小最大(minimax)博弈来学习生成器和判别器：

$$\min_G \max_D (V(D,G))=\mathbb{E}_{x\sim p_{data}(x)}[\log D(x)]+\mathbb{E}_{z\sim p_z(z)}[\log(1-D(G(z)))] \tag{7.11}$$

这个最小最大博弈的目标是找到最优的判别器 D 和生成器 G 。现在一步步来解析这个公式：判别器 D 的目标是最大化 $V(D,G)$：判别器试图正确地分类其输入，因此它希望对于来自真实数据的样本 x，$D(x)$ 接近 1（因此 $\log D(x)$ 接近 0），对于来自生成器的假样本 x，$D(x)$ 接近 0（因此 $\log(1-D(x))$ 接近 0）。因此，判别器试图最大化这个值函数。而生成器 G 的目标则是最小化 $V(D,G)$：生成器试图欺骗判别器，使其认为生成的样本就是真实的样本。所以，生成器希望对于生成的样本 x，$D(x)$ 接近 1（使得 $\log(1-D(x))$ 尽可能地负）。因此，生成器试图最小化这个值函数。

在训练过程中，我们交替地更新判别器 D 和生成器 G 。首先，固定生成器，更新判别器使得 $V(D,G)$ 最大化。然后，固定判别器，更新生成器使得 $V(D,G)$ 最小化。重复这个过程直到达到某个停止准则（例如，固定次数的迭代或者判别器和生成器的性能不再提高）。

训练判别器 D 的目标是最大化对假数据和真实数据的正确标签分配的概率，而生成器 G 则通过最小化 $\log(1-D(G(z)))$ 来训练，试图欺骗判别器 D 认为生成的样本是真实的。在实践中，这些网络通常被实现为多层神经网络，并通常通过小批量随机梯度下降法交替训练。训练完成后，只需随机抽取一个 z 并将其通过生成器，就可以合成数据。

这种对抗性训练框架表现出一些有趣的特性：①生成器 G 仅通过从判别器反向传播的梯度进行更新；②不需要在 z、x 和 $\hat{x}$ 之间明确的对应关系，这样输入就不会被 G 明确地记忆。③优化方程会最小化真实和合成数据分布之间的 Jensen-Shannon（JS）散度。

对于上面的最后一点，做如下说明。实际上，在对抗过程中，当 G 固定时，最优的判别器应满足：

$$D_G^*(x)=\frac{p_{data}(x)}{p_{data}(x)+p_g(x)} \tag{7.12}$$

在最优判别器的情况下，生成器的目标函数变为：

$$\begin{aligned}V(D_G^*,G)&=\mathbb{E}_{x\sim p_{data}(x)}[\log D_G^*(x)]+\mathbb{E}_{x\sim p_g(z)}[\log(1-D_G^*(x))]\\&=\mathbb{E}_{x\sim p_{data}(x)}\left[\log\frac{p_{data}(x)}{\frac{1}{2}(p_{data}(x)+p_g(x))}\right]+\mathbb{E}_{x\sim p_g(x)}\left[\log\frac{p_g(x)}{\frac{1}{2}(p_{data}(x)+p_g(x))}\right]-\log 4\\&=2JSD(p_{data}\parallel p_g)-\log 4\end{aligned} \tag{7.13}$$

一项与生成器的更新无关，因为我们不能优化由最优判别器引入的 $p_g(x)$，而只能优化第二项里期望符号下标里的 $p_g(x)$，并且在优化生成器时，log 里的 $p_g(x)$ 不能与期望下标的 $p_g(x)$ 同等看待。因此对于生成对抗网络，一般不说生成器在优化什么散度，只说判别器在估计什么散度。

7.3.2　GAN 的工作局限性或训练中的问题

GAN 的优点在于它能够在不需要人工设计特定特征或者特定算法的情况下，学习数据的真实分布，因此在图像生成、文本生成等任务中有非常广泛的应用。尽管理论上很扎实，但原始的 GAN 已被证明在训练上相当困难。总体收敛性严重依赖于超参数调整，以避免梯度消失或梯度爆炸，而且它们容易出现模式崩溃（Mode Collapse）（Kazeminia et al.，2020）。这个术语描述的是一种现象，即 GAN 将所有的 z 映射到非常相似的合成样本，这些样本只覆盖数据分布的单一模式。在优化过程中，这些模式也可能会改变（所谓的模式跳跃）。这些问题仍然是 GAN 研究的重要问题，已经提出了大量的扩展和子类来应对这些问题，以下的小节将介绍其中的一部分。

7.3.2.1　模式崩溃

生成对抗网络训练中的模式崩溃指生成网络开始生成非常相似或完全相同的输出，而忽视了训练数据中的其他模式。这意味着生成的数据集的多样性降低，即使它可能仍然能欺骗判别器。这个问题在训练 GAN 时是非常常见的，并且会严重影响模型的性能。模式崩溃发生是因为生成器找到了一种方法，可以生成一种假数据，这种假数据能最大化判别器犯错的概率，即最小化 $E\{\log\{1-D(G(z))\}\}$。然而，这可能意味着生成器只生成了一种类型的数据，而忽略了数据分布的其他部分。在数学上，这可以看作是优化问题的局部最小值。生成器找到了一种方法可以欺骗判别器，但这并不意味着它找到了最好的方法。它可能被困在了一个局部最小值中，无法产生多样性的数据。模式崩溃并不容易解决，因为模式崩溃的原因深深地嵌入在 GAN 的概念中。解决模式崩溃可以通过创建具有高泛化能力的判别器来实现，能够稳健地确定模式崩溃的症状。

7.3.2.2　模式不收敛

尽管收敛性均衡存在的事实已经被证明，但在实践中，达到这个均衡并不容易（WIATRAK et al.，2019）。G 和 D 本质上都是神经网络。因此，优化过程在网络的参数中运行，而不是直接学习概率密度函数。此外，这个博弈被描述为非凸-凹的，这使得梯度下降上升(GDA)算法很难收敛，通常会导致发散、循环行为或振荡。尽管有许多有前途的实际应用，但在训练 GAN 时仍然可能遇到难以收敛的问题（GE et al.，2018）。

7.3.2.3　梯度消失

在深度学习模型，包括 GAN 的训练中，梯度消失是一个常见问题。所谓梯度消失，就是在反向传播过程中，梯度值逐渐变小，甚至接近于零，导致深层网络中的权值更新非常缓慢，使得训练过程变得极其困难。在数学上，梯度消失可以被理解为在反向传播过程中，链式法则导致深层网络梯度值接近零。假设我们有一个损失函数 L，一个深度为 n 的神经网络，网络的每一层都是一个函数 f_i，那么我们可以用链式法则来计算损失函数相对于第 i 层权重的梯度：

$$\frac{\partial L}{\partial w_i}=\frac{\partial L}{\partial f_n}\times\frac{\partial f_n}{\partial f_{n-1}}\times\ldots\times\frac{\partial f_{i+1}}{\partial f_i}\frac{\partial f_i}{\partial w_i}\tag{7.14}$$

如果每个 $\partial f_{i+1}/\partial f_i$ 的值都小于 1，那么随着层数 n 的增加，这个梯度值将会快速减小，最终可能接近于零。在 GAN 训练中，最小化 minimax GAN 的目标函数会导致梯度消失的问题，比如，当源和目标的分布没有正确对齐时，D 会接近最优水平，这导致 GAN 的目标函数的梯度几乎为零。这导致 G 得到的反馈很少。梯度消失可能会导致生成器或判别器的训练过程陷入困境，因为它们的参数更新变得非常缓慢，使得模型无法学习到有效的表示。这种情况发生在判别器能够在生成器逼近数据分布之前极其明显地识别出真实样本和假样本的差异。为了解决这个问题，研究者们提出了多种方法，如使用 ReLU 等防止梯度消失的激活函数，或者使用批量归一化（batch normalization）（IOFFE and SZEGEDY，2015）等方法改善网络的训练条件。

7.3.3　GAN 的分类

有许多种类的 GAN 架构被提出用于不同的应用目的，如面部操作、图像到图像的翻译、图像超分辨率等。GAN 的类型在三个方面有所不同：①不同的架构；②判别器的不同目标；③生成器的不同目标。这些扩展遵循 GAN 的总体概念，提高性能和图像生成。在这个调查中，我们关注的是在医疗领域成功应用的类型，以及被用作启发不同应用的模型。

7.3.3.1 Vanilla GAN

最原始的生成对抗网络是在 2014 年由 Ian Goodfellow 提出来的，又称 Vanilla GAN。

前文介绍的 GAN 的基本结构就是 Vanilla GAN，是由两个同时训练的模型构成的：生成器和判别器（GOODFELLOW et al.，2020）。

7.3.3.2 深度卷积生成对抗网络

深度卷积生成对抗网络（deep convolutional generative adversarial networks，DCGAN）是生成对抗网络的一种扩展，它主要在网络结构上进行了改进（RADFORD et al.，2015），使用卷积神经网络（convolutional neural networks，CNN）作为生成器和判别器，优化了生成图像的质量和多样性。在传统的 GAN 中，生成器和判别器通常由全连接网络（dense networks）或者简单的卷积网络组成。而在 DCGAN 中，生成器和判别器都是深层卷积神经网络。这使得 DCGAN 能够更好地处理具有复杂结构的图像数据。

DCGAN 的设计中引入了一些卷积网络的最佳实践，例如：①DCGAN 利用卷积解码器操作的空间上采样能力为 G，这允许使用 GAN 生成更高分辨率的图像。②使用 strided convolutions 和 fractional-strided convolutions 代替池化层，这使得网络能够自己学习到空间层次结构，提高了生成图像的质量。③在生成器和判别器中使用 batch normalization，这改善了模型的训练稳定性，防止了训练过程中的模式崩溃。④在生成器中使用 ReLU 激活函数，而在判别器中使用 LeakyReLU 激活函数，这使得梯度能够更好地在网络中传播，避免了梯度消失问题。以上这些设计使得 DCGAN 在生成图像方面相比传统 GAN 有显著的改进。通过训练 DCGAN，可以得到能够生成清晰、真实感强、具有多样性的图像的模型。此外，DCGAN 的一个重要贡献是发现在训练过程中，生成器的隐空间（latent space）表现出了有意义的结构。这意味着在隐空间中的方向和距离变化可以对应到生成图像的语义变化，这为进一步研究和利用生成模型提供了可能。DCGAN 生成的视觉质量图像在定量上优于后来提出的其他 GANs。然而，模式崩溃是 DCGAN 的一个主要弱点。

7.3.3.3 WGAN

GAN 在训练过程中经常面临着严重的问题：对判别器（discriminator）的训练很难把握火候。如果判别器训练得太好，那么生成器（generator）就无法得到足够的梯度来继续优化。在这种情况下，训练目标实际上就变成了最小化真实数据分布与合成数据分布之间的 JS 散度，这将导致梯度消失的问题，使得生成器无法得到有效的反馈，因此不能进行有效的学习。反过来，如果判别器训练得太弱，那么它的指示作用将不显著，无法为生成器提供有用的梯度信息，这同样会阻碍生成器的优化（ARJOVSKY and BOTTOU，2017）。为了解决这个问题，WGAN（Wasserstein GAN）被提出（ARJOVSKY et al.，2017）。WGAN 引入了一种新的距离度量——Wasserstein 距离，用以替代 JS 散度。在训练过程中，WGAN 的目标是最小化真实数据分布和生成数据分布之间的 Wasserstein 距离。相比于 JS 散度，Wasserstein 距离有一个很好的性质——即使两个分布没有重叠，或者重叠部分微小，它也能提供有用的梯度。这意味着在训练中，无论判别器训练得多好，生成器总能从判别器获得有用的梯度信息，这使得训练过程更为稳定，也解决了原始 GAN 存在的问题。

假设 p_r 和 p_g 之间有一定的距离，可以看出从 p_{g_0} 到 $p_{g_{50}}$ 到 $p_{g_{100}}$ 的调整演变过程中，p_g 的分布与 $\mathrm{p_r}$ 越来越接近。从理论计算上来看 p_{g_0} 和 $p_{g_{50}}$ 与 $\mathrm{p_r}$ 的 JS 散度都为 0，两者没有不同，都无法实现梯度更新，无法训练成更好的生成器。但是从实际意义来看，p_{g_0} 和 $p_{g_{50}}$ 与 $\mathrm{p_r}$ 之间的距离却有很大的差异，p_{g_0} 距离 $\mathrm{p_r}$ 更远一点，它所代表的生成器的性能更弱，而 $p_{g_{50}}$ 距离 $\mathrm{p_r}$ 更近一些，它代表的生成器虽然性能也差，但是比 p_{g_0} 这个生成器更好一点，然而这种差异无法在最初的 GAN 中体现出来（图 7-5）。

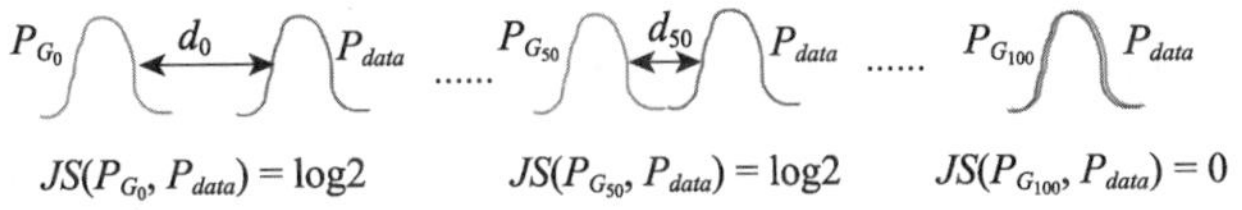

P_{G_0} d_0 P_{data} ...... $P_{G_{50}}$ d_{50} P_{data} ...... $P_{G_{100}}$ P_{data}

$JS(P_{G_0}, P_{data}) = \log 2$　　$JS(P_{G_{50}}, P_{data}) = \log 2$　　$JS(P_{G_{100}}, P_{data}) = 0$

图 7-5　JS 散度无法度量大距离的数据分布情况

因此，需要对“生成分布与真实分布之间的距离”探索一种更合适的度量方法。学者们把眼光转向了 Earth-Mover 距离，简称 EM 距离，又称 Wasserstein 距离。

WGAN 里使用 Wasserstein 距离来替换掉 JS 散度，从而彻底解决了“完美判别器”的问题。Wasserstein 距离的表达式如图 7-6 所示。

$$W(p_{data}, p_g) = \inf_{\gamma \sim \Pi(p_{data}, p_g)} \mathbb{E}_{(x,y)\sim\gamma}[\| x - y \|] \tag{7.15}$$

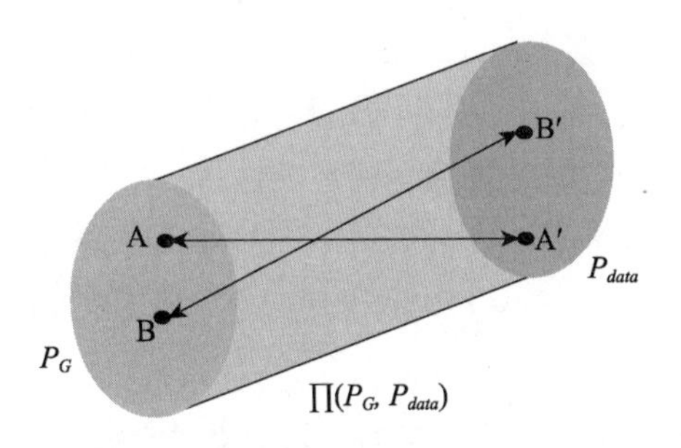

图 7-6　Wasserstein 距离的直观表达

图 7-6 所示，γ 是这个区域内任何一个可能的线条，把 p_{data} 和 p_G 区域内的点命名为 x 和 y，$\Pi(p_{data}, p_G)$ 是 p_{data} 和 p_G 两个区域内所有的 (x, y) 这种距离的联合分布的集合，也就是所有可能的点的连线所组成的区域，如图 7-6 的蓝色部分。因此从中采样 $(x, y) \sim \gamma$ 得到一个真实的样本 x 和生成样本 y，并算出这对样本之间的距离 $x - y$。

wasserstein 距离表示从一个分布转移成另一个分布所需的最小代价。计算所有可能的取样 γ 下，样本对距离的期望 $\mathbb{E}_{(x,y)\sim\gamma}[\| x - y \|]$，在所有可能的距离期望里面能够达到的下界，即所有期望值中的最小值 $\inf_{\gamma \sim \Pi(p_{data}, p_g)} \mathbb{E}_{(x,y)\sim\gamma}[\| x - y \|]$，就定义为 wasserstein 距离。

wasserstein 距离相比 JS 散度的优越性在于，即便两个分布没有重叠，wasserstein 距离仍然能够反映它们的远近。

JS 散度是突变的，要么最大要么最小，wasserstein 距离相对 JS 散度具有优越的平滑特性，理论上可以解决梯度消失问题，如果要用梯度下降法优化模型参数，前者可能提供不了梯度，wasserstein 距离却可以。类似地，在高维空间中如果两个分布不重叠或者重叠部分可忽略，JS 散度既反映不了远近，也提供不了梯度，但是 wasserstein 却可以提供有意义的梯度。

以上就是 WGAN 的主要思想。简而言之，WGAN 通过引入 wasserstein 距离和对判别器函数的限制，提高了 GAN 的训练稳定性，并解决了一些传统 GAN 面临的问题。至于解决模式崩溃问题，直观地说，如果生成器只能生成有限种模式的数据（即模式崩溃），那么生成数据分布与真实数据分布在其他模式上就会完全不重叠，此时使用 wasserstein 距离仍然可以指导生成器扩大其模式的覆盖范围。这就是为什么 WGAN 可以在一定程度上解决模式崩溃问题。

7.3.3.4　条件生成对抗网络（cGAN）和 pix2pix

cGAN 是一种条件模型，允许在生成模型中添加额外信息，以便控制生成的数据。GAN 的输入是一个 n 维随机向量 z，而输出是某类图片，即使这些图片都属于同一类别，有着相似的风格，但我们却无法控制生成出来的数据长什么样子。而如果我们想要让生成出来的数据可控，我们通常需要给他一个额外的输入标签作为指导条件。这类模型一般称作条件模型（conditional model），而基于这种思想衍生出来的 GAN 模型，被称为 conditional GAN（cGAN）（MIRZA and OSINDERO，2014）。简单来说，在 cGAN 中，指导条件（称作 y）也会编码成向量形式，通过拼接（concatenate）的方式与随机向量 z 融合，并放入生成器中生成图像 $G(z,y)$。在鉴别阶段，y 依然会作为额外信息，通过多层映射与真实数据 x、生成数据 G(z,y)融合，形成新的向量，送入鉴别器进行判断。

pix2pix 是借鉴了 cGAN 的思想，如果把一幅图像作为条件，则生成的假图像就与这个条件图像有对应关系，从而实现了一个从图像到图像的翻译（image-to-image translation）过程（ISOLA et al.，2017）。

图 7-7 给出了 pix2pix 模型的基本结构图，其中 G 为生成器，D 为鉴别器。由于输入是图像而非低维向量，因此 G 不再是一个简单的解码器，而是一个编码-解码的结构（encoder-decoder）。经典的 pix2pix 模型中使用 U-Net 作为编码-解码结构。鉴别器 D 也区别于传统 GAN 的鉴别器，使用的叫作 Patch Discriminator。值得注意的是，在 pix2pix 模型中，G 与 D 都会以 x 为输入（即图 7-7 中的轮廓图），在 G 中，x 作为输入来通过编码-解码结构获得 $G(x)$，而在 D 中，x 作为指导条件（conditions）来辅助鉴别器进行判断。所以 pix2pix 本质上就是一个 cGAN。cGAN 和 pix2pix 的对比图如图 7-8 所示。

cGAN 是最早的 GAN 的变种之一，把原生 GAN 中的概率全改成条件概率即为 cGAN 或者 pix2pix 的损失函数：

$$\mathcal{L}_{cGAN}(G,D)=\mathbb{E}_{x\sim p_{data}}\log D(x\mid y)-\mathbb{E}_{x\sim p_g}[1-D(x\mid y)] \tag{7.16}$$

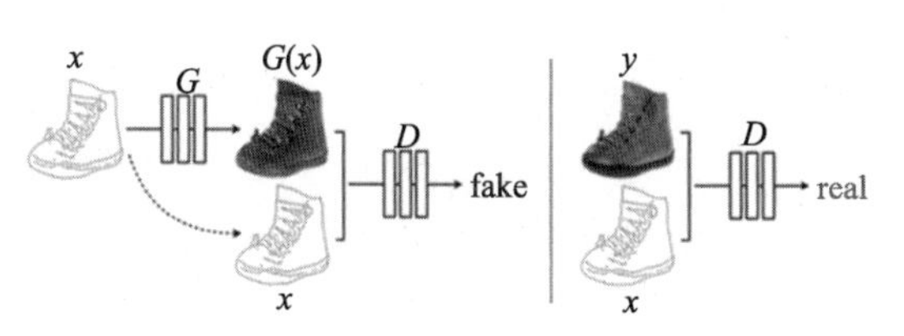

图 7-7　训练一个 cGAN 以实现边缘→照片的映射

鉴别器 D 学习区分由生成器合成的假图像和真实的边缘图片对比；生成器 G 则学习欺骗鉴别器；与无条件的 GAN 不同，cGAN 中的生成器和鉴别器都观察输入的边缘图（ISOLA et al.，2017）

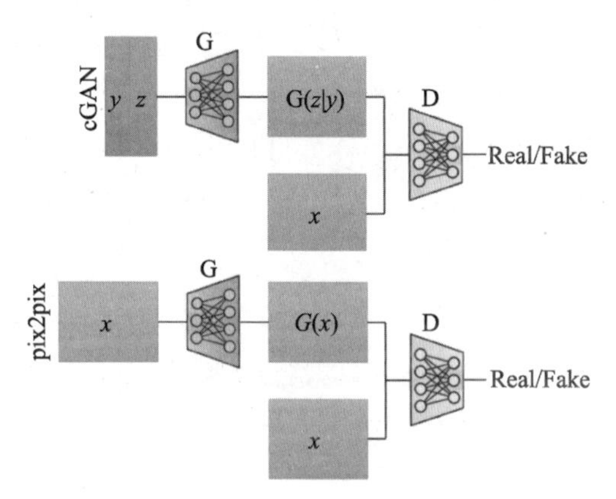

图 7-8　cGAN 和 pix2pix 网络的结构差异

pix2pix 生成网络 G 的输入端只有一个输入，可以理解为条件 y 是一张图片

pix2pix 模型的损失函数共有两部分组成，上面列出的只是 GAN loss 这个部分，由于我们不仅希望输出的图片"看起来真"，还要让输出 $G(x,z)$ 在构图结构及细节上更贴近目标图像 y。因此，我们还需要引入像素级别的损失函数，来让对应像素的值尽可能接近。这类损失函数使用最多的就是 L1 和 L2 损失。于是最终损失函数如下：

$$\mathcal{L}_{pix2pix}(G,D)=\min_G \max_D \mathcal{L}_{cGAN}(G,D)+\lambda\mathcal{L}_{L_1}(G) \tag{7.17}$$

7.3.3.5　循环一致性生成对抗网络

循环一致生成对抗网络（Cycle-Consistent Adversarial Networks，CycleGAN）是生成对抗网络（GAN）的一种变体，主要用于解决无监督的图像到图像的转换问题，即在没有成对训练数据的情况下，将一种图像风格转换为另一种图像风格（ZHU et al.，2017）。CycleGAN 在传统 GAN 的基础上引入了一个重要的约束：循环一致性（cycle consistency）。具体来说，CycleGAN 包含两个生成器（G 和 F）和两个判别器（Dx 和 Dy）。生成器 G 负责将源域 X 的图像转换为目标域 Y 的风格，生成器 F 则负责将目标域 Y 的图像转换为源域 X 的风格。循环一致性约束即要求一个图像首先被 G 转换到目标域，然后再被 F 转换回源域，经过这样的往返转换后，图像应当保持不变。

因此，CycleGAN 的损失函数包含两部分：对抗性损失和循环一致性损失。对抗性损失同传统的 GAN 一样，鼓励生成器产生判别器无法区分的假图像。具体的损失函数如下：

$$\mathcal{L}_{\text{GAN}}(G,D_x)=E[\log(D_x(x))]+E[\log(1-D_x(G(x)))] \tag{7.18}$$

$$\mathcal{L}_{\mathrm{GAN}}(F,D_y)=E[\log(D_y(y))]+E[\log(1-D_y(F(y)))] \tag{7.19}$$

除了对抗性的损失，循环一致损失也是必不可少的。理想情况下，我们希望 CycleGAN 学习周期一致的变换函数 F 和 G。这意味着，在给定输入 x 的情况下，我们希望前后变换 $F(G(x))=x'$ 准确地输出原始输入 x，如图 7-9 所示。

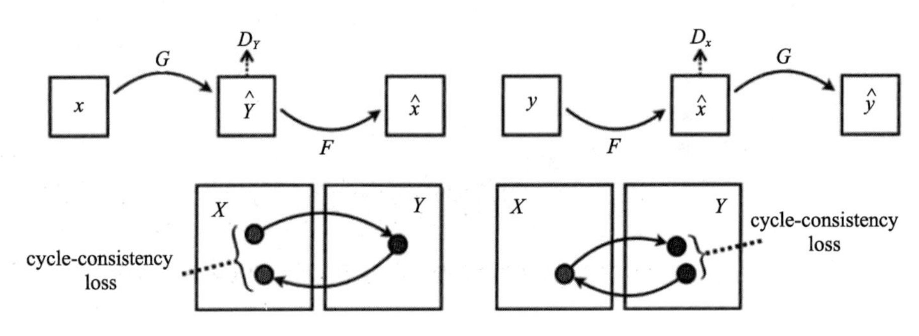

图 7-9　CycleGAN 模型

包含两个映射函数 G：X → Y 和 F：Y → X，以及相应的对抗性鉴别器 DY 和 DX；
模型引入了两个周期一致性损失以描述一下直观的转换路径：如果图像从一个域转到另一个域，然后再转回来，应该回到开始的地方，这里面包含两个损失，前向周期一致性损失：$x \rightarrow G(x) \rightarrow F(G(x)) \approx x$，
反向周期一致性损失：$y \rightarrow F(y) \rightarrow G(F(y)) \approx y$（ZHU et al.，2017）

仅使用 GAN 损失训练 CycleGAN 并不能保证保持循环的一致性。 因此，额外的循环一致性损失被用于强制执行此属性。将该损失定义为输入值 x 与前向预测 $F(G(x))$ 以及输入值 y 与前向预测 $G(F(x))$ 之间的差异。差异越大，预测与原始输入的距离就越远。理想情况下，网络将这种损失降到最低。

循环一致损失是必不可少的，没有循环一致损失，CycleGAN 可能会生成结构上看似合理但内容上与原始图像没有明确对应关系的图像，比如模型把所有 X 的图片都转换为 Y 空间中的同一张图片，反之亦然。因此，循环一致性减少了这些网络可以学习的映射的可能集合，并迫使 F 和 G 进行相反的转换。 这一点非常重要，尽管有些转换可以实现降低对抗损失的目标，但它们并不一致，因为它们对数据应用了不同的更改。 使用循环一致性迫使 F 和 G 彼此相反。

$$\mathcal{L}_{\mathrm{Cycle}}=E\left|G(F(x))-x\right|+E\left|F(G(y))-y\right| \tag{7.20}$$

CycleGAN 的设计能够解决无监督的图像到图像的转换问题，即在没有一对一对应的源域和目标域图像对的情况下，依然能够将源域图像的风格转换为目标域图像的风格。这为图像风格迁移、季节变换、物体转化等任务提供了一种有效的解决方案。CycleGAN 常用于医学图像的跨模态（YANG et al.，2018），以及图像重建（YOU et al.，2019）。

7.3.3.6　基于风格的 GAN

StyleGAN（KARRAS et al.，2019），以及后来的改进版 StyleGAN2（KARRAS et al.，2020）通常被视为最先进的基于 GAN 的生成神经网络，引入了从以前的工作中借鉴的多种技巧，例如渐进式 GAN（ProGAN）（KARRAS et al.，2017），它逐步以不同的分辨率训练 GAN，

这导致了更好的质量和更稳定的训练过程。StyleGAN 还带有一个大幅修改的生成器，其中包括自适应实例规范化块（AdaIN）（HUANG and BELONGIE，2017），在网络的每个层级注入噪声，并在输入潜在向量 z 上使用 8 层 MLP 映射函数。

StyleGAN 中的“Style”是指数图像中的细节信息。拿人脸识别来说，这里 Style 指人脸的风格，包括了脸型上面的表情、人脸朝向、发型等，还包括纹理细节上的人脸肤色、人脸光照等方方面面。

StyleGAN 重点关注生成器网络（G）的完善和优化。生成器网络主要由以下四个模块构成。分别对应图 7-10 中的四个红色方框。

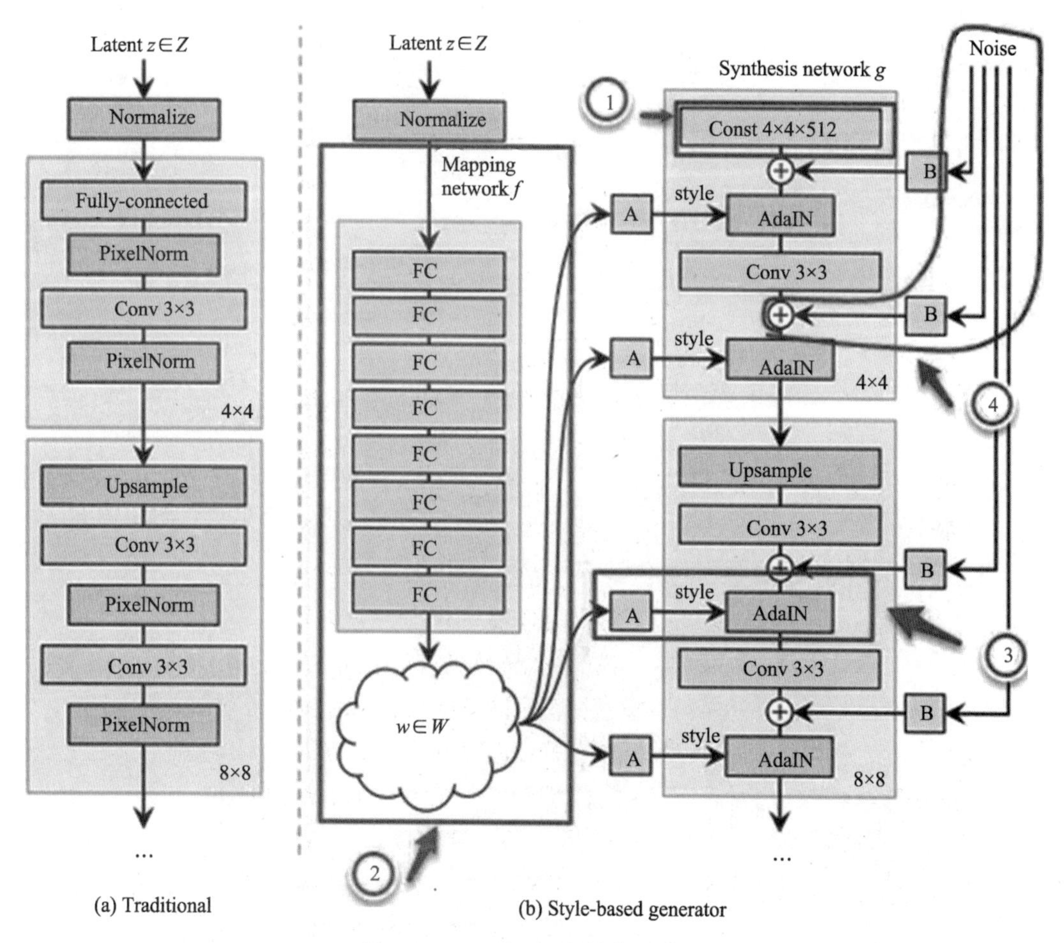

图 7-10　StyleGAN 的结构示意图

大致可以分为四个模块：①移除了传统的输入（remove traditional input）；②映射网络（Mapping Network）；③样式模块（style modules，AdaIN，自适应实例归一化）；④随机变化（Stohastic variation，通过加入噪声为生成器生成随机细节）（WOOO，2019）

（1）生成网络

整个模型设计受到了 PG-GAN（渐进式增长的 GAN）的启发。PG-GAN 的核心特色是分阶段培训（图 7-11）最初从低分辨率的图像（如 4×4）开始，并逐步提高到更高的分辨率。这种方法的一个潜在优势，如笔者所提，是其能够细致地操纵图像的各种视觉特质。随着图层（及其分辨率）的增加，影响的图像特性越来越详细。以人脸生成为例，这些特质大致可分为三层。①基础层：最高分辨率达到 8×8，决定了基本的姿态、发型和面部轮廓；②中间层：分辨率从 16×16 至 32×32，涉及更细致的面部细节和表情；③高级层：分辨率从 64×64 至 1 024×1 024，主要关注色彩调配（如眼睛、发色和肤色）及微小细节。

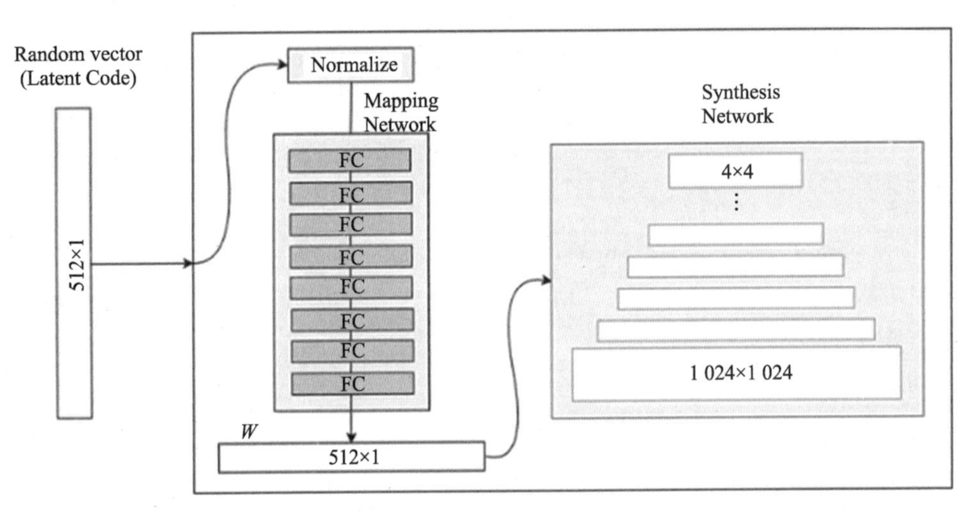

图 7-11　StyleGAN 中带有映射网络的生成器（除了 ProGAN 合成网络外）（HOREV，2018）

（2）映射网络（Mapping network）

如图 7-12 所示，左侧部分可看到从隐变量 z 转变为中间变量 w 的步骤。这里的 w 主要用于定义生成图像的风格。那么，为何不直接用 z，而要转化为 w 呢？

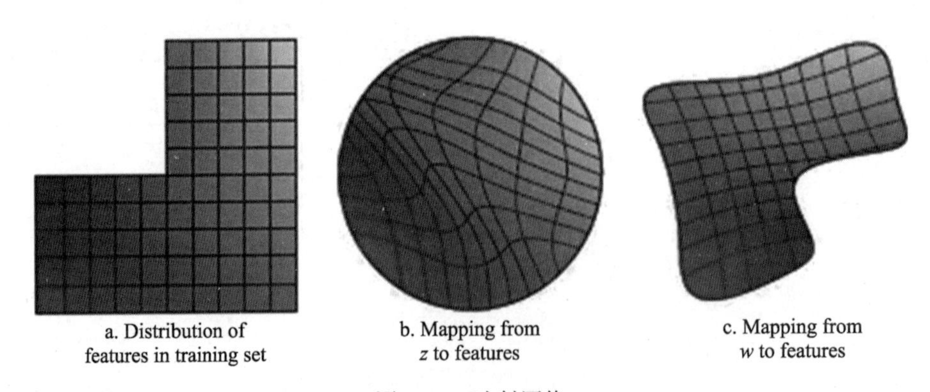

图 7-12　映射网络

a. 训练集中某些特征组合可能是缺失的；b. 这迫使从 z 到图像特征的映射变得弯曲，以便在 z 中消失这种被禁止的组合，以防止采样无效的组合；c. 从 z 到 w 的学习映射能够“撤销”许多的扭曲（KARRAS et al.，2019）

映射网络的核心是把初始输入向量转换成一个中间向量，其中每个元素都对应不同的视觉属性。这一步骤至关重要，因为直接用原始输入向量去控制图像特点是受限的，这是因为它必须符合训练数据的统计特性。比如说，如果数据集中黑发的人物图片比较多，那么输入向量的大部分值可能都会与这一特性相对应。这意味着某些输入元素不能直接映射到某些特征，这样的情况我们称之为特征纠缠。但是，借助另一个神经网络，我们能生成一个向量，这个向量不必完全按照训练数据的分布，从而减少各特征间的相互影响。具体来说，这个映射网络包含 8 个全连接层，输出维度（512×1）与输入层相同。

（3）样式模块（AdaIN）

W 通过每个卷积层的 AdaIN 输入到生成器的每一层中。图 7-13 中的 A 代表一个可学习的仿射变换。具体的计算方法包含三个步骤：①首先每个特征图 x_i（feature map）独立进行归一化 $((x_i-\mu(x_i))/\sigma(x_i)$，特征图中的每个值减去该特征图的均值然后除以方差；②一个可学习的仿射变换 A（全连接层），将 w 转化为 style 中 AdaIN 的平移和缩放因子 $y=(y_{s,i}, y_{b,i})$，代表转换为每个通道的比例和偏差；③然后对每个特征图分别使用 style 中学习到的平移和缩放因子进行尺度和平移变换。

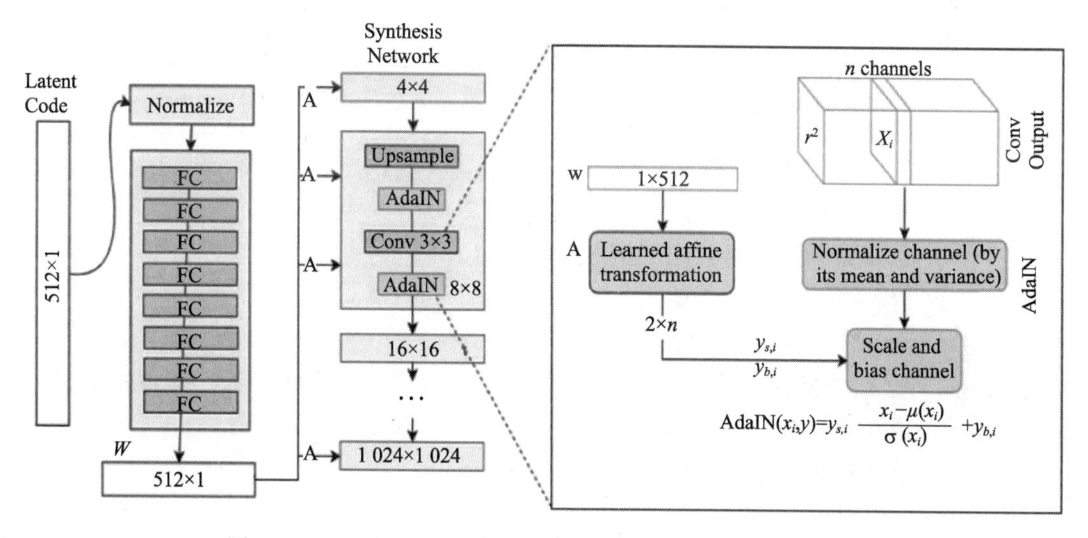

图 7-13　StyleGAN 中的样式模块（AdaIN）（WOOO，2019）

使用 style 来形容 y，是因为类似结构已在风格迁移中使用（batch Normalization 也有类似的结构），但是不同之处在于这里的缩放和平移因子是用隐码 w 计算得到，而不是用一个图像计算得到的。

（4）随机变化

图像中的细节风格往往带有一定的随机性，例如人脸中头发的确切位置。这种微观风格的随机性使得图像显得更为真实，并且提高了输出的变化性。为了注入这些细微特点到 GAN 生成的图像中，常规做法是给输入加入随机噪声，这个噪声之后被送入生成器。但控制这些噪声有时是一个挑战，由于特征纠缠问题，稍微调整噪声可能会影响图像的其他部分。

为了解决这个问题，这个框架（图 7-14）在合成网络的每一个分辨率层次加入规模化的噪声。这种噪声基于高斯噪声形成的单通道图像，为合成网络的每一层提供一种噪声影响。在卷积操作后，而在 AdaIN 操作前，将此噪声整合到生成器。更进一步，对这个输入的高斯噪声进行了学习式的缩放变换，并广播到所有的特征映射上。

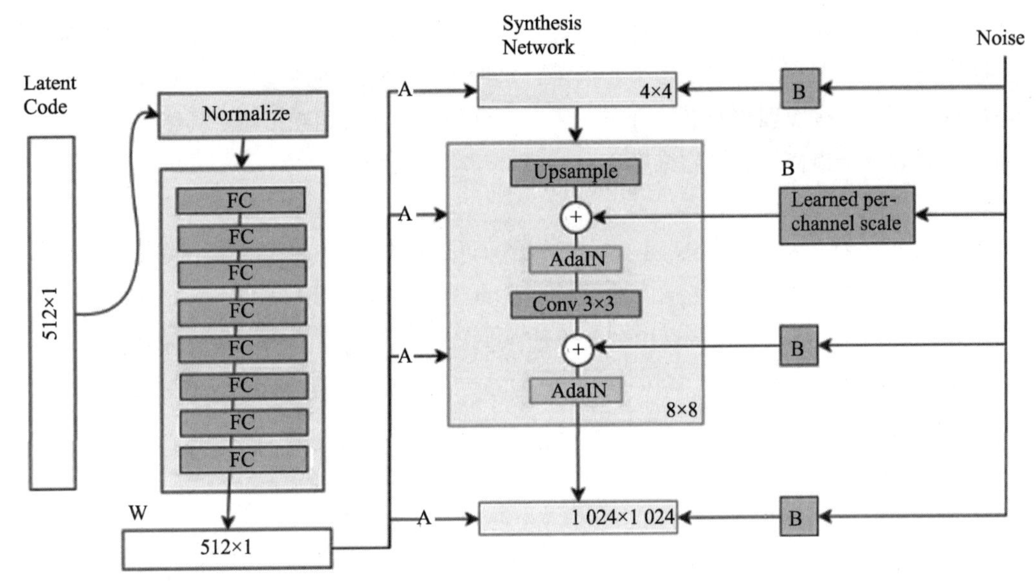

图 7-14　StyleGAN 在合成网络的每个分辨率层级上添加缩放噪声（WOOO，2019）

尽管很多的 GAN 模型，如 ProGAN，使用随机性来初始化生成器的图像，但 StyleGAN 去掉了这个传统的随机输入。它利用中间向量 W 和 AdaIN 来生成图像，从而无需开始时的随机噪声输入，而是采用了固定值。这种方法有助于降低特征纠缠问题，使得网络仅依赖于中间向量 W，而不是交织在一起的输入向量。此外，StyleGAN 的生成器在每个层级都使用中间向量和 AdaIN，这有助于网络学习与不同分辨率相关的图像风格。

StyleGAN 无疑是创新性的，不只是因为其生成高品质、真实的图像，更因为它提供了更强大的图像控制和解释能力。这让制造可信赖的合成图像变得更为容易。许多后续的研究也借鉴了 StyleGAN 中的技巧，特别是映射网络和 AdaIN 方法。

7.4　基于扩散模型的医学图像合成

7.4.1　扩散模型的基本介绍

扩散模型（Diffusion Models）发表伊始并没有收到太多的关注，因为它的工作模式不像 GAN 那样简单好理解。最近几年扩散模型正在生成模型领域异军突起，几个最先进的文本生成图像模型都是基于扩散模型来完成的。生成扩散模型的大火始于 2020 年所提出的 DDPM（denoising diffusion probabilistic model）（HO et al.，2020），论文展示其在图像合成方面击败了 GAN，所以后续很多图像生成领域开始转向 DDPM 领域的研究。

灵感源于非平衡热力学（non-equilibrium thermodynamics）的扩散模型，属于生成型模型，旨在产生与训练集类似的数据。其核心机制是首先向训练数据注入高斯噪声，再学习如何逆向消除这些噪声以恢复数据。完成训练后，通过向模型输入随机噪声并执行去噪过程，从而实现数据的生成。

更具体地说，扩散模型是一种隐变量模型（latent variable model），使用马尔可夫链

（markov chain，MC）映射到潜空间。如图 7-15 所示，通过马尔可夫链，在每一个时间步 t 中逐渐将噪声添加到数据中以获得后验概率 $q(x_{1:T} \mid x_0)$，其中 $x_1,\cdots,x_T$ 代表每一个时间步 t 中输出数据和下一个时间步 $t+1$ 中输入数据，并且同时也是潜空间变量。也就是说扩散模型的潜变量与输入数据具有相同的维度。

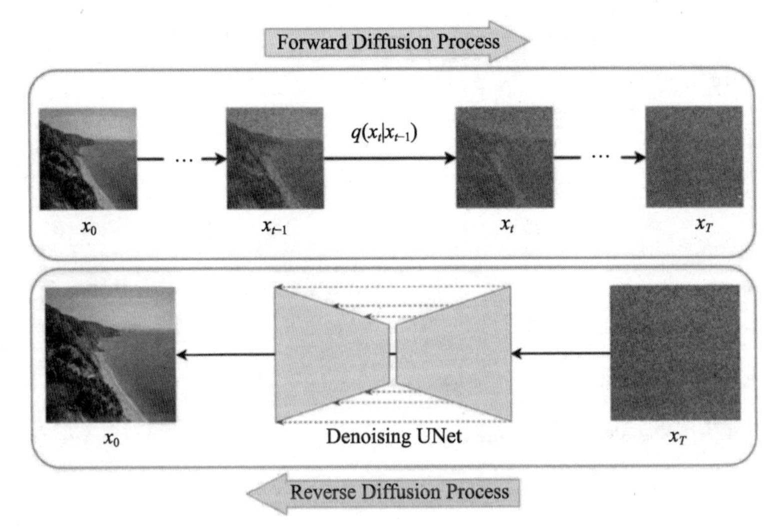

图 7-15　扩散模型概览

扩散模型主要由两个阶段组成：首先是从原始信号到噪声的转变（正向/扩散阶段）（forward/diffusion process），其次是从噪声返回到原始信号的逆变过程（reverse process）。这个动态变化可视为一个状态间的转移，形成一个马尔可夫链，其下标代表了图像的扩散阶段。最终，原始图像在经过扩散模型作用后会逐渐转变为纯粹的高斯噪声图像。模型的重点训练在逆扩散阶段。其目标是学习如何逆转前述的转变，即训练对应的概率分布。通过反向沿马尔可夫链遍历，模型可以再次生成数据。不同于 GAN 或 VAE，扩散模型不是简单通过一个模型生成数据，而是依赖马尔可夫链的方式，学习并应用噪声来产生新数据。

7.4.2　DDPM

首先将对目前主流扩散模型的基石（denoising diffusion probabilistic model，DDPM）进行介绍，后续的扩散模型大都是基于 DDPM 的框架所设计。

我们已经知道，扩散模型分为两个主要阶段：正向（或扩散）阶段和逆向（或逆扩散）阶段。在这两个阶段中，输入数据首先逐步变为噪声，然后这些噪声又被逐渐恢复为接近原始的数据样本。这两个过程都采用了马尔可夫链的形式，通常涉及大约 1 000 个步骤。而在逆向阶段，数据被生成。对于 DDPM 的推导，我们可以将其分解为几个关键步骤（图 7-16）。理解这些步骤的含义有助于深入了解整个推导过程。

$$q(X_t \mid X_{t-1}) \xrightarrow{\text{推导}} q(X_t \mid X_0) \xrightarrow{\text{推导}} q(X_{t-1}) \mid X_t, X_0) \xrightarrow{\text{近似}} p(X_{t-1}|X_t)$$

前向加噪　　合并噪声　　去噪后验分布　　神经网络拟合

图 7-16　DDPM 推导过程的关键步骤（笑书神侠，2023）

7.4.2.1 正向过程（扩散过程）

扩散过程是指的对数据逐渐增加高斯噪声直至数据变成随机噪声的过程。如图 7-17 所示，对于原始数据 $x_0 \sim q(x_0)$，总共包含 T 步的扩散过程的每一步都是对上一步得到的数据 x_{t-1} 按如下方式增加高斯噪声，得到一系列噪声图像 $x_1, x_2, \cdots, x_T$：

$$q(x_t \mid x_{t-1}) = \mathcal{N}(x_t; \sqrt{1-\beta_t} x_{t-1}, \beta_t I) \tag{7.21}$$

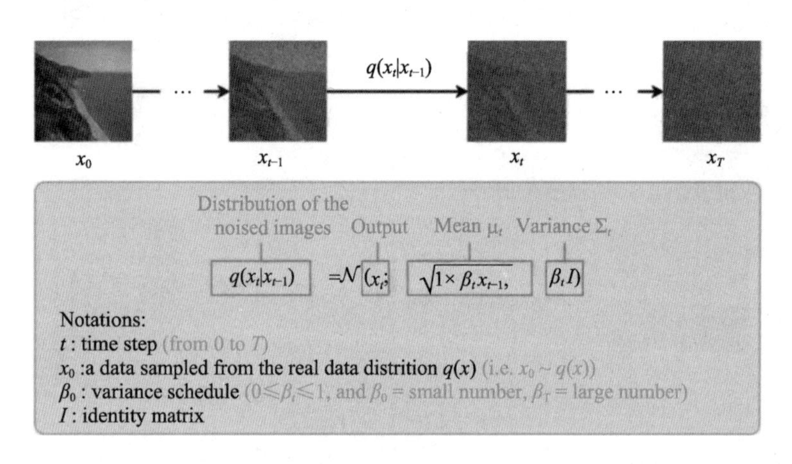

图 7-17 DDPM 的正向推导过程（STEINS，2023）

这里 x_t 是输出，$\{\beta_t\}_{t=1}^{T}$ 为每一步所采用的方差，它介于 0 ~ 1 之间。对于扩散模型，我们往往称不同 step 的方差设定为方差策略(variance schedule)或者噪声策略(noise schedule)，通常情况下，越后面的 step 会采用更大的方差，即满足 $0 < \beta_1 < \beta_2 < \cdots < \beta_T < 1$。在一个设计好的噪声策略下，如果扩散步数 T 足够大，那么最终得到的 x_T 就完全丢失了原始数据而变成了一个随机噪声。扩散过程的每一步都生成一个带噪声的数据 x_t，整个扩散过程也就是一个马尔卡夫链：

$$q\left(x_{1:T}|x_0\right) = \prod_{t=1}^{T} q\left(x_t|x_{t-1}\right) \tag{7.22}$$

在 DDPM 中，β_t 是预先设置的定值参数。扩散过程有一个重要的特性，我们可以直接采样任意时 t 下的加噪结果 x_t。将 $\alpha_t := 1-\beta_t$ 以及 $\bar{\alpha}_t := \prod_{s=1}^{t} \alpha_s$，则我们可以得到：

$$q(x_t \mid x_0) = N(x_t; \sqrt{\bar{\alpha}_t} x_0, (1-\bar{\alpha}_t) I) \tag{7.23}$$

这个公式表示任意步骤 t 的噪声图像，都可以通过 x_0 直接加噪得到，后面需要用到。

可以证明，当扩散步数 T 足够大，那么最终得到的 x_T 就变成了一个标准的高斯分布。之所以希望得到标准高斯分布，是因为去噪是从标准高斯分布开始采样的。换一个表达方式，x_t 可以用标准高斯噪声 $\in_t \sim N(0,1)$ 显式的表示为：

$$x_t = \sqrt{\bar{\alpha}_t} x_0 + \sqrt{(1-\bar{\alpha}_t)} \in_t \tag{7.24}$$

7.4.2.2　逆向过程（拟扩散过程）

逆向过程从一张随机高斯噪声图片 x_T 开始，通过逐步去噪生成最终的结果或真实图片 x_0。如果知道反向过程的每一步真实的条件分布 $q(x_{t-1} | x_t)$，那么从一个随机噪声开始，逐步采样就能生成一个真实的样本。逆向过程的大致流程可参见图 7-18。设逆向过程的条件分布符合高斯分布：

$$q(x_{t-1} | x_t) = \mathcal{N}(x_{t-1}; \tilde{\mu}_t(x_t, x_0), \tilde{\beta}_t I) \tag{7.25}$$

然而，真实的条件分布 $q(x_{t-1} | x_t)$ 无法直接求解，因为它是难以处理的，所以必须通过神经网络（在 DDPM 中使用的是 U-Net）$p_\theta(x_{t-1} | x_t)$ 来近似。近似值 $p_\theta(x_{t-1} | x_t)$ 服从正态分布，其均值和方差设置如下：

$$\begin{cases} \mu_\theta(x_t, t) := \tilde{\mu}_t(x_t, x_0) \\ \Sigma_\theta(x_t, t) := \tilde{\beta}_t I \end{cases} \tag{7.26}$$

于是，$p_\theta(x_{t-1} | x_t)$ 可以表示为：

$$p_\theta(x_{t-1} | x_t) = \mathcal{N}(x_{t-1}; \mu_\theta(x_t, t), \Sigma_\theta(x_t, t)) \tag{7.27}$$

这个过程可以理解为，根据 x_t 作为输入，预测高斯分布的均值和方差，再基于预测的分布进行随机采样得到 x_{t-1}。通过不断的预测和采样过程，最终生成一张真实的图片。

这里高斯分布的均值和方差用参数化的模型 $\mu_\theta(x_t, t)$ 和 $\Sigma_\theta(x_t, t)$ 给出。从上式中可以看出，只要能够得到逆向添加噪声过程中的均值和方差，就能够从 x_T 开始，一步一步还原，最终得到 x_0，因此，我们的模型就是要估计出每一步的 μ_θ 和 Σ_θ。

当已有逆向过程概率 $p_\theta(x_{0:T})$，通过变化可得到逆向过程最终产出的数据似然函数 $p_\theta(x_0)$，我们遵循通用做法，直接把负对数似然（negative log likelihood）作为训练 Loss。即：

$$\text{Loss} = -\log(p_\theta(x_0)) \tag{7.28}$$

这个设置与 VAE 中的设置非常相似。可以优化变分的下界，而不是优化损失函数本身。通过优化一个可计算的变分下界，可以间接优化不可处理的损失函数。

$$\begin{aligned} -\log p_\theta(x_0) &\leqslant -\log p_\theta(x_0) + D_{KL}(q(x_{1:T} | x_0) \| p_\theta(x_{1:T} | x_0)) \\ &= -\log p_\theta(x_0) + \mathbb{E}_{x_{1:T} \sim q(x_{1:T} | x_0)}\left[\log \frac{q(x_{1:T} | x_0)}{\frac{p_\theta(x_{0:T})}{p_\theta(x_0)}}\right] = -\log p_\theta(x_0) \\ &\quad + \mathbb{E}_q\left[\log \frac{q(x_{1:T} | x_0)}{p_\theta(x_{0:T})} + \log p_\theta(x_0)\right] = \mathbb{E}_q\left[\log \frac{q(x_{1:T} | x_0)}{p_\theta(x_{0:T})}\right] \end{aligned} \tag{7.29}$$

再经过一系列的推导，上面的公式可以表达为：

$$-\log p_\theta(x_0) < \mathbb{E}_q\left[D_{KL}(q(x_T | x_0)) + \sum_{t=2}^{T} D_{KL}(q(x_{t-1} | x_t, x_0) \| p_\theta(x_{t-1} | x_t)) - \log p_\theta(x_0 | x_1)\right]$$

上式中共有三项，第一项 $D_{KL}(q(x_T | x_0))$，由于 q 没有可学习的参数，x_T 只是一个高斯噪声概率，因此这一项在训练期间将是一个常数，可以忽略。第三项是最后一步去噪的重建损失，在训练过程一般也进行忽略，因为可以使用第二项中的相同神经网络对其进行近似，

忽略它能大大降低实施成本。因此，只需要对第二项进行解析（图 7-18）。

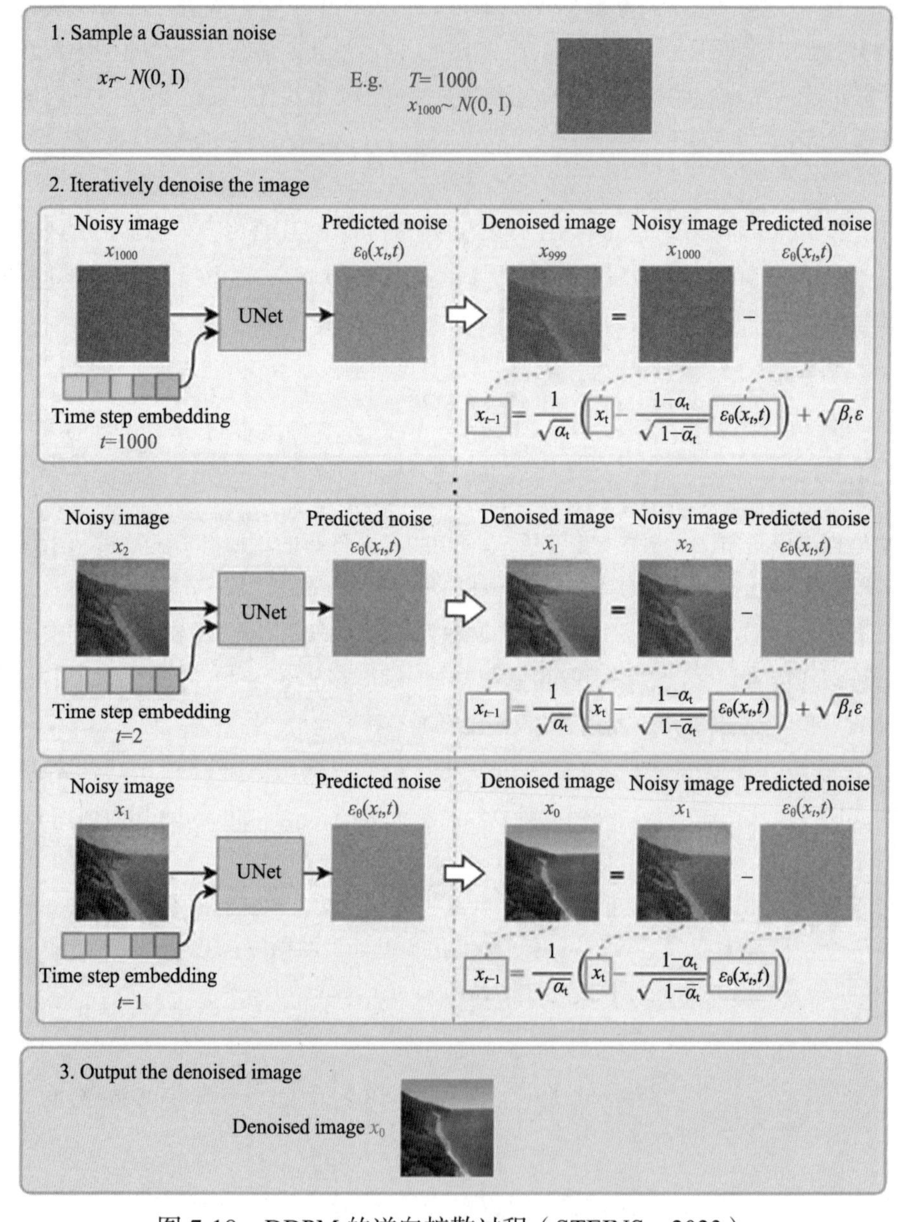

图 7-18　DDPM 的逆向扩散过程（STEINS，2023）

第二项中新的后验分布 $q(x_{t-1} \mid x_t, x_0)$ 可以通过贝叶斯公式求解，再结合前向马尔科夫性质可得：

$$q(x_{t-1} \mid x_t, x_0) = q(x_t \mid x_{t-1}, x_0)\frac{q(x_{t-1} \mid x_0)}{q(x_t \mid x_0)} = q(x_t \mid x_{t-1})\frac{q(x_{t-1} \mid x_0)}{q(x_t \mid x_0)} \tag{7.30}$$

从上面公式可以看出，后验分布 $q(x_{t-1} \mid x_t, x_0)$ 的计算只依赖前向传播，而前向传播是已知的，因而可以用解析法求解。根据马尔科夫链的性质，当 t 趋于无限大的时候，初始状态对当前状态的影响越来越小，甚至可以忽略，利用这个性质，可以认为在扩散过程中 $q(x_t \mid x_0) \approx q(x_t)$ 或者 $q(x_{t-1} \mid x_t, x_0) \approx q(x_{t-1} \mid x_t)$。于是：

$$\begin{aligned} q(x_{t-1} \mid x_t, x_0) &= q(x_t \mid x_{t-1}) \frac{q(x_{t-1} \mid x_0)}{q(x_t \mid x_0)} \\ &\propto \exp\left(-\frac{1}{2}\left(\frac{(x_t - \sqrt{\alpha_t} x_{t-1})^2}{\beta_t} + \frac{(x_{t-1} - \sqrt{\bar{\alpha}_{t-1}} x_0)^2}{1-\bar{\alpha}_{t-1}} - \frac{(x_t - \sqrt{\bar{\alpha}_t} x_0)^2}{1-\bar{\alpha}_t}\right)\right) \\ &= \exp\left(-\frac{1}{2}\left(\frac{\alpha_t}{\beta_t} + \frac{1}{1-\bar{\alpha}_{t-1}}\right) x_{t-1}^2 - \left(\frac{2\sqrt{\alpha_t}}{\beta_t} x_t + \frac{2\sqrt{\bar{\alpha}_{t-1}}}{1-\bar{\alpha}_{t-1}} x_0\right) x_{t-1} + C(x_t, x_0)\right) \end{aligned} \tag{7.31}$$

其中 $C(x_t, x_0)$ 是不包含 x_{t-1} 的项，所以忽略细节。根据标准高斯密度函数，均值和方差可以如下参数化：

$$\tilde{\beta}_t = \frac{1}{\dfrac{\alpha_t}{\beta_t} + \dfrac{1}{1-\bar{\alpha}_{t-1}}} = \frac{1}{\dfrac{\alpha_t - \bar{\alpha}_t + \beta_t}{\beta_t(1-\bar{\alpha}_{t-1})}} = \frac{1-\bar{\alpha}_{t-1}}{1-\bar{\alpha}_t} \beta_t \tag{7.32}$$

另外，

$$\tilde{\mu}_t(x_t, x_0) = \frac{\left(\dfrac{2\sqrt{\alpha_t}}{\beta_t} x_t + \dfrac{2\sqrt{\bar{\alpha}_{t-1}}}{1-\bar{\alpha}_{t-1}} x_0\right)}{\left(\dfrac{\alpha_t}{\beta_t} + \dfrac{1}{1-\bar{\alpha}_{t-1}}\right)} = \frac{\sqrt{\alpha_t}(1-\bar{\alpha}_{t-1})}{1-\bar{\alpha}_t} x_t + \frac{\sqrt{\bar{\alpha}_{t-1}} \beta_t}{1-\bar{\alpha}_t} x_0 \tag{7.33}$$

由公式 7-24 可得：$x_0 = \frac{1}{\sqrt{\bar{\alpha}_t}}(x_t - \sqrt{(1-\bar{\alpha}_t)}\epsilon_t)$，插入上面的公式可得：

$$\tilde{\mu}_t = \frac{\sqrt{\alpha_t}(1-\bar{\alpha}_{t-1})}{1-\bar{\alpha}_t} x_t + \frac{\sqrt{\bar{\alpha}_{t-1}} \beta_t}{1-\bar{\alpha}_t} \frac{1}{\sqrt{\bar{\alpha}_t}}(x_t - \sqrt{(1-\bar{\alpha}_t)}\epsilon_t) = \frac{1}{\sqrt{\alpha_t}}\left(x_t - \frac{1-\alpha_t}{\sqrt{1-\bar{\alpha}_t}}\epsilon_t\right) \tag{7.34}$$

为了尽量让分布 $p_\theta(x_{t-1} \mid x_t)$ 与 $q(x_{t-1} \mid x_t)$ 接近，直观上来讲，可以让这两个分布的均值和方差尽量接近，在数学上，衡量两个分布的差异大小可以用 KL 散度测量。DDPM 中对分布 $p_\theta(x_{t-1} \mid x_t)$ 做了简化，采用固定的方差：$\Sigma_\theta(x_t, t) = \tilde{\beta}_t$。经过推导可得 $p_\theta(x_{t-1} \mid x_t)$ 与 $q(x_{t-1} \mid x_t)$ 的 KL 散度为：

$$D_{KL}(q(x_{t-1} \mid x_t) \| p_\theta(x_{t-1} \mid x_t)) = \frac{1}{2\sigma_t^2} \| \tilde{\mu}_t(x_t, x_0) - \mu_\theta(x_t, t) \|^2 \tag{7.35}$$

其中，$\sigma_t^2 = \widetilde{\beta}_t$。

神经网络 $p_\theta(x_{t-1} \mid x_t)$ 就是通过学习后验分布 $q(x_{t-1} \mid x_t, x_0)$ 进行训练，训练完毕后，推理时直接用 $p_\theta(x_{t-1} \mid x_t)$ 进行采样。

对于神经网络来说，和前面一样我们采用固定方差，并将希望拟合的 μ_θ 写成与真实均值 $\tilde{\mu}_t$ 一样的形式，只是将 ϵ_t 替换为神经网络的拟合噪声 ϵ_θ，于是可以得到下面的公式：

$$\mu_\theta = \frac{1}{\sqrt{\alpha_t}}\left(x_t - \frac{1-\alpha_t}{\sqrt{1-\bar{\alpha}_t}}\epsilon_\theta(x_t, t)\right) \tag{7.36}$$

将新得到的两个均值表达式重新代入 KL 散度的表达式中，可以得到：

$$D_{KL}(q(x_{t-1}\mid x_t)\parallel p_\theta(x_{t-1}\mid x_t))=\frac{1}{2\sigma_t^2}\frac{(1-\alpha_t)^2}{(1-\bar{\alpha}_t)\alpha_t}\parallel \epsilon_t-\epsilon_\theta(x_t,t)\parallel^2 \tag{7.37}$$

于是，整个训练过程的损失函数可以写为：

$$\mathcal{L}_t=\mathbb{E}_{x_0,\epsilon_t\sim N(0,1)}\left[\frac{1}{2\sigma_t^2}\parallel \tilde{\mu}_t(x_t,x_0)-\mu_\theta(x_t,x_0)\parallel^2\right]=\mathbb{E}_{x_0,\epsilon_t\sim N(0,1)}\left[\frac{(1-\alpha_t)^2}{2\alpha_t(1-\bar{\alpha}_t)\sigma_t^2}\parallel \epsilon_t-\epsilon_\theta(x_t,t)\parallel^2\right]$$

其中，可以看到上面公式中有加权项为常数：

$$\frac{(1-\alpha_t)^2}{2\alpha_t(1-\bar{\alpha}_t)\sigma_t^2} \tag{7.38}$$

DDPM 进一步通过忽略加权项并简单地将目标噪声和预测噪声进行比较，得到了简化的损失函数：

$$\mathcal{L}_t^{\text{simple}}=\mathbb{E}_{t\sim[1,T],x_0,\epsilon_t}[\parallel \epsilon_t-\epsilon_\theta(x_t,t)\parallel^2] \tag{7.39}$$

总之，为了逼近所需的去噪（denoise）步骤 q，只需要使用神经网络 ϵ_θ 来逼近噪声 ϵ_t。也就是说，只要在去噪（denoise）的过程中，让模型去预测噪声，就可以达到让“模型产生图片的分布”和“真实世界的图片分布”逼近的目的。现在再来回顾训练和采样的过程，在训练的过程中，只需要去预测噪声，就能在数学上使得模型学到的分布和真实的图片分布不断逼近。而使用模型做采样，即去测试模型能生成什么质量的图片时，即可由推导结论，从 x_t 推导 x_{t-1}，直至还原出 x_0。

7.4.3 基于条件引导的扩散模型

DDPM 扩散模型在生成图片时，都是输入一个随机高斯噪声数据，然后逐步地产出一张有意义的真实图片。这个过程中每一步都是一个随机过程，所以每次执行产出的图片都不一样，生成的图像多样性非常好。但这也是一个缺点：生成的图像不可控，无法控制这个生成过程并令其生成我们想要的图像内容。

鉴于此，很多研究在如何控制图像生成的过程方面提出了很多有效的方案。直观地说，可以在扩散过程中引入额外的信息来指导或者说控制整个扩散模型，假设这个额外的信息为 y，它可以是一段文本、一张图片或者图像的类别标签。引入 y 之后的模型就变成了一个以 y 为条件的条件概率分布。

通常而言，对于通用图像生成任务，加入类别条件能够比无类别条件生成获得更好的效果，这是因为加入类别条件的时候，实际上是大大减小了生成时的多样性。从方法上来看，条件控制生成的方式分两种：事后修改（classifier-guidance）和事前训练（classifier-free）。

7.4.3.1 事后修改

Classifier-Guidance 方案最早出自 *Diffusion Models Beat GANs on Image Synthesis*（DHARIWAL and NICHOL，2021），最初就是用来实现按类生成的；后来工作推广了“Classifier”的概念，使得它也可以按图、按文来生成。classifier-guidance 方案的训练成本比较低，但是推断成本会高些，而且控制细节上通常没那么到位。

OpenAI 的 guided diffusion（NICHOL et al.，2021）提出了一种简单有效的类别引导的扩散模型生成方式。guided diffusion 的主旨在于，在逆向过程中，每进行一步，都利用分类网络对当前生成的图像进行分类。接下来，根据分类得分与目标类别的交叉熵损失来计算梯度，并用这个梯度来指导接下来的生成步骤。这种策略的一个显著优势在于无需从头开始训练扩散模型。只需在前向传递过程中加入这种指导机制，就可以实现期望的生成效果。

在 DDPM 中，无条件的逆向过程可以用 $p_\theta(x_{t-1}|x_t)$ 来描述，在加入类别条件 y 后，逆向过程可以表示为：

$$p_{\theta,\phi}(x_{t-1}|x_t,y)=Z\cdot p_\theta(x_{t-1}|x_t)\cdot p_\phi(y|x_{t-1}) \tag{7.40}$$

这里 Z 是常量。这个公式表示的意思是，基于类别条件的逆向过程，可以由无条件的逆向过程结合生成结果的分类损失来度量，此处 $p_\phi(y|x_{t-1})$ 表明的即是一个单独训练的分类模型。总的来说，扩散模型由于每一次逆向过程都要至少一次遍历网络，所以总体生成速度通常还是比较慢的。guided diffusion 中，还对 DDPM 中采用的 U-Net 结构的 Autoencoder 进行了一些结构上的改进。包括加深网络、增加注意力多头数量、增加添加注意力层的尺度数量、采用 BigGAN 的残差模块结构。此外，还采用了一种称为 adaptive group normalization（AdaGN）的归一化模块。

在 Guided Diffusion 中，每一步逆向过程里通过引入朝向目标类别的梯度信息，来实现针对性的生成。这个过程其实和基于优化的图像生成算法（即固定网络，直接对图片本身进行优化）有很大的相似之处。这就意味着之前很多基于优化的图像生成算法都可以迁移到扩散模型上。换一句话说，可以轻易地通过修改 guided diffusion 中的条件类型，来实现更加丰富、有趣的扩散生成效果。在 semantic guidence diffusion（SGD）（LIU et al.，2023b；WANG et al.，2022）中，笔者就将类别引导改成了基于参考图引导以及基于文本引导两种形式，通过设计对应的梯度项，实现对应的引导效果，实现了不错的效果。

SGD 可以基于文本条件的图像生成，即使得生成的图像符合文本的描述。SGD 采用 CLIP 模型度量一张图片是否和文本描述符合。CLIP 模型包含一个图像编码网络 $E_I(x)$ 和文本编码网络 $E_L(L)$，两个编码网络能够各自将文本和图片编码为相同大小的向量，然后我们可以通过余弦距离来度量两者之间的相似度。

SGD 也可以由图片引导，即希望生成的图片与一张参考图片相似。将参考图记为 x_0'，根据前述 DDPM 中的 $q(x_t|x_0)$ 公式，可以根据当前逆向过程的 t 获得对应程度的加噪图片 x_t'。通过对比 x_t' 与 x_0' 引导生成。引导方式主要有三种：①图片内容引导，希望图片的内容与参考图相似；②图片结构引导，进一步地希望加入更强的引导，即在空间结构上的相似性，这里对比的一般是编码器的空间特征图；③图片风格引导，基于 Gram 矩阵，希望生成图片的风格符合参考图片。

最后是混合引导：将上述的引导函数以一定的比例加起来，就能够同时基于多种引导条件进行生成，得到丰富的编辑效果。比如上图中结合文本引导和图像引导的生成。总之，SGD 将 Guided Diffusion 进行了很有趣的拓展，使得我们可以通过调整引导的方式生成不同的结果。

7.4.3.2 事前训练（classifier-free-guidance）

上述的各种引导函数，基本都是额外的网络前向 + 梯度计算的形式，这种形式虽然有着成本低、见效快的优点，但也存在一些问题：①额外的计算量比较多；②引导函数和扩散模型分别进行训练，不利于进一步扩增模型规模，不能够通过联合训练获得更好的效果。DDPM 的作者因此对 guided diffusion 进行了改进，提出了无需额外分类器的扩散引导方法（HO and SALIMANS，2022）。

如前面 DDPM 介绍部分所述，DDPM 模型主要通过噪声估计模型 $\epsilon_\theta(x_t)$ 的结果来计算高斯分布的均值。在这个工作中，作者额外给噪声估计模型加入了额外的条件输入 $\epsilon_\theta(x_t, y)$。训练扩散模型时，结合有条件和无条件两种训练方式，无条件时，将条件 y 设置为 Null。这样就得到一个同时支持有条件和无条件噪声估计的模型。在逆行过程中，该方法通过以下方式，结合有条件和无条件噪声估计得到结果（相当于是模拟了梯度）：

$$\hat{\epsilon}_\theta(x_t \mid y) = \epsilon_\theta(x_t) + s \cdot (\epsilon_\theta(x_t, y) - \epsilon_\theta(x_t)) \tag{7.41}$$

在逆向生成过程的每一步，这个模型只需要过两次噪声估计网络，即可进行扩散引导。当然，如果采用这种形式，对于每一种不同的引导类型，都需要重新训练扩散模型，成本增加很多。

总之，classifier-free 方案本身没什么理论上的技巧，它是条件扩散模型最朴素的方案，在数据和算力都比较充裕的前提下，classifier-free 方案表现出了令人惊叹的细节控制能力。

7.4.4 潜扩散模型

在采样（扩散）过程中，完整尺寸的图像会反复地提交给 U-Net 以获得最终效果。当总扩散步数 T 和图像尺寸较大时，这种纯扩散方法会运行得非常缓慢。为了应对这个问题，人们设计了稳定扩散或潜在扩散模型（latent diffusion model，LDM）（ROMBACH et al., 2022）。正如其名所示，扩散是在潜在空间中进行的，因此它的运行速度比纯扩散模型要快（图 7-19）。

LDM 开始时会对自编码器进行训练，目的是学会把图像信息压缩到一个低维度的表述。经过训练的编码器 E 可把标准大小的图像转化为低维潜在形态。接着，借助已训练的解码器 D，这些潜在信息又能被转回为图像。

图像编码完成后，在这个潜在空间中执行了两个扩散步骤：正向和反向。这与熟知的扩散模型类似，其中正向扩散就是给潜在信息增加噪声，反向扩散则是去除这些噪声。潜扩散模型的独特之处在于，它能够利用条件扩散模型的特性，根据文本或其他图像为指导来创建新图像。这一过程是通过调整扩散模型以使其可以处理条件性的输入来达成的。

具体实现上，LDM 通过使用交叉注意机制增强其去噪 U-Net，将内部扩散模型转变为条件图像生成器。通过一个开关（图 7-20 下）在不同类型的调节输入之间进行控制：对于文本输入，首先使用语言模型θ（例如 BERT、CLIP）（DEVLIN et al., 2018；RADFORD et al., 2021）将它们转换为嵌入（向量），然后通过（多头）注意力机制（Attention：Q，K，V）（VASWANI et al., 2017）映射到 U-Net 层。对于其他空间对齐的输入（例如语义映射、图像、修复），可以使用拼接操作（concatenation）来完成调节。

模型训练的损失函数可以表示为：

$$\mathcal{L}_{\text{LDM}} = \mathbb{E}_{t, z_0, \epsilon, y}[\| \epsilon - \epsilon_\theta(z_t, t, \tau_\theta(y)) \|^2] \tag{7.42}$$

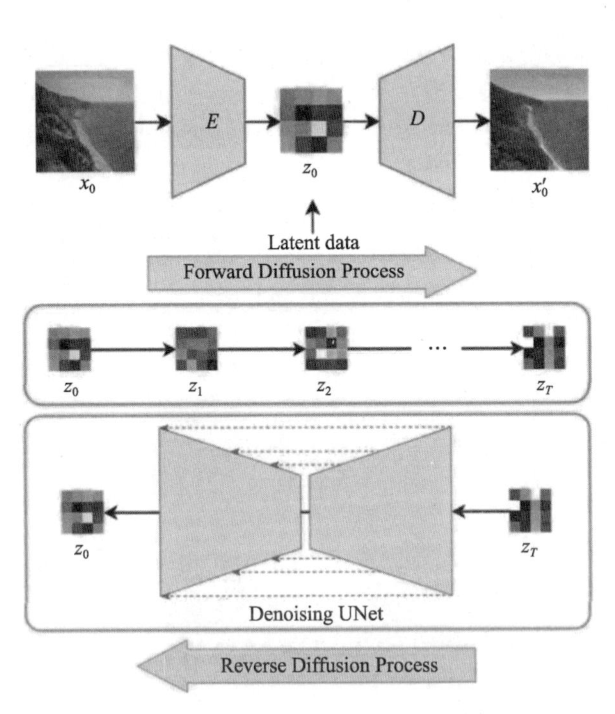

图 7-19　潜扩散模型机制示意图（STEINS，2023）

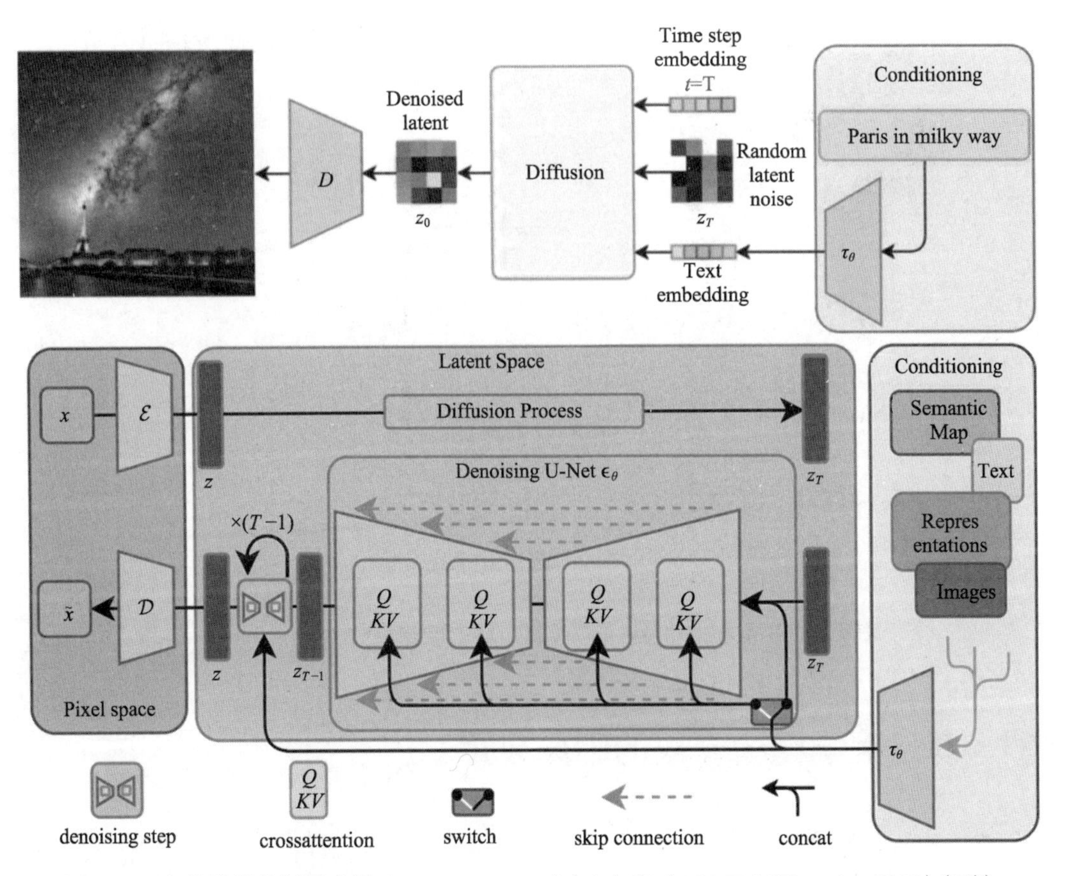

图 7-20　条件扩散机制示意图（STEINS，2023）（上）和（ROMBACH et al.，2022）（下）

其中：

$$z_t = \sqrt{\bar{\alpha}_t} z_0 + \sqrt{1-\bar{\alpha}_t} \varepsilon \tag{7.43}$$

$$z_0 = E(x_0) \tag{7.44}$$

训练目标(损失函数)与纯扩散模型中的训练目标非常相似。唯一的变化是输入潜在数据 z_t 而不是图像 x_t。U-Net 增加条件输入 $\theta(y)$。由于潜在数据的大小比原始图像小得多，所以去噪过程会快得多。图 7-21 对比了传统扩散模型和潜扩散模型的网络结构。

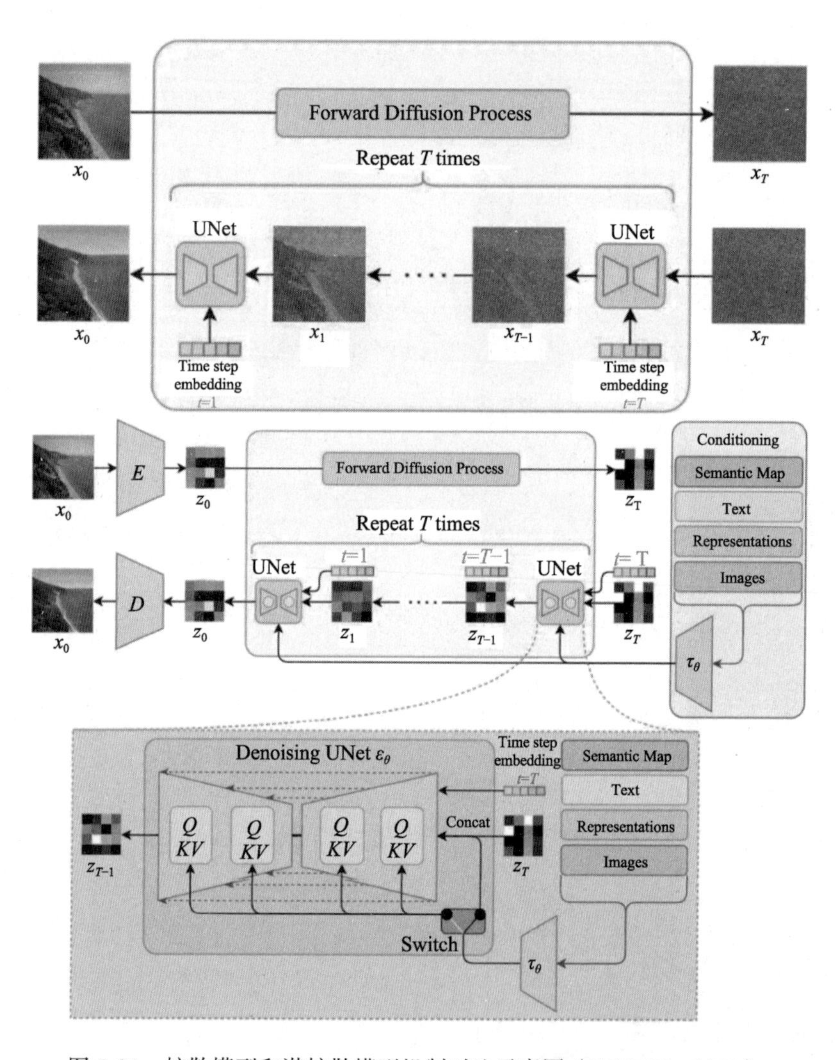

图 7-21　扩散模型和潜扩散模型机制对比示意图（STEINS，2023）

7.5　基于医学图像合成的临床应用

深度学习图像生成技术的应用非常广泛，涵盖了各个领域，如图像合成、语义图像编辑、风格转移、图像超分辨率等。

7.5.1 跨模态图像到图像翻译（CMIT）

跨模态图像到图像翻译（cross modality image translation，CMIT）在临床应用中有着广泛的应用。与分割的最大区别之一是大多数相关的应用都没有标准的开放访问数据集，这使跨研究的比较变得困难。尽管大多数研究声称他们的方法达到了与配对 I2I（image to image）翻译算法相似的性能，但这些方法的外部验证是有限的。因此，需要在其他数据集中评估这些研究结果的可重复性。

从图像到图像的转换任务可以被视为将输入张量映射到具有不同外观但相同基础结构的输出。与普通图像相比，医学图像转换更具挑战性，因为详细结构中包含的大量相关医学信息可能在转换过程中被扭曲或丢失。基于几个基本的不同物理原理，不同模态的医学图像提供了不同维度和不同对比度的成像数据。这种多样性提供了几种诊断选择，但在翻译图像信息时，它也被视为一种挑战，无论是在不同的模态之间还是在一个模态的不同采集之间。许多研究者试图从另一种模态图像估计一种模态图像，例如 2D X 射线到 3D CT（YING et al.，2019），MRI 到 CT（OULBACHA and KADOURY，2020）。不同类型的生成模型已经被用来进行医学图像合成，用于内部或跨模态翻译（LIU et al.，2023a）。

Zhang 等提出了一种方法，能够同时学习翻译和分割 3D 图像（ZHANG et al.，2018）。为了分割 MRI 和 CT 图像，他们分别训练了两个辅助的 CNN，并定义了损失来限制创建图像的分割。他们利用从两个分割网络中获得的形状一致性损失，其中仅使用循环损失在跨模态中是不足以保证合成图像的几何不变性的。分割网络将图像模态切片成语义标签，并在翻译过程中对解剖部分施加隐式形状约束。生成器使用了经过修改的 CycleGAN，鉴别器使用了 PatchGAN（ISOLA et al.，2017），而分割器使用了 U-Net。Yang 等介绍了结构约束的 CycleGAN，用于将脑 MRI 合成为使用非配对数据的 CT（YANG et al.，2018）。他们基于 MIND（模态独立的邻域描述符）定义了结构一致性损失，该损失用于合成图像和输入图像之间。MIND 将每个补丁与非本地区域中的所有邻居进行比较，以提取图像的独特结构。结构一致性损失被定义为限制在创建的图像中提取的特征与从输入图像中提取的特征在体素上接近。

Armaniousa 等提出了 MedGAN 方法（ARMANIOUS et al.，2020），用于医学图像转换，这是一个对抗框架。MedGAN 应用于三个任务：PET 图像去噪、PET-CT 转换、MR 运动伪影校正，均取得了优良的结果。Ben-cohen 等（BEN-COHEN et al.，2019）介绍了一种基于 VGG-16 和 cGAN 的组合来以无监督的方式从 CT 图像产生模拟 PET 图像的方法。创建的 PET 可以用于肝部病变检测解决方案中的假阳性减少。他们使用 VGG-16 从 CT 输入产生初步的 PET 样图像，然后转向 cGAN 和真实的 CT 图像来提高 VGG-16 的输出。

7.5.2 去噪

医学图像去噪目前是医学图像分析中的一个热门研究课题，最近几年一系列配对的 I2I 翻译算法研究（CHEN et al.，2020）多次打破了最先进的性能纪录。一个配对的模拟低剂量—全剂量 CT 数据集——2016 年低剂量 CT 大挑战（LDGC）（MCCOLLOUGH et al.，2017）对推动这个课题有很大的贡献。然而，收集用于去噪的真实配对数据非常困难。无配对的 I2I 去噪主要集中在提高快速 MRI 或低剂量 CT 成像的图像质量上。

具体来说，有几项研究专注于改善快速 MRI 成像的 MRI 质量（WANG et al.，2021）。

Chung 等采用最优传输驱动的 CycleGAN 在 k 空间域中改善 MRI（CHUNG et al.，2021），Eun 等用图像生成方法增强了血管壁结构（EUN et al.，2020）。Lim 等（2023）提出了一个遵循 GAN 框架的深度学习方法，用于从受影响的胎儿大脑 MRI 影像中去除运动伪影，所提出的网络有效提升了图像的清晰度。一些研究关注降噪低剂量 CT，比如 Tang 等和 Li 等展示了无监督的 I2I 翻译方法可以在配对的模拟低剂量全剂量 CT 数据集上实现与他们的监督对应物类似的降噪性能（LI et al.，2021；TANG et al.，2019）。Lee 和 Jeong（2021）将协同学习集成到 CycleGANs 中以提高基于非配对 I2I 翻译的降噪器的性能，并将训练过的降噪器应用到多个真实的低剂量 CT 数据集中。Gu 等（2021）提高了多相冠状动脉 CT 血管造影的整体图像质量，此研究将多个小波滤波器引入到生成器中以保留更多的内容信息，结果显示此方法都显著提高了整体图像质量。

7.5.3 分割

医学图像分割是一个重要的任务，旨在识别像器官和病变区域（如肿瘤）这样的确切物体边界。由于器官组织在不同人之间的外观存在高度的变异性，以及健康和非健康组织之间的高度相似性，所以自动化医学图像的分割是一项具有挑战性的任务。

深度迁移学习(deep transfer learning，DTL)方法是基于在不同的数据集或任务上训练的模型进行微调，然后用一个随机初始化的层替换训练模型的最后一层，这个层适应新任务的目的，然后优化所有网络权重。DTL 由多层池化和卷积层组成，执行从图像提取特征以及在更深层次的复杂特征。比如 Majurski 等（2019）提出了一种基于迁移学习的方法，结合了生成模型和 U-net，以提高细胞边界检测的准确性。生成模型被训练来以无监督的方式从未注释的数据中学习数据的抽象表示。Li 等（2018）提议结合 pix2pix 模型来解决深度学习网络中的过拟合问题，其模型中的生成器架构由 RU-Net 组成，它是 ResNet 和 U-net 的组合。Xue 等（2018）提议使用多尺度 L1 损失来强制 G 和 D 学习捕获空间像素依赖性的层次特征。此外，多尺度 L1 损失被用来约束分割图，考虑到在多个层次上真实值与预测掩码之间的差异。生成器试图最大化多尺度 L1，而鉴别器试图最小化它。

Rezaei 等（2020）提出了使用补充分割掩码的 RNN-GAN 进行语义分割。为了减轻像素标签的不平衡，他们将对抗损失与加权分类损失和一个补充标签结合起来。网络同时使用真实数据和补充掩码进行训练。Singh 等（2020）提出了一种基于上下文信息感知 cGAN 的方法，用于在超声图像中分割乳腺肿瘤。该框架由一个生成器组成，用于提取与肿瘤相关的特征；以及一个鉴别器，用于区分预测的掩码是真实的还是输入图像的合成分割。为了强化与肿瘤相关的特征，他们在生成器中使用了一个空洞卷积（AC）块，确保小尺寸的高级特征包含来自乳腺肿瘤区域的特征，从而扩大了滤波器的视场。

Han 等（2020）提出了一种半监督方法，该方法应用了一个修改过的 DeepLap（CHEN et al.，2017）作为生成器，该生成器在注释数据上进行训练，然后将未注释的数据传递给预训练的网络以提取多尺度特征。鉴别器集成了一个双注意融合（DAF）块，以区分差的掩码和好的掩码。DAF 旨在分别从肿瘤区域和背景中获得代表性特征，设计了两个单独的空间注意路径，以提高区分能力。此外，他们使用了一个空洞空间金字塔池化（ASPP）块来捕获多尺度特征。此外，生成模型也被用于肺部分割，如（MUNAWAR et al.，2020；PAWAR and TALBAR，2021）所示。

Pawar 等（2021）使用 cGAN 进行肺部分割，他们使用了六个多尺度密集特征提取（MSDFE）块，旨在识别具有不同形状、大小和纹理的肺部。此外，生成也被用于心脏的分割，如（DECOURT and DUONG，2020）所示，这项研究提出了一种半监督方法，用于分割左心室。他们建议使用一种基于像素级交叉熵和距离变换的新的损失函数，以提高边界像素的准确性。这种损失在预训练的网络中被使用，通过在未标记的数据上训练时惩罚错误的预测。修改过的 DeepLap-v2 被用作生成器，生成二值掩码。鉴别器的输出是一个信心图，用作指导交叉熵损失的信号。

此外，基于视网膜血管的疾病诊断现在也逐渐成为热点，这些血管包含与人类健康相关的重要信息。自动分割视网膜血管是一个重要且具有挑战性的任务。许多使用生成的视网膜血管自动分割算法已被提出。Guo 等（2020）通过结合生 GAN 和使用 Inception 模块的 Dense U-net 介绍了一个视网膜血管分割方法。作者对基本的 U-net 架构进行了几处修改，然后将其用作生成器。

7.5.4　数据增强

数据增强是一种直接的技术，通过生成合成图像来增加训练集（GUAN and LOEW，2019）。深度学习算法的性能依赖于训练数据的可用性，这在许多领域（如医学图像处理）都是一个改进的障碍。另一方面，一些医学数据集包含的负样本比正样本多（JENDELE et al.，2019）。为了增加训练样本的数量，数据增强是改进分类性能和平衡数据集最常见的方式之一。它包括经典的图像变换，如旋转、缩放、裁剪等，以及基于深度学习的高级方法，如风格转换和其他生成模型。通常，基于深度学习的方法产生更真实的结果，这些结果对人眼也是新的。

Qi 等（2020）利用 CycleGAN 增强数据，以提高分类器的性能。他们提出的方法添加了注意力引导的 CycleGAN，用于在正常图像中创建肿瘤并从肿瘤图像中还原正常图像。他们用像素级损失和对抗性损失训练注意力模块。像素级损失激励了注意力模块准确地定位肿瘤的位置。

Motamed 等（2020）提出了 inception-augmentation GAN（IAGAN）模型。在生成器架构中，在将输入图像与噪声向量连接之前，他们使用卷积和注意力层将其编码为更低维度的表示，以获得更准确的表示。此外，他们在每个卷积和池化层之后使用 Inception 和残差模块，以提高 GAN 捕获更多训练细节的能力，同时保持空间信息。

Waheed 等（2020）基于图像生成模型，用于生成合成的胸部 X 线图像，以提高 CNN 的性能。Liu 等（2019）提出了一种称为主动细胞外观模型的方法，用于计算细胞的强度和形状的统计分布。后来，他使用这个模型指导生成模型产生更真实的图像。

Han 等（2019）介绍了一个采用两个判别器（上下文和结节）并结合 LSGAN 的 3D 多条件 GAN，用于在 CT 图像中产生真实和多样化的结节。

Bailo 等（2019）利用生成模型根据显微镜图像从分割掩模生成血涂片图像数据。

Tekchandani 等（TEKCHANDANI et al.，2020）实现了利用不同的生成模型架构以增强良性和恶性纵隔淋巴结图像。

Chaudhari 等（2020）提出了一个修改后的生成器用于数据增强，以利用基因表达数据改善癌症分类。

7.5.5 其他

除了上述三类非配对的 I2I 翻译应用，还有一些研究也属于这一类别。其中有些研究关注于图像重建，以减少 CT 或 MRI 中的金属伪影（KWON et al.，2020）。Ghodrati 等（2021）的研究关注于 MRI 中的运动校正，他们的结果证明了自动编码器网络在校正呼吸运动相关图像伪影方面的潜力。

另一个有意思的领域是使用生成模型进行多中心数据的协同化工作。大型数据项目和高性能成像分析需要整合在多个扫描仪上获得的 MR 图像，这些扫描仪经常使用不同的协议导致跨中心的图像差异。一些回溯性的协调技术在去除跨站点图像变化方面已经显示出了潜力。Liu 等（LIU et al.，2021）使用基于 styleGAN 的完全无监督的深度学习框架，展示了 MR 图像可以通过直接插入从参考图像编码的风格信息进行协调，而不需要事先知道它们的站点/扫描仪标签。

知识拓展

深度学习和生成模型在近年来的发展中，与众多技术、经济、文化和社会价值观的变迁都紧密相关。以下是一些深度学习生成模型相关的社会上引发人们广为关注和思考的议题，总结供同学们思考。

艺术创作的边界：当 DeepArt 和 DeepDream 这类基于深度学习的技术被用于艺术创作时，它们所产生的图像引发了关于“什么是艺术”的讨论。机器是否可以成为真正的“艺术家”？这也涉及创造性工作与机器的关系，以及对人类特质的重新定义。

GAN 的货币伪造风险：生成对抗网络（GAN）由于其能够生成极为真实的图像，引起了关于其可能被用于非法货币伪造的担忧。这也提醒我们技术进步带来的双面性：在为社会带来便利的同时，也可能带来新的风险。

Deepfake 与信息真实性：Deepfake 技术能够生成极为真实的虚假视频，这导致了关于信息真实性的广泛关注和担忧。在“后真相”时代，如何鉴别真伪，维护信息的真实性和公信力，成为了一个重要议题。

OpenAI 和 GPT 的开放性问题：OpenAI 在 GPT 模型发布时，由于担心模型可能被用于生成虚假信息，选择了不立即公开完整模型。这引发了关于科研开放性、技术伦理和社会责任的讨论。

技术普及与失业：随着深度学习技术在各个领域的应用，部分工作被自动化，这涉及技术进步对传统行业和职业的影响，以及如何保障被技术取代的工人的权益。

技术驱动的娱乐产业变革：深度学习技术在音乐、影视和游戏产业中的应用，正在改变传统的内容生产和消费方式。这涉及技术如何影响文化产业和公众的娱乐观念。

人与机器的关系：随着聊天机器人和生成模型的发展，人们开始更多地与机器互动。这让我们思考，人与机器之间的关系会如何发展，机器是否会成为我们生活中真正的"伙伴"。

参考文献

ALAMIR M, ALGHAMDI M. 2022. The Role of generative adversarial network in medical image analysis: An in-depth survey[J]. ACM Computing Surveys 55: 1-36.

ARJOVSKY M, BOTTOU L. 2017. Towards principled methods for training generative adversarial networks[J]. arXiv preprint arXiv:1701.04862.

ARJOVSKY M, CHINTALA S, BOTTOU L. 2017. Wasserstein generative adversarial networks[J]. In: International conference on machine learning, 214-223.

ARMANIOUS K, JIANG C, FISCHER M, et al. 2020. MedGAN: Medical image translation using GANs[J]. Computerized medical imaging and graphics 79, 101684.

BAILO O, HAM D, MIN SHIN Y. 2019. Red blood cell image generation for data augmentation using conditional generative adversarial networks, In: Proceedings of the IEEE/CVF conference on computer vision and pattern recognition workshops.

BEN-COHEN A, KLANG E, RASKIN S.P., et al. 2019. Cross-modality synthesis from CT to PET using FCN and GAN networks for improved automated lesion detection[J]. Engineering Applications of Artificial Intelligence 78: 186-194.

CHAUDHARI P, AGRAWAL H, KOTECHA K. 2020. Data augmentation using MG-GAN for improved cancer classification on gene expression data[J]. Soft Computing 24, 11381-11391.

CHEN LC, PAPANDREOU G, KOKKINOS I, et al. 2017. Deeplab: Semantic image segmentation with deep convolutional nets, atrous convolution, and fully connected crfs[J]. IEEE transactions on pattern analysis and machine intelligence 40, 834-848.

CHEN Z, ZENG Z, SHEN H, et al. 2020. DN-GAN: Denoising generative adversarial networks for speckle noise reduction in optical coherence tomography images[J]. Biomedical Signal Processing and Control 55, 101632.

CHUNG H, CHA E, SUNWOO L, et al. 2021. Two-stage deep learning for accelerated 3D time-of-flight MRA without matched training data[J]. Medical Image Analysis 71, 102047.

DECOURT C, DUONG L. 2020. Semi-supervised generative adversarial networks for the segmentation of the left ventricle in pediatric MRI[J]. Computers in Biology and Medicine 123, 103884.

DEVLIN J, CHANG M W, LEE K, et al. 2018. Bert: Pre-training of deep bidirectional transformers for language understanding[J]. arXiv preprint arXiv:1810.04805.

DHARIWAL P, NICHOL A. 2021. Diffusion models beat gans on image synthesis[J]. Advances in neural information processing systems 34, 8780-8794.

EUN DI, JANG R, HA W.S., et al. 2020. Deep-learning-based image quality enhancement of compressed sensing magnetic resonance imaging of vessel wall: comparison of self-supervised and unsupervised approaches[J]. Scientific Reports 10, 13950.

GE H, XIA Y, CHEN X, et al. 2018. Fictitious gan: Training gans with historical models[J]. In: Proceedings of the European Conference on Computer Vision (ECCV), 119-134.

GHODRATI V, BYDDER M, BEDAYAT A, et al. 2021. Temporally aware volumetric generative adversarial network-based MR image reconstruction with simultaneous respiratory motion compensation: Initial feasibility in 3D dynamic cine cardiac MRI[J]. Magnetic resonance in medicine 86, 2666-2683.

GOODFELLOW I, POUGET-ABADIE J, MIRZA M, et al. 2020. Generative adversarial networks[J]. Communications of the ACM 63, 139-144.

GU J, YANG T.S, YE J.C., et al. 2021. CycleGAN denoising of extreme low-dose cardiac CT using wavelet-assisted noise disentanglement[J]. Medical image analysis 74, 102209.

GUAN, S., LOEW, M. 2019. Breast cancer detection using synthetic mammograms from generative adversarial networks in convolutional neural networks[J]. Journal of Medical Imaging 6, 031411-031411.

GUO X, CHEN C, LU Y, et al. 2020. Retinal vessel segmentation combined with generative adversarial networks and dense U-Net[J]. IEEE Access 8, 194551-194560.

HAN C, KITAMURA Y, KUDO A, et al. 2019. Synthesizing diverse lung nodules wherever massively: 3D multi-conditional GAN-based CT image augmentation for object detection[J]. In: 2019 International Conference on 3D Vision (3DV): 729-737.

HAN L, HUANG Y, DOU H, et al. 2020. Semi-supervised segmentation of lesion from breast ultrasound images with attentional generative adversarial network[J]. Computer methods and programs in biomedicine 189, 105275.

HO J, JAIN A, ABBEEL P. 2020. Denoising diffusion probabilistic models[J]. Advances in neural information processing systems 33, 6840-6851.

HO J, SALIMANS T. 2022. Classifier-free diffusion guidance[J]. arXiv preprint arXiv:2207.12598.

HOREV R. 2018. Explained: A Style-Based Generator Architecture for GANs-Generating and Tuning Realistic Artificial Faces.

HUANG X, BELONGIE S. 2017. Arbitrary style transfer in real-time with adaptive instance normalization[J]. In: Proceedings of the IEEE international conference on computer vision, 1501-1510.

IOFFE S, SZEGEDY C. 2015. Batch normalization: Accelerating deep network training by reducing internal covariate shift[J]. In: International conference on machine learning, 448-456.

ISOLA P, ZHU J Y, ZHOU T, et al. 2017. Image-to-image translation with conditional adversarial networks[J]. In: Proceedings of the IEEE conference on computer vision and pattern recognition, 1125-1134.

JENDELE L, SKOPEK O, BECKER A.S, et al. 2019. Adversarial augmentation for enhancing classification of mammography images[J]. arXiv preprint arXiv:1902.07762.

KARRAS T, AILA T, LAINE S, et al. 2017. Progressive growing of gans for improved quality, stability, and variation[J]. arXiv preprint arXiv:1710.10196.

KARRAS, T., LAINE, S., AILA T. 2019. A style-based generator architecture for generative adversarial networks[J]. In: Proceedings of the IEEE/CVF conference on computer vision and pattern recognition, 4401-4410.

KARRAS T, LAINE S, AITTALA M, et al. 2020. Analyzing and improving the image quality of stylegan[J]. In: Proceedings of the IEEE/CVF conference on computer vision and pattern recognition, 8110-8119.

KAZEMINIA S, BAUR C, KUIJPER A, et al. 2020. GANs for medical image analysis[J]. Artificial Intelligence in Medicine 109, 101938.

KINGMA D.P, WELLING M. 2013. Auto-encoding variational bayes[J]. arXiv preprint arXiv:1312.6114.

KWON K, KIM D, KIM B, et al. 2020. Unsupervised learning of a deep neural network for metal artifact correction using dual-polarity readout gradients[J]. Magnetic Resonance in Medicine 83, 124-138.

LEE D, JEONG S.W, KIM S.J, et al. 2021. Improvement of megavoltage computed tomography image quality for adaptive helical tomotherapy using cycleGAN-based image synthesis with small datasets[J]. Medical Physics 48, 5593-5610.

LI Y, SHEN L. 2018. cC-GAN: A robust transfer-learning framework for HEp-2 specimen image segmentation[J]. IEEE Access 6, 14048-14058.

LI Z, SHI W, XING Q, et al. 2021. Low-dose CT image denoising with improving WGAN and hybrid loss function[J]. Computational and Mathematical Methods in Medicine 2021.

LIM A, LO J, WAGNER M.W, et al. 2023. Motion artifact correction in fetal MRI based on a Generative Adversarial network method[J]. Biomedical Signal Processing and Control 81, 104484.

LIU J, SHEN C, LIU T, et al. 2019. Active appearance model induced generative adversarial network for controlled data augmentation, In: Medical Image Computing and Computer Assisted Intervention–MICCAI 2019: 22nd International Conference[M]. Shenzhen, 1(22): 201-208.

LIU M, MAITI P, THOMOPOULOS S, et al., 2021. Style transfer using generative adversarial networks for multi-site mri harmonization, n: Medical Image Computing and Computer Assisted Intervention–MICCAI 2021: 24th International Conference. trasbourg[J]. France, 3(24): 313-322.

LIU M, ZHU A.H, MAITI P, et al. 2023a. Style transfer generative adversarial networks to harmonize multi-site MRI to a single reference image to avoid overcorrection[J]. Human Brain Mapping 44, 4875-4892.

LIU X, PARK D.H, AZADI S, et al. 2023b. More control for free! image synthesis with semantic diffusion guidance,In: Proceedings of the IEEE/CVF Winter Conference on Applications of Computer Vision[J]. 289-299.

MAJURSKI M, MANESCU P, PADI S, et al. 2019. Cell image segmentation using generative adversarial networks[J]. transfer learning, and augmentations, In: Proceedings of the IEEE/CVF conference on computer vision and pattern recognition workshops.

MCCOLLOUGH C.H, BARTLEY A.C, CARTER R.E, et al. 2017. Low-dose CT for the detection and classification of metastatic liver lesions: results of the 2016 low dose CT grand challenge[J]. Medical physics 44, 339-352.

MIRZA M, OSINDERO S. 2014. Conditional generative adversarial nets[J]. arXiv preprint arXiv:1411.1784.

MOTAMED S, KHALVATI F. 2020. Inception augmentation generative adversarial network.

MUNAWAR F, AZMAT S, IQBAL T, et al. 2020. Segmentation of lungs in chest X-ray image using generative adversarial networks[J] Ieee Access 8, 153535-153545.

NG A. 2011. Sparse autoencoder[J]. CS294A Lecture notes 72, 1-19.

NICHOL A, DHARIWAL P, RAMESH A, et al. 2021. Glide: Towards photorealistic image generation and editing with text-guided diffusion models[J]. arXiv preprint arXiv:2112.10741.

OULBACHA R, KADOURY S. 2020. MRI to CT Synthesis of the Lumbar Spine from a Pseudo-3D Cycle GAN[J]. In: 2020 IEEE 17th international symposium on biomedical imaging (ISBI), 1784-1787.

PAWAR S.P, TALBAR S.N. 2021. LungSeg-Net: Lung field segmentation using generative adversarial network[J]. Biomedical Signal Processing and Control 64, 102296.

QI C, CHEN J, XU G, et al. 2020. SAG-GAN: Semi-supervised attention-guided GANs for data augmentation on medical images[J]. arXiv preprint arXiv:2011.07534.

RADFORD A, KIM J.W, HALLACY C, et al. 2021. Learning transferable visual models from natural language supervision[J]. In: International conference on machine learning, 8748-8763.

RADFORD A, METZ L, CHINTALA S. 2015. Unsupervised representation learning with deep convolutional generative adversarial networks[J]. arXiv preprint arXiv:1511.06434.

REZAEI M, YANG H, MEINEL C. 2020. Recurrent generative adversarial network for learning imbalanced medical image semantic segmentation[J]. Multimedia Tools and Applications 79, 15329-15348.

ROCCA J. 2019. Understanding Variational Autoencoders (VAEs).

ROMBACH R, BLATTMANN A, LORENZ D, et al. 2022. High-resolution image synthesis with latent diffusion models[J]. In: Proceedings of the IEEE/CVF conference on computer vision and pattern recognition, 10684-10695.

SINGH V.K, ABDEL-NASSER M, AKRAM F, et al. 2020. Breast tumor segmentation in ultrasound images using contextual-information-aware deep adversarial learning framework[J]. Expert Systems with Applications 162, 113870.

STEINS. 2023. Stable Diffusion Clearly Explained.

TANG C, LI J, WANG L, et al. 2019. Unpaired low-dose CT denoising network based on cycle-consistent generative adversarial network with prior image information[J]. Computational and mathematical methods in medicine.

TEKCHANDANI H, VERMA S, LONDHE N. 2020. Performance improvement of mediastinal lymph node severity detection using GAN and Inception network[J]. Computer Methods and Programs in Biomedicine 194, 105478.

VAN ERVEN T, HARREMOS P. 2014. Rényi divergence and Kullback-Leibler divergence[J]. IEEE Transactions on Information Theory 60, 3797-3820.

VASWANI A, SHAZEER N, PARMAR N, et al. 2017. Attention is all you need[J]. Advances in neural information processing systems 30.

WAHEED A, GOYAL M, GUPTA D, et al. 2020. Covidgan: data augmentation using auxiliary classifier gan for improved covid-19 detection[J]. Ieee Access 8, 91916-91923.

WANG S, XIAO T, LIU Q, et al. 2021. Deep learning for fast MR imaging: A review for learning reconstruction from incomplete k-space data[J]. Biomedical Signal Processing and Control 68, 102579.

WANG W, BAO J, ZHOU W, et al. 2022. Semantic image synthesis via diffusion models[J]. arXiv preprint arXiv:2207.00050.

WIATRAK M, ALBRECHT S.V, NYSTROM A. 2019. Stabilizing generative adversarial networks: A survey[J]. arXiv preprint arXiv:1910.00927.

WOOO. 2019. StyleGAN-基于样式的生成对抗网络（论文阅读总结）.

XUE Y, XU T, ZHANG H, et al. 2018. Segan: Adversarial network with multi-scale l 1 loss for medical image segmentation[J]. Neuroinformatics 16, 383-392.

YANG H, SUN J, CARASS A, et al. 2018. Unpaired brain MR-to-CT synthesis using a structure-constrained CycleGAN, In: Deep Learning in Medical Image Analysis and Multimodal Learning for Clinical Decision Support: 4th International Workshop, DLMIA 2018, and 8th International Workshop, ML-CDS 2018, Held in Conjunction with MICCAI 2018, Granada, Spain, September 20, 2018, Proceedings 4, 174-182.

YING X, GUO H, MA K, et al. 2019. X2CT-GAN: reconstructing CT from biplanar X-rays with generative adversarial networks[J]. In: Proceedings of the IEEE/CVF conference on computer vision and pattern recognition, 10619-10628.

YOU C, LI G, ZHANG Y, et al. 2019. CT super-resolution GAN constrained by the identical, residual, and cycle learning ensemble (GAN-CIRCLE)[J]. IEEE transactions on medical imaging 39, 188-203.

ZHANG Z, YANG L, ZHENG Y. 2018. Translating and segmenting multimodal medical volumes with cycle-and shape-consistency generative adversarial network[J]. In: Proceedings of the IEEE conference on computer vision and pattern Recognition, 9242-9251.

ZHU J Y, PARK T, ISOLA P, et al. 2017. Unpaired image-to-image translation using cycle-consistent adversarial networks[J]. In: Proceedings of the IEEE international conference on computer vision, 2223-2232.

笑书神侠. 2023. 深入浅出理解 DDPM 推导过程.

第 8 章

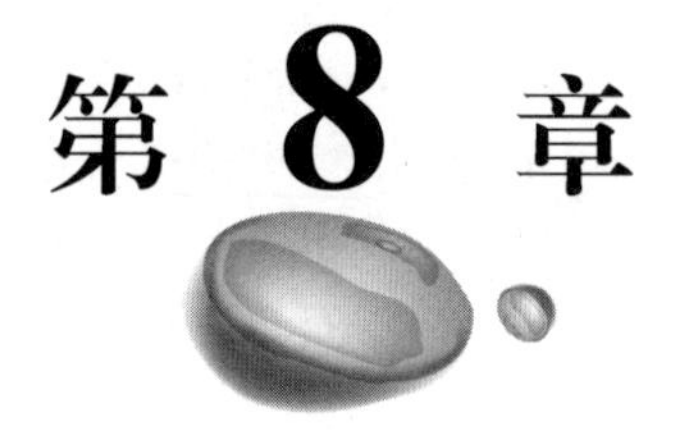

基于Transformer的自注意力学习

8.1 Transformer 基本原理

Transformer 的概念由 Vaswani 等于 2017 年提出(VASWANI et al., 2017)，作为一种新型深度学习模型架构，其核心可以追溯到 Bahdanau 等提出的自注意力机制（self-attention mechanism）(BAHDANAU et al., 2016)。在其他人工智能方法中，系统会首先关注输入数据的局部，然后构建整体。例如，在语言模型中，邻近的单词首先会被组合在一起。相比之下，Transformer 模型能够充分关注输入数据中的任意元素之间的关联关系。研究人员将此称为“自注意力”。一经诞生，基于 Transformer 的模型便展现出卓越的性能，特别是 2018 年 Google AI 研究院提出的基于 Transformer 的语言模型 BERT(DEVLIN et al., 2019)，在 11 项自然语言处理任务中打破纪录。目前广受关注的人工智能助手 ChatGPT 也是基于 Transformer 模型。

在 Transformer 出现前，RNN 类网络（例如 LSTM 和 GRU）在自然语言处理及其他需要处理关联信息的任务中占据主导地位，但是 RNN 有着固有的缺点，其计算为顺序的，也就是说 RNN 相关算法只能从左向右依次计算或者从右向左依次计算，这种机制带来了两个问题：

（1）当前输入的计算依赖其他时刻的计算结果，这样限制了模型的并行能力，使得模型训练缓慢、低效。

（2）顺序计算的过程中长距离信息依赖会丢失，尽管 LSTM 等结构可缓解这个问题，但是对于特别长距离的依赖现象，LSTM 依旧无能为力。

Transformer 的提出解决了上面两个问题，首先它使用了注意力机制，将序列中的任意两个位置之间的距离缩小为一个常量；其次它不是类似 RNN 的顺序结构，因此具有更好的并行性，符合现有的 GPU 框架，可以在大规模数据上高效训练。

Transformer 的出现彻底改变了自然语言处理领域。受这一重大成就的启发，Transformer

结构也在计算机视觉（CV）领域上有了越来越多的研究。已经大量研究证明了 Transformer 在各种 CV 任务上的有效性，与现在的卷积神经网络（CNN）相比，视觉 Transformer 依靠有竞争力的建模能力，在 ImageNet、COCO 和 ADE20k 等多个基准上取得了十分优异的性能。

本章将从注意机制的核心原理入手，对 Transformer 的工作原理进行详细的描述，重点介绍用于医学图像分析的视觉 Transformer，它们构建在普通的 Transformer 模型之上，面向视觉任务改进，在图像分类、检测、分割等各个领域都有了成功的应用。

8.1.1　自注意力

在信息探索方面，人们通常会利用注意力机制将无关的信息过滤出去，同时将注意力集中在他们每天接触到的数据中的有意义的部分。受到这一观察的启发，Bahdanau 等提出了 Bahdanau attention（BAHDANAU et al.，2016），这是自然语言翻译 RNN 结构中的一种常规注意力方法，其中编码器将整个输入序列编码为一个固定长度的向量，允许模型在解码每个输出词时动态地关注输入句子的不同部分。这意味着模型不再仅依赖于一个固定的上下文向量，而是可以根据输入句子的内容和当前的解码状态来选择性地关注输入的不同部分，可以看作当今 Transformer 自注意力机制的雏形。类似的注意力概念也已经发展到计算机视觉领域，例如，Hu 等人提出 SENet（HU et al.，2022），他们引入了一种新的注意力机制，即 squeeze-and-excitation，来执行特征重新校准，这种机制对特征通道之间的相关性进行建模，把重要的特征进行增强来提升准确度。

Transformer 模型的成功在很大程度上归功于自注意力（self-attention，SA）机制，因为它能够对长距离依赖关系进行建模。自注意力机制背后的关键思想是学习单个输入相对于序列中所有其他输入的相对重要性。这里所谓的“单个输入”，在自然语言处理中也被称为 token（中文有时翻译为令牌、词符或者标记），一般是单词或者词组；在视觉任务中一般是输入图像的一个局部分块，也称为图像块（patch）。在 Transformer 的自注意力层中，每个单个输入经过映射得到三个向量，即查询向量（query）、键向量（key）和值向量（value）。类似于数据库查找的过程，用这三种向量计算不同输入之间的相关性，再利用相关性优化每个输入的编码，对长距离依赖有效建模。下面给出上述过程的数学描述：

以 2D 图像输入为例，可以先将图像 $X \in \mathbb{R}^{H \times W \times C}$ 重排为一系列平放的 2D 图像块(patch)，记为 $X \in \mathbb{R}^{N \times (P^2 C)}$，其中 H 和 W 分别表示图像的高度和宽度，C 是通道数，$P \times P$ 是每个图像块的尺寸，$N = HW / P^2$ 是产生的图像块数，即输入序列长度。X 中的每一行对应一个图像块，列数代表每个输入的维数，此时等于 $P^2 C$。在一般的情况下，可以对输入预处理，比如通过可学习的嵌入层（embedding layer），将 X 的列数变为 D。为方便讨论，无论是原始输入还是处理后的嵌入，以下统一认为输入为 $X \in \mathbb{R}^{N \times D}$。

自注意力的目标是捕捉所有输入的相关性并优化单个输入的编码，这种相关性蕴含在输入 X 自身之中，具体而言就是 X 的各个行向量之间。如图 8-1 所示，从同一个 X 出发，可以分别获得查询矩阵（queries，$Q \in \mathbb{R}^{N \times D_k}$）、键矩阵（keys，$K \in \mathbb{R}^{N \times D_k}$）以及值矩阵（values，

$V \in \mathbb{R}^{N\times D_v}$)。这是通过分别乘以三个映射矩阵得到的：

$$Q = X\mathbf{W}^{Q}$$
$$K = X\mathbf{W}^{K} \tag{8.1}$$
$$V = X\mathbf{W}^{V}$$

式中，$W^{Q} \in \mathbb{R}^{D\times D_q}$ 、$W^{K} \in \mathbb{R}^{D\times D_k}$ 以及 $W^{V} \in \mathbb{R}^{D\times D_v}$ 的系数都是可学习的，且通常取 $D_q = D_v$。Q、K 和 V 都是 X 的线性映射，物理意义上都与 X 近似，每一行都表示一个输入位置的嵌入向量，只是嵌入向量长度不一定等于 D，而是 D_k 和 D_v。

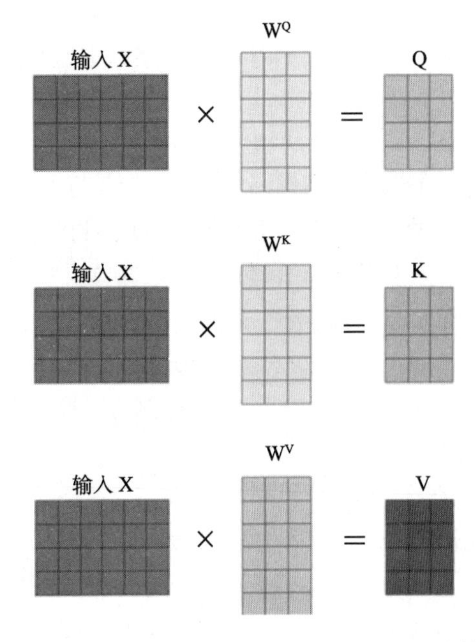

图 8-1 查询（Q）、键（K）和值（V）的计算

三者都是输入 X 的线性映射；此例中序列长度 $N = 4$，输入原始嵌入长度为 5，映射后的嵌入维度 $D_q = D_v = 3$

从查询矩阵 Q 和键矩阵 K 中得到相应的注意力矩阵 $A \in \mathbb{R}^{N\times N}$：

$$A = \text{softmax}\left(\frac{QK^{T}}{\sqrt{D_k}}\right) \tag{8.2}$$

式中，QK^{T} 计算了查询 Q 和键 K 中所有行向量之间的内积，为了防止内积过大，除以 D_k 的平方根。内积表征了向量的相似度，考虑到 Q 和 K 都来自于输入 X 的线性映射，式 8.2 的本质是求得了任意两个输入间的相关性，无论其间隔长短，都予以计算。最后，将注意力矩阵 A 作为加权因子，与值矩阵 V 相乘，得到自注意力层的输出 $Z \in \mathbb{R}^{N\times D_v}$：

$$Z = \text{SA}(X) = AV = \text{softmax}\left(\frac{QK^{T}}{\sqrt{D_k}}\right)V = \text{softmax}\left(\frac{XW^{Q}(XW^{K})^{T}}{\sqrt{D_k}}\right)XW^{V} \tag{8.3}$$

通过式（8.3）可知，自注意力层的核心意义将输入序列的不同位置的输入做相关性计算，进而对不同位置的输入进行加权重组，优化了单一输入的嵌入表示。自注意力的计算复杂度和输入序列长度的平方成正比，这可能会限制其对高分辨率医学图像的适用性，我们会在本章后续内容中进行更加详细的讨论。但相对于 RNN 序列的顺序输入计算而言，式 8.3 的计算很容易并行化，可以充分利用 GPU 计算，甚至拓展到多机多卡的集群计算，而无需过多考虑复杂的同步性问题。

需要指出的是，以上是 Transformer 自注意力层的一种典型实现方案，很多环节可以有其他的实现形式。例如，将输入 X 直接用作 Q 、K 和 V 而不做线性变换，也可一定程度上实现自注意力机制；在一些实现中，也可令 $W^Q = W^K$ 。但总的来说，使用不同的映射矩阵 W^Q 、W^K 和 W^V 然后实现上复杂一些，但增加了模型的表达能力，即将介绍的多头自注意力机制，也是为了进一步提升模型性能。

8.1.2 多头自注意力（Multi-head Self-attention）

Vaswani 等（2017）的工作表明，对同一输入采用不同的自注意机制可以更好地捕捉复杂和分层的特征，就像卷积层中的使用多个滤波器（核）一样。这种实现方式被称为多头自注意力（multi-head self-attention，MSA），其目的是连接多个不同的自注意力映射表征以输出最终结果，它由多个自注意头组成，这些头并联在一起，以通道方式建模输入序列中不同元素之间的复杂依赖关系（图 8-2）。

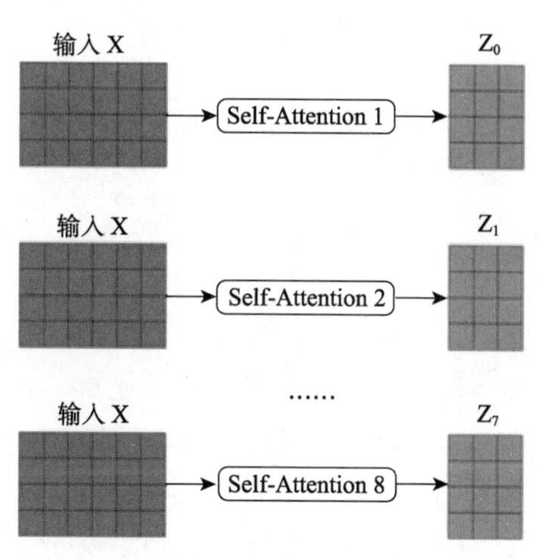

图 8-2　多头注意力示意图：此例中，自注意头的总数 h=8

如图 8-2 所示，在 MSA 中，每个自注意头具有其不同的映射矩阵 $\{W^{Q_i}, W^{K_i}, W^{V_i}\}$，通过式（8.1）～式（8.3）计算得到不同的 Z_i，其中 $i = 0 \cdots (h-1)$，h 表示 MSA 中自注意块的总数。将 Z_i 拼接并再次映射，最终多头自注意力输出为：

$$Z_{MSA} = MSA(X) = [SA_0(X), SA_1(X), \cdots, SA_{h-1}(X)]W^O = [Z_0, Z_1, \cdots, Z_{h-1}]W^O \quad (8.4)$$

其中 $W^O \in \mathbb{R}^{h \cdot D_v \times D}$ 是连接所有注意头的输出映射矩阵，其列数为 D，可以使得输出 $Z_{MSA} \in \mathbb{R}^{N \times D}$ 与输入 X 的尺寸相同，便于后续引入残差连接。根据式（8.3），每个 Z_i 可以具

体表示为 $Z_i = \mathrm{softmax}\left(\frac{XW^{Q_i}(XW^{K_i})^T}{\sqrt{D_k / h}}\right)XW^{V_i}$。

8.1.3 位置编码

位置编码（positional encoding）的作用是让像素间维持空间位置关系，对于医学图像就是保持空间信息，它对于图像特征提取来说十分很重要，在最初的实现中，使用固定的手工编码方式，但目前很多 Transformer 模型中，将其替换为可学习的向量，因此也称为位置嵌入（positional embedding）。不同于 CNN，Transformer 需要位置嵌入来编码图像块（patch）的位置信息，这主要是由于自注意力的扰动不变性（permutation-invariant），即打乱图像块序列的输入顺序并不会改变模型输出结果。比如一个像素点的前后左右，直接平放成图像块序列之后进行自注意力计算的结果和左右前后平放成图像块序列之后进行计算结果是完全相同的。若不给模型提供图像块的位置信息，那么模型就没法直接建模这个前后左右的位置信息。

位置编码可以设置为可学习的，也可以设置为不可学习的固定函数。最初版本的 Transformer 中默认采用固定位置编码，将嵌入向量切分为奇数行和偶数行，偶数行采用 sin 函数编码，奇数行采用 cos 函数编码，计算公式如下：

$$\begin{cases} PE_{(k,2i)} = \sin\left(\frac{k}{S^{\frac{2i}{D}}}\right) \\ PE_{(k,2i+1)} = \cos\left(\frac{k}{S^{\frac{2i}{D}}}\right) \end{cases} \tag{8.5}$$

式中，k 代表该输入在序列中的位置，取值范围是 $[0, N)$，D 代表这个输入 X 的维数，i 代表当前维度位置，取值范围是 $\left[0, \frac{D}{2}\right)$，S 是一个自定义的缩放因子，常用值为 10000。式（8.5）使得序列中每个位置有一个唯一的位置编码。可以让模型容易地计算出相对位置，对于固定长度的间距 Δk，任意位置的 $PE_{k+\Delta k}$ 都可以被 PE_k 的线性函数表示，这是三角函数特性的缘故：

$$\begin{cases} \cos(a+b) = \cos a \cos b - \sin a \sin b \\ \sin(a+b) = \sin a \cos b + \cos a \sin b \end{cases} \tag{8.6}$$

除了正余弦位置编码（图 8-3），还可以有很多其他的编码方案，例如无位置编码、一维位置编码、二维位置编码以及相对位置编码等。不提供位置编码效果一般较差，但对于某些视觉任务，其他各种类型的编码效果都接近，这主要是这些任务中输入是相对较大的图像块而非像素，所以学习位置信息相对容易很多。因此可采用的是标准可学习/训练的一维位置编码。位置编码确定后，一般将位置编码 PE 按元素逐一加入输入 X 中，数学公式表达为

$$X \leftarrow X + PE \tag{8.7}$$

然后将这种含有位置信息的 X 输入 Transformer 中，按照式（8.4）进行处理。

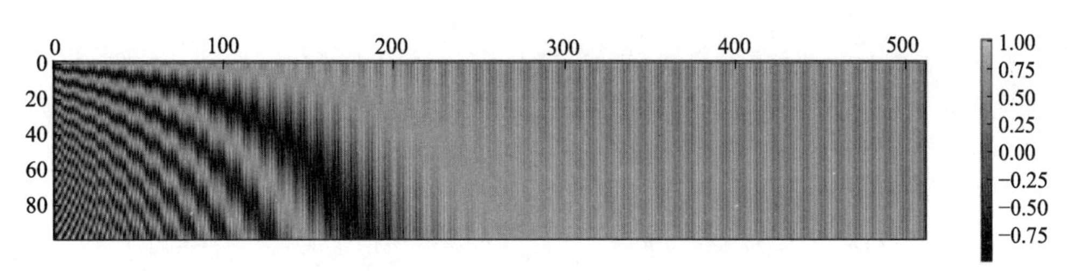

图 8-3　使用正余弦位置编码的示例
此例中序列长度 N = 100，嵌入维度 D = 512，缩放因子 S = 10000

8.1.4　经典 Transformer 的整体架构

在自然语言处理领域，最先提出的 Transformer 网络是一种编解码器(encoder-decoder)结构。编码器映射输入序列 $x(x_1,\cdots,x_n)$ 转换为具有相同长度的输出序列 $z(z_1,\cdots,z_n)$ 。解码器以逐元素的方式从编码表示 z 产生输出 $y(y_1,\cdots,y_m)$ ，并将先前的输出作为附加输入。图 8-4 显示了一个典型的 Transformer 架构，下面将对其进行描述。

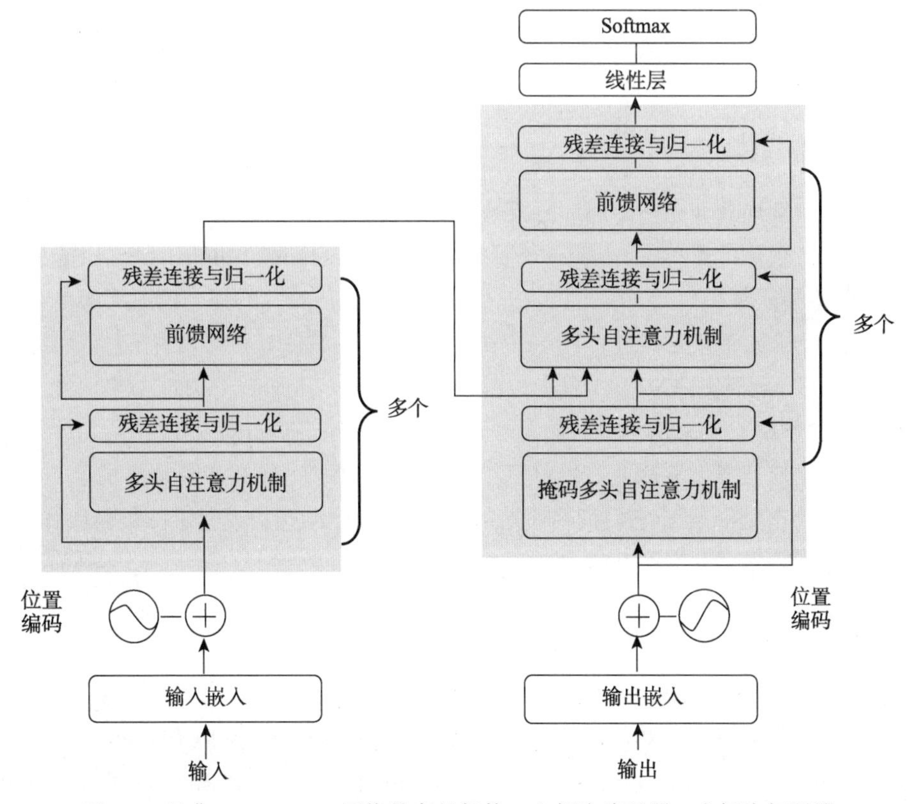

图 8-4　经典 Transformer 网络的完整架构：左侧为编码器，右侧为解码器

类似于 CNN，Transformer 编码器（encoder）通常由多个 Transformer 编码器单元串行堆叠而成，而一个 Transformer 编码器单元包含一个多头自注意力层（MSA）和一个多层感知机块（MLP）。在每个单元前应用层归一化（Layer Norm），在每个单元后应用残差连接（residual connection）。在 Transformer 中，多头自注意力层后跟一个前馈网络（feed-forward network），其包含两个全连接（FC）层，第一个全连接层将特征扩展 4 倍，从维度 D 变换成 4D，第二个全连接层将特征从维度 4D 恢复成 D，中间的非线性激活函数均采用 GeLU（gaussian error linear unit，高斯误差线性单元）——这本质就是一个 MLP，与线性模型类似，区别在于 MLP 相对于 FC，层数增加且引入了非线性激活函数，例如 FC + GeLU + FC。根据式（8.7）将原始输入嵌入加入位置编码后，即可馈入第一个 Transformer 编码器单元，计算过程如下：

$$X' = \mathrm{LayerNorm}(\mathrm{MSA}(X) + X) \tag{8.8}$$

$$Y = \mathrm{LayerNorm}(\mathrm{FeedForward}(X') + X') \tag{8.9}$$

每个编码器单元的输出 Y 与输入 X 的尺寸相同，可以看作利用自注意力机制的重新编码。对于后续编码器，其输入是前一个编码器的输出，最后一个编码器的输出会用到解码器中。

Transformer 的解码器（decoder）通常也由多个单元串行堆叠而成，与编码器类似，但有一些小的修改。具体来说，在解码器单元输出的顶部插入了第二个自注意力层，且在第一个自注意力层中采用了掩码（mask）操作，保证解码器在预测当前 token 时只能够访问之前的 token，而不能看到后续的 token。这一机制称为因果或顺序注意力机制，是序列生成任务中避免未来信息泄露的关键。解码器的每一步都结合了来自编码器的信息和自身先前生成的输出，使得 Transformer 在处理顺序依赖任务时表现出色。最终的输出是解码器的最后一层输出经过一个线性层和一个 softmax 层，将其转化为概率分布，表示下一个 token 的可能性。

以上是经典的 Transformer 网络架构，但随着时间的推移，Transformer 的结构经历了多种变体和创新，例如放弃完整的编解码器结构，转而只使用编码器或解码器部分。其中的典型代表是 BERT 模型，全称 bidirectional encoder representations from transformers（DEVLIN et al., 2019）只使用了编码器部分，它通过对输入序列进行双向编码来预训练深度双向表示。BERT 的设计目标是理解文本的上下文，因此它在各种下游任务中都表现出色，如文本分类、实体识别和问答。著名的 GPT（generative pre-trained Transformer）(BROWN et al.，2020)也只使用了解码器部分，并采用了单向的自回归方式进行预训练。GPT 的设计初衷是生成文本，因此它在文本生成任务上表现尤为出色。除了 BERT 和 GPT，还有许多其他基于 Transformer 的变体，如 T5、XLNet 等，它们都在原始的 Transformer 结构上进行了各种创新和优化，以适应不同任务和需求。

8.1.5 小结

本节讲述了 Transformer 的神经网络基础知识，包括自注意力机理、多头自注意力机制、位置编码以及经典 Transformer 的整体架构。Transformer 的核心是自注意力机理，通过内积将不同时刻的输入相互关联，进而每个输入的编解码都会通过注意力机制引入其余输入的信息，并且这种注意力不随着距离增大而衰减，因此解决了长距离依赖的问题。

8.2 基础的视觉 Transformer

自 2017 年发明后，Transformer 及其衍生模型迅速给自然语言处理领域带来了颠覆性变化，但其运用在视觉任务上的时间点要更晚一些，始于 2020 年左右。本节简要探讨如何将 Transformer 模型应用于图像处理任务，并着重介绍一个基础的视觉 Transformer 模型——vision transformer（ViT）。

历史上有很多研究尝试将注意力机制引入计算机视觉，这样的尝试可以追溯到 Transformer 模型大量使用之前。例如，在 non-local neural networks 中引入的空间注意力机制可以帮助 CNN 更好地捕获图像的全局上下文(WANG et al.，2018)；而广为使用的 squeeze-and-excitation（SE）模块则在通道维度上计算注意力，也可以增强 CNN 的表达能力（HU et al.，2020）。另外，很多研究者们也尝试结合 Transformer 模型和 CNN，用于解决计算机视觉任务。在 detection transformer（DETR）（CARION et al.，2020）中，Transformer 被用于处理由 CNN 生成的特征图进行物体检测，这种方法避免了传统的手工设计步骤，并实现了端到端的训练。与这些尝试有所不同的是以 ViT（DOSOVITSKIY et al., 2020）为代表的纯 Transformer 视觉模型，它们的提出证明了 Transformer 本身对于图像处理的巨大潜力。

8.2.1 vision transformer

与混合 CNN 的方法不同，vision transformer（ViT）（DOSOVITSKIY et al.，2020）完全摒弃了卷积，采用纯 Transformer 架构作为视觉模型。ViT 的核心思想是将输入图像转换为一个序列，包含一系列 token。具体来说，输入图像被划分为多个非重叠的块，每个块都被转换为一个嵌入，这些嵌入组合形成一个 token 序列。此外，还添加了一个额外的可学习的分类 token（class token，CLS-Token）作为序列的开头。ViT 的整体网络架构如图 8-5 所示。

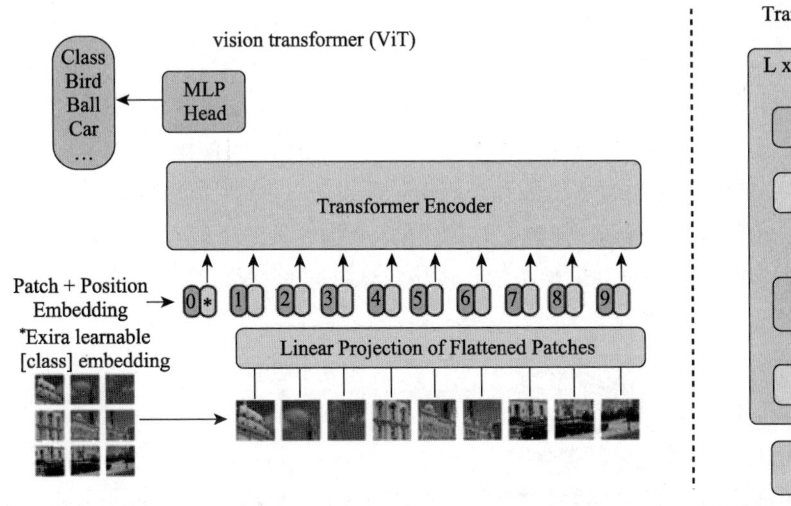

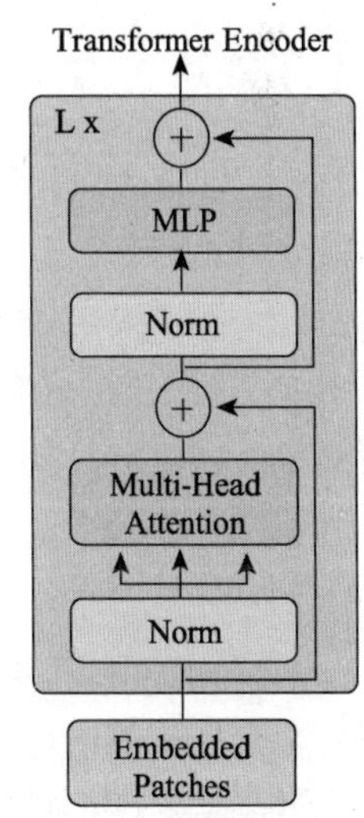

图 8-5　ViT 的架构
（DOSOVITSKIY et al.，2020）

将 Transformer 应用于图像数据的关键问题是如何将输入二维的图像转换为一系列的 token。在 ViT 中，大小为 $H\times W$ 的输入图像被划分为 N 个非重叠的 16×16 像素的块，其中 $N=(H\times W)/(16\times16)$。然后使用线性层（即全连接层）将每个块转换为一个嵌入。这些嵌入被组合在一起构造一个 token 序列，其中每个 token 代表输入图像的一小部分。再将额外的分类 token 添加到序列的开头。它的作用是从其他位置拉取注意力，用于确定输出的开始位置。位置嵌入以相加的形式添加到这个 $N+1$ 个 token 的序列中，然后被送入一个 Transformer 编码器。如图 8-4 和图 8-5 所示，ViT 中的 Transformer 编码器与原始 Transformer（VASWANI et al.，2017）结构相似，但有细微的不同。例如，ViT 在多头注意力和 MLP 之前进行了层归一化，而原始 Transformer 则在之后进行归一化，这种改变可以更有效地训练深层模型。Transformer 编码器的完整输出是与输入相同大小的 token 序列，即 $N+1$ 个 token。然而，只有最开始的分类 token 会被送入一个由 MLP 的预测头，用于生成分类标签。

大规模的图像数据预训练是 ViT 设计理念的重要组成部分。例如，在最初的研究中，ViT 在 ImageNet-21k（14M 张图像和 21k 个类别，开源）或 JFT（303M 张图像和 18k 个类别，Google 内部数据）这样的巨大数据集上进行预训练，然后再对其在特定的图像分类基准数据集上进行微调。这种策略的成果显而易见，实验结果揭示了 ViT 在大规模数据预训练后，不仅在性能上与顶尖的 CNN 持平，而且因为仅需要微调，在训练速度上更胜一筹。然而，当面对较小的训练数据集时，ViT 的性能往往不如同等规模的 ResNet。

这种性能差距的背后，很大程度上归因于 Transformer 与 CNN 在处理图像时的根本差异。CNN 天生就带有强烈的归纳偏置（inductive bias），即对图像数据的先验知识。如前文所探讨的 CNN 具备两大关键特性：局部性和平移不变性。局部性意味着图像中相邻的区域往往具有更加紧密的相关性，而平移不变性则确保了图像的移动不会影响其分类。这两种特性为 CNN 提供了处理图像数据的先天优势，使其能够在相对较少的数据上也能学习到有效的模型。随着 ViT 的成功，研究者们开始探索如何进一步优化 Transformer 在视觉任务上的性能。

8.2.2 基于 ViT 的改进方案

DeiT（TOUVRON et al.，2021）是首个证明 Transformer 可以在中等规模的数据集上进行有效学习的工作，与 ViT 使用的 3 亿张图片的 JFT 数据库相比，仅使用了 120 万张图片的 ImageNet。除了采用 CNN 常用的数据增强和正则化手段，DeiT 的主要创新在于引入了一种新颖的 Transformer 蒸馏（distillation）方法，使用了 CNN 作为教师模型来训练 Transformer。这种蒸馏方法帮助 Transformer 更高效地为输入图像找到有用的表示。知识蒸馏这项技术旨在将知识从一个较大的模型，即教师网络，转移到一个较小的目标模型，即学生网络。DeiT 在 ViT 的架构上添加了另一个额外的 token，称为蒸馏 token，如图 8-6 所示。这种修改后的 ViT，称为 data-efficient image Transformer（DeiT），生成两个输出：一个是在分类 token 的位置，与真实标签进行比较；另一个是在蒸馏 token 的位置，与教师网络的输出进行比较。损失函数是从这两个输出中共同计算的，允许模型利用教师的知识，同时也从真实标签中不断学习。使用这种技术，DeiT 可以在单个 8-GPU 的节点上训练 3 天（53 小时预训练和 23 小时可选的微调），而原始的 ViT 需要在 8 核 TPUv3 机器上训练 30 天。

除了需要在非常大的数据集上进行预训练，ViT 的计算复杂性也是一个问题。为了对图像输入利用注意力机制，需要将图像块（patch）转化为 token，理论上图像分辨率越高、patch 越小，越有利于提取信息；然而，从式（8.2）可以看出，注意力模块的计算复杂性与 token 长度呈平方关系。ViT 处理高分辨率图像时，通常会消耗大量内存，且训练和推理速度缓慢，

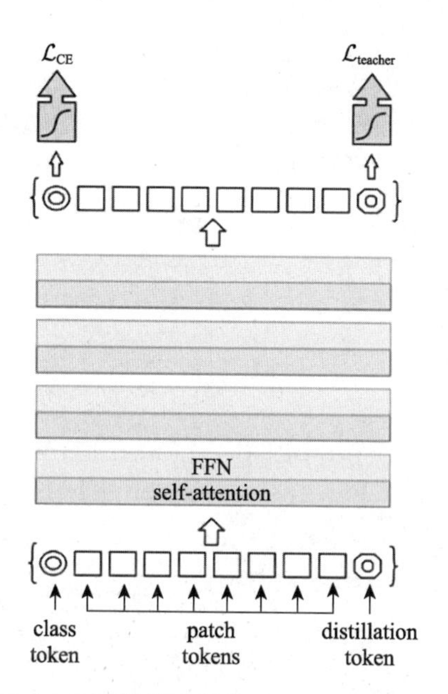

图 8-6 DeiT 中的蒸馏过程（TOUVRON et al.，2021）

这个问题尤其在物体检测或语义分割等密集预测型任务上特别突出。针对这个问题的缓解措施主要是提高注意力模块的计算效率，改进平方关系，以下简要介绍在这方面的代表性研究。

spatial-reduction attention（SRA）是另一个纯 Transformer 视觉模型 Pyramid Vision Transformer（PVT）(WANG W et al., 2021)中使用的多头注意力模块，如图 8-7 所示，它在注意力操作之前减少了键 K 和值 V 的空间尺度。与普通的多头注意力类似，SRA 的整体定义如下：

$$\mathrm{SRA}(Q,K,V)=\mathrm{Concat}(\mathrm{head}_0,\cdots,\mathrm{head}_{N_i})W^O \tag{8.10}$$

$$\mathrm{head}_j=\mathrm{Attention}(QW_j^Q,\mathrm{SR}(K)W_j^K,\mathrm{SR}(V)W_j^V) \tag{8.11}$$

其中 $\mathrm{Concat}(\cdot)$ 是连接操作，$W_j^Q\in\mathbb{R}^{C_i\times d_{head}}$，$W_j^K\in\mathbb{R}^{C_i\times d_{head}}$，$W_j^V\in\mathbb{R}^{C_i\times d_{head}}$，$W^O\in\mathbb{R}^{C_i\times C_i}$ 都是线性投影参数。N_i 是阶段 i 中注意力层的头数，因此，每个头的维度 $d_{head}=\frac{C_i}{N_i}$。可以注意到查询 Q 的尺寸不变，键 K 和值 V 的空间尺度通过 SR 操作减小了。具体而言，式（8.11）中 SR 的定义为：

$$\mathrm{SR}(x)=\mathrm{Norm}(\mathrm{Reshape}(x,R_i)W^S) \tag{8.12}$$

这里，$x\in\mathbb{R}^{(H_iW_i)\times C_i}$ 代表一个输入序列，长度为 H_iW_i，有 C_i 个通道（特征），R_i 表示阶段 i 中注意力层的减少比率，$\mathrm{Reshape}(x,R_i)$ 将输入序列 x 的空间尺寸从 $H_iW_i\times C_i$ 重塑为 $\frac{H_iW_i}{R_i^2}\times\left(R_i^2C_i\right)$，$W_S\in\mathbb{R}^{\left(R_i^2C_i\right)\times C_i}$ 是一个线性投影，它将输入序列的特征维度减少到 C_i。$\mathrm{Norm}(\cdot)$ 是层归一化（Layer Norm）。和经典的 Transformer 一样，自注意力最终还是按照式（8.2）计算。通过这些公式，我们可以发现，与普通的多头注意力相比，SRA 注意力操

作的计算和内存成本降低了 R_i^2 倍（不是 R_i^4，因为查询 Q 的尺寸不变），因此在有限的资源下，可以处理更大的输入图片。

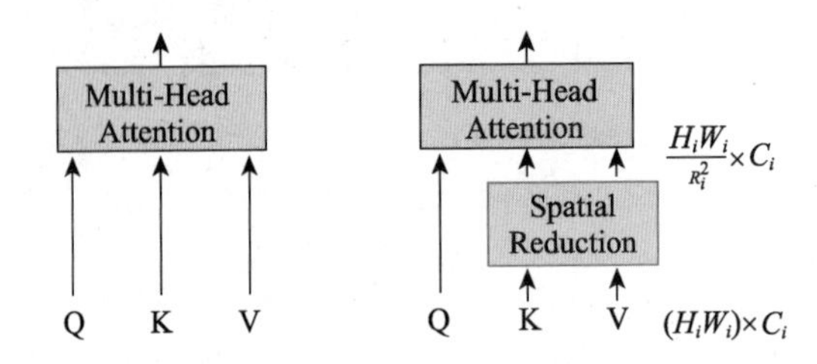

图 8-7　常规注意力（左）和 SRA（右）之间的比较（WANG W et al.，2021）

8.3　层次化的视觉 Transformer

从设计上看，ViT 只是简单地将图片切片输入到 transformer 编码器中，因此只能生成单一尺度的特征图。然而，多尺度特征图（multiscale feature maps）的重要性已经在大量视觉任务中得到了体现。在很多任务中，不同尺度的对象可能会出现在同一图像中，使用单一尺度的特征图可能无法有效地检测到所有的对象。一般情况下，大物体可以在粗糙尺度上轻松检测到，而小物体通常在更细的尺度上被检测到，不同尺度的多个特征图可便于不同尺寸对象的高效检出。随着研究的深入，人们开始探索更为复杂的 Transformer 结构，来实现多尺度特征的提取，使其更加适合处理图像数据。其中，Swin Transformer（LIU et al.，2021）是这一研究方向的代表，它引入了层次化（hierarchical）的设计，优化了视觉 Transformer 的性能，很大程度上可以替代经典的 ResNet，被很多不同领域的模型采纳为用于特征提取的骨干网络（backbone）。

8.3.1　Swin Transformer 整体架构

Swin Transformer（LIU et al.，2021）是 Microsoft 研究者在 2021 年提出的一种伪视觉 Transformer。与 ViT 不同，Swin Transformer 特别针对视觉任务进行了优化，在多种任务上都取得了最先进的性能，尤其是在需要高分辨率输入的任务上。在 Swin Transformer 的设计中，首先将输入图像划分为固定大小的图像块（patch），这与 vision transformer（ViT）的做法相似。这些图像块被线性映射到特定的维度，并被视为序列的输入。但与 ViT 不同的是，swin transformer 引入了层次化的特征映射。这是通过连续地下采样（subsampling）实现的，这种方法被称为图像块融合（patch merging）。这种层次化的方法允许模型在不同的层次上捕获不同的空间分辨率信息，从而更好地处理各种大小的物体和结构。

为了解决全局自注意力的计算复杂性，Swin Transformer 采用了基于窗口（window）的自注意力机制（图 8-8）。窗口的尺寸比图像块更大，一个窗口内有若干个图像块，在这种机制中，每个图像块只与其所在窗口内的其他图像块进行交互，计算复杂性大幅减小。但是，仅使用窗口内的自注意力时，图像块无法与窗口外的图像块产生联系，会限制模型的建模和学习能力。为了解决这个问题，Swin Transformer 又引入了移位窗口（shifted window）自注意力机制，突破了窗口的限制，使得模型可以在连续的注意力操作中捕获长距离依赖关系。在接下来的部分中,我们将详细介绍Swin Transformer中分层特征图和窗口注意力的实现方式。

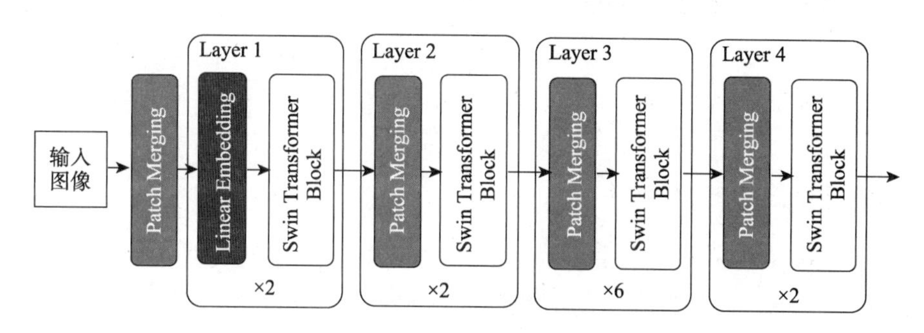

图 8-8　Swin Transformer 整体架构

8.3.2　分层特征图

Swin Transformer 构建的分层特征图（hierarchical feature maps）是指特征图在层与层之间逐渐融合，尺度不断较小，和 CNN 中的卷积+池化的效果有一定相似性。相比之下，ViT 在其架构中使用的是单一的、低分辨率的特征图。在 Swin Transformer 最初的研究中（LIU et al., 2021），为了让 Swin Transformers 可以方便地替换现有视觉任务方法中的 ResNet 骨干网络，这些分层特征图的空间分辨率被设置与 ResNet 中的多尺度特征图完全相同（从最大 224×224 到最小的 7×7）。

在 ResNet 这样的卷积神经网络中，特征图的下采样是使用卷积和池化操作完成的。那么，在 Swin Transformer 网络中，如何对特征图进行下采样呢？这种无 CNN 的下采样技术称为图像块融合（patch merging）。简而言之，patch merging 通过合并 patch 并应用线性变换来同时减少空间维度并调整特征通道。如图 8-9 所示，假设输入特征图的尺寸为 $H \times W \times C$，patch merging 层将每组 4 个 patch 的特征沿着通道连接起来，这时特征图的尺寸变为 $(H/2)\times(W/2)\times(4C)$，然后对这些连接后的 $4C$ 维特征归一化后，再应用一个线性层（全连接层）映射为 $2C$ 维特征。这种操作使特征图有了 2×2 的降采样，并使通道维度翻倍，其标准实现的 pytorch 代码如下：

```
x = x.view(B, H, W, C)
x0 = x[:, 0::2, 0::2, :]  # [B, H/2, W/2, C]
x1 = x[:, 1::2, 0::2, :]  # [B, H/2, W/2, C]
x2 = x[:, 0::2, 1::2, :]  # [B, H/2, W/2, C]
x3 = x[:, 1::2, 1::2, :]  # [B, H/2, W/2, C]
x = torch.cat([x0, x1, x2, x3], -1)  # [B, H/2, W/2, 4*C]
x = x.view(B, -1, 4 * C)  # [B, HW/4, 4*C]
x = self.norm(x)
x = self.reduction(x)
```

其中 self.reduction = nn.Linear(4*C, 2*C, bias=False)是我们之前提到的线性层。如果需要输出其他的通道数，可以将第二个参数 2*C 换成其他值。

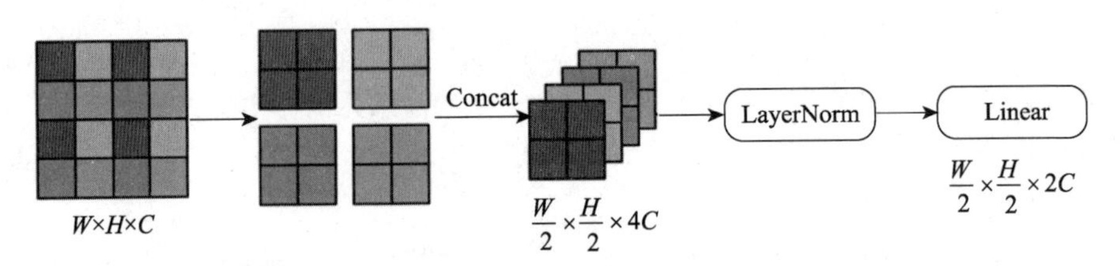

图 8-9 Swin Transformer 中的 Patch Merging 操作，用于减小特征图尺度

8.3.3 窗口自注意力

在 Swin Transformer 中，transformer block 的设计是为了更有效地处理视觉任务，特别是高分辨率图像。与 ViT 中的传统多头自注意力（window self-attention，MSA）模块不同，Swin Transformer 采用了两种新颖的注意力机制：Window MSA (W-MSA)和 Shifted Window MSA (SW-MSA)。这两种机制的引入旨在解决 ViT 在处理大型图像时的计算效率问题。

如图 8-10 所示，具体来说，Swin Transformer block 由两个子单元组成，每个子单元首先经过一个归一化层，这有助于模型的稳定性和训练效率。接着是注意力模块（W-MSA 或 SW-MSA），这是 Swin Transformer 的核心部分，它决定了模型如何处理和整合输入的信息。最后，每个子单元再经过另一个归一化层和一个 MLP 层，这进一步增强了模型的表达能力。在这两个子单元中，第一个子单元的注意力模块使用 W-MSA 模块，它在固定大小的窗口内进行局部注意力计算；而第二个子单元的注意力模块使用 SW-MSA 模块，它通过移位窗口的方式增加了模型的感受野，从而捕获更广泛的上下文信息。

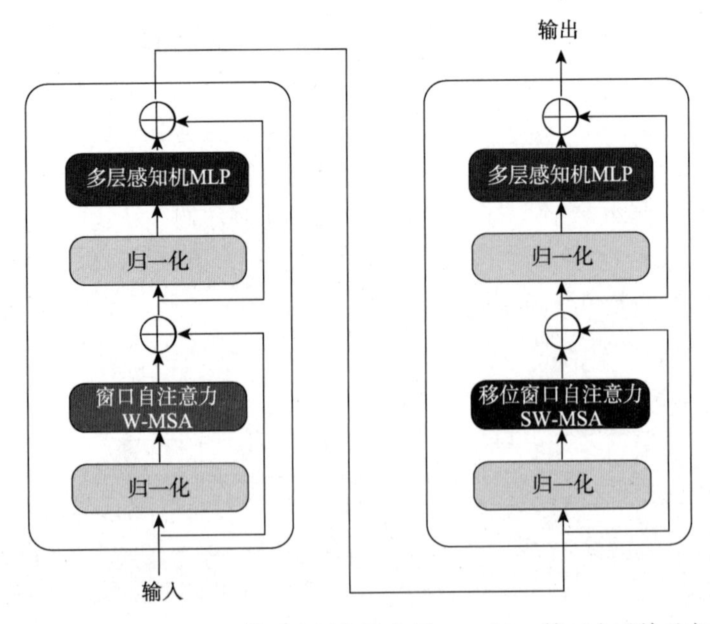

图 8-10 Swin Transformer block：第一个子单元应用 W-MSA；第二个子单元应用 SW-MSA

ViT 的标准 MSA 模块在计算注意力时会考虑图像中所有的图像块，这意味着它的计算复杂性与图像块的数量呈平方关系（式 8.2）。这种全局自注意力虽然能够捕获图像中的长距

离依赖关系，但在处理高分辨率图像时会遇到严重的计算效率问题。而 Swin Transformer 引入了基于窗口的 W-MSA 方法。在这种方法中，每个图像块只与其所在窗口内的其他图像块进行交互，从而大大减少了计算量。

根据式（8.2），可以推导出，在 $H \times W$ 的图像上的标准的 MSA 的时间复杂度为 $O(H^2W^2)$；而在局部窗口内计算自注意力，假设每个窗口包含 $M \times M$ 图像块，基于窗口的模块的时间复杂度为 $O(H\ WM^2)$。后者在 M 固定时与图像的尺寸 H W 呈线性关系。一个具体的例子如图 8-11 所示，假设输入特征图的大小为 $H \times W = 56 \times 56$，其中，每个图像块的大小为 7×7，图像块总数为 64。在这个设定下，ViT 的标准 MSA 计算时 $Q \times K$ 会涉及 64 个图像块组成的矩阵相乘计算，因为计算量与图像块的数量呈平方关系，计算用时约 $64 \times 64 = 4\,096$ 个单位时间。相对而言，W-MSA 将自注意力的计算限制在了每一个 28×28 窗口中，一个窗口内有 $4 \times 4 = 16$ 个图像块，每个窗口中的 $Q \times K$ 的计算只会涉及窗口中 16 个图像块的矩阵相乘计算。因此一个窗口的用时约 $16 \times 16 = 256$ 个单位时间，总共 4 个窗口，总计算时间约为 1 024 个单位时间，和 ViT 相比减小了 75%。实际上不仅是计算时间，计算过程中内存占用也会大大降低，图像尺寸越大，这样的优越性越明显。

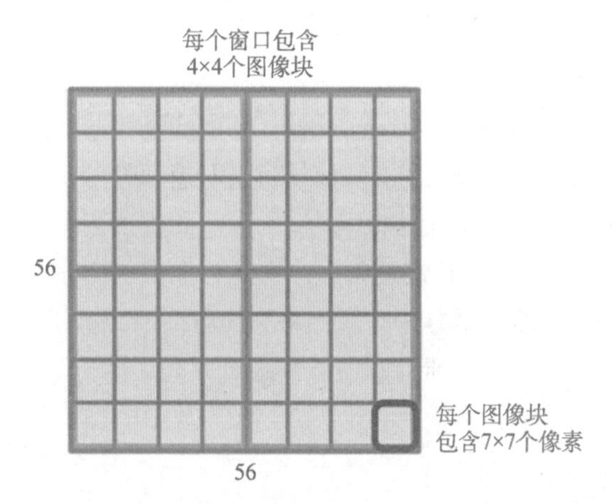

图 8-11　Swin Transformer 中使用的 Window MSA 只在每个窗口内计算注意力

总的特征图大小为 56 × 56，每个绿色方框是一个窗口，每个蓝色方框是一个图像块（patch）

Swin Transformer 引入了窗口自注意力，每个图像块只与其所在窗口内的其他图像块进行交互，解决了标准多头自注意力（MSA）的计算复杂性问题。然而，这种方法有一个明显的缺点，它限制了模型的能力，因为每个图像块只能看到其所在窗口内的信息，而不能与窗口外的图像块交互。为了解决上述问题，Swin Transformer 又引入了 shifted window MSA。这个方法的核心思想是在连续的注意力操作中对窗口进行移位，从而允许跨窗口的交互。如图 8-12 所示，首先，将窗口向右下角移动一定的距离，这样组成窗口的图像块变得与之前有所不同。这种移位窗口的方法引入了窗口之间的交叉连接。这意味着，尽管每次注意力操作都是局部的（即基于窗口的），但通过多次连续的移位操作，信息可以在整个特征图中传播。shifted window MSA 是 Swin Transformer 的一个关键创新，它允许模型在保持计算效率的同时，捕获图像中的长距离依赖关系。在具体代码实现中，这种移位导致了一些窗口变得不完整，为了充分利用显卡的批处理功能，提高计算效率，Swin Transformer 还应用了“Cyclic Shift”和掩码技术，在这里不再赘述，有兴趣的读者可以参考原文（LIU et al.，2021）。

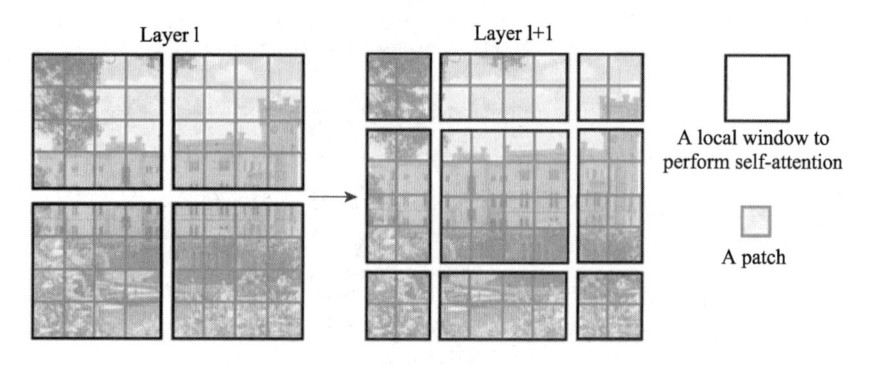

图 8-12　Swin Transformer 的移位窗口方法的说明

前一层 Layer l，采用了常规的窗口划分方案；下一层 Layer l+1（右侧），窗口划分进行了移位，从而产生了新的窗口（LIU et al.，2021）

8.4　Transformer 的应用与实例

随着深度学习技术的不断进步，Transformer 模型已经从原始的自然语言处理领域扩展到了医学图像分析领域，为医学研究和实际应用带来了革命性的变革。Transformer 模型凭借其独特的自注意力机制和全局上下文建模能力，为医学图像的各种任务提供了新的视角和方法。无论是图像分割、分类、目标检测还是图像恢复与生成，Transformer 都展现出了强大的潜力和优越的性能。在接下来的部分中，我们将探讨 Transformer 在医学图像分析中的各种应用以及它如何改变了这一领域的研究和实践。最后我们展示一个 Transformer 用于医学图像分类的实例。

8.4.1　医学图像分割

transformer 对医学图像分割领域产生了深远的影响，自 ViT 模型（DOSOVITSKIY et al.，2020）问世后的一年内就有超过 50 篇的相关出版物。相较于其他医学成像应用，分割任务的数据集和挑战赛更为丰富，促进了这一领域的迅速发展（SHAMSHAD et al.，2023）。

transformer 在医学图像分割上尝试可以大致分为单器官和多器官两大类。单器官的方法通常考虑该器官的特定性质来设计架构组件或损失函数。例如，为了准确分割皮肤病变以识别黑色素瘤（癌细胞），Wang 等提出了一种新颖的 boundary-aware transformer（BAT）(WANG et al., 2021)，他们在 Transformer 架构中设计了一个边界注意门来利用关于边界的先验知识。多器官分割的目标是同时分割多个器官，因为不同器官的大小、形状和对比度都有所不同，具有较高的挑战性。Transformer 模型特别适合多器官分割，因为它们能够建模关系全局并有效区分多个不同器官的特点。多器官分割方法通常不依赖器官特异性，而是通过设计有效的模型架构来提高性能，大致可以分为纯 Transformer 模型和混合模型两种。

纯 Transformer 架构一般都由 ViT 或其衍生模型构成，但这类模型在医学图像分割领域的应用并不广泛，这是因为在进行分割这样的密集预测任务时，全局和局部的信息都非常关键。其中的代表性工作是 Karimi 等设计的一款纯 Transformer 的 3D 医学图像分割模型（KARIMI et al.，2021））。在这项工作中，研究者展示了基于相邻图像块之间的自注意力可以不使用任何卷积操作就获得良好的分割结果。给定一个 3D 图像区域，该网络将其划分为 n^3 个 3D 图像块（$n = 3$ 或 $n = 5$），并为每个图像块计算一个 1D 嵌入。该网络基于这些嵌入之间的自注意力来预测中心图像块的分割图。研究结果表明，这个模型可以比最先进的 CNN 获得更高的分割精度。

混合架构方法融合了 Transformers 和 CNN 的优点，能够有效地处理全局上下文并捕捉局部特征。例如，TransUNet 在其编码器中融合了 12 个 Transformer 层，这些层负责编码来自 CNN 层的标记化图像块（CHEN et al.，2021），最终在多器官分割和心脏分割应用上都取得了优于各种竞争方法的表现。而 TransFuse 则通过 BiFusion 模块将 Transformer 和 CNN 层的特征进行整合（ZHANG Y et al.，2021），高效地融合来自两个分支的多级特征，在包括息肉、皮肤病变、髋部和前列腺分割在内的多个图像分割数据集上都取得了当时最佳的结果。这方面的代表性工作还有 Swin UNETR（HATAMIZADEH et al.，2022）。Swin UNETR 方法将 3D 脑肿瘤分割任务重新定义为一个序列到序列的预测问题，其中多模态输入数据被投影到一个 1D 序列的嵌入中，用作 Swin Transformer 编码器的输入，提取五种不同分辨率的特征，并通过跳过连接与基于 CNN 的解码器连接，在 BRATS 分割挑战赛上取得了很好的成绩。

总之，Transformer 目前已经在医学图像分割领域展现出了卓越的效果，特别是在多器官分割方向，可以充分发挥其对于全局上下文建模的能力。

8.4.2　医学图像分类与目标检测

在医学图像分类中，Transformer 模型也已经在多个领域中得到了广泛的应用，在 COVID-19、肿瘤和视网膜疾病分类上都有很多成功的研究。

对于 COVID-19 的诊断和严重性预测，ViT 方法展现了良好的性能。例如，研究者（PARK et al.，2022）提出了一个新颖的多任务 ViT 方法，专门为胸部 X 射线（CXR）设计，以诊断和量化 COVID-19 的严重程度。鉴于难以收集大量的 COVID-19 数据，而其他类型的胸部 X 射线数据却很丰富，该方法首先使用大型公共数据集训练背景网络，然后用提取的特征作为 Transformer 模型的语料库，同时进行 COVID-19 的诊断并进行严重程度量化。这项工作的创新之处在于它结合了低级 CXR 特征和 ViT 架构，使其能够在多个任务上实现最先进的性能，具有出色的泛化能力。在肿瘤分类方面，TransMIL（SHAO et al.，2021）是一个基于 Transformer 的多实例学习（multi-instance learning，MIL）方法，为全幅病理切片图像（WSI）的诊断设计。与传统的 MIL 方法不同，TransMIL 不基于独立同分布假设，而是考虑了不同实例之间的相关性。这种方法不仅探索了形态学信息，还考虑了空间信息，在三种不同的计算病理学问题上都展现出了更好的性能和更快的收敛速度。在视网膜疾病分类中，Yu 等提出了 MIL-VT 模型（YU et al.，2021），该模型首先在大型眼底图像数据集上进行预训练，然后在视网膜疾病分类的下游任务上进行微调。结果显示，MIL-VT 在 APTOS2019 和

RFMiD2020 数据集上的性能优于 CNN 基线。

在医学图像目标检测方面，近期也有一些研究尝试使用 Transformer 模型，这些方法主要基于 DETR 框架（ZHU et al.，2020；CARION et al.，2020）。Shen 等（SHEN，2021）提出了第一个混合框架 COTR，它由卷积和 Transformer 层组成，用于端到端的息肉检测。具体来说，COTR 的编码器包含六个混合卷积-Transformer 层来编码特征，而解码器由六个 Transformer 层组成，然后通过前馈网络进行对象检测。COTR 在两个不同的数据集 ETIS-LARIB 和 CVC-ColonDB 上的性能均优于 DETR。在另一项工作中，一个基于 Transformer 的 3D 对象检测器 Spine-Transformers（TAO et al.，2022）可以用于自动检测和定位脊柱 CT 中的椎骨，在一个内部和两个公共数据集上都显示了良好的性能。

总之，Transformer 在医学图像分类中的应用已经取得了显著的进展，但医学图像目标检测中 Transformer 的使用频率目前较低。有研究表明在自然图像上预训练的多模态 ViT 模型在医学数据集上表现不佳（MAAZ et al.，2022）。因此，为了提升基于 Transformer 的医学图像目标检测技术，需要进一步研究在特定模态的医学成像数据上进行预训练的方法。

8.4.3 医学图像恢复与生成

图像恢复的目标是从退化的输入中获得清晰的图像。医学图像去噪、超分辨率、伪影校正、稀疏采样重建可以认为是图像恢复问题。近期，Transformer 模型已被证明可以有效地应对这些挑战。例如，低剂量 CT（low-dose CT，LDCT）可以减少对患者的 X 射线辐射剂量，但由于低 X 射线曝光，可能会产生很多噪点，进而影响到临床诊断的准确性。研究者提出了一种名为 TransCT 的方法（ZHANG et al.，2021），首先将噪声 LDCT 图像进行分解，得到高频（HF）和低频（LF）两个组成部分。从 LF 部分中，研究者提取了内容特征和潜在的纹理特征；而从 HF 部分中，提取 HF 嵌入。这些提取出的特征被送入一个经过修改的 Transformer 模型中，该模型包含三个编码器和解码器。这个 Transformer 的目的是获取经过修饰的 HF 纹理特征。最后，这些经过修饰的特征与之前从 LF 部分中提取的内容特征结合，通过分段重建技术，恢复出高质量的 LDCT 图像。实验证明，TransCT 方法在 Mayo LDCT 数据集上表现出色，性能上超越了其他现有方法。

在磁共振的重建任务中，研究者提出了一种名为 MTrans (FENG et al., 2022)的 Transformer。MTrans 的设计初衷是为了更深入地探索和融合不同 MRI 模态（例如 T_1 加权和 T_2 加权）之间的信息。具体来说，MTrans 采用了一种改进的多头注意力机制，称为交叉注意力模块。这个模块的功能是从辅助模态中吸收对目标模态有贡献的特征。与传统的基于 CNN 的方法相比，MTrans 能够提供更多的全局信息，这得益于其使用的 Transformer 结构。其次，交叉注意力模块能够在不同尺度上捕获和利用每种模态中的有用信息，使得 MTrans 不仅可以保留目标模态中的细节，还可以从辅助模态中获得高级上下文特征。MTrans 在多种加速多模态 MR 成像任务上都表现出色，其性能超越了许多现有的先进 CNN 方法。

医学图像合成的目标是从一个模态的图像生成另一个模态的图像，例如从 MRI 生成 CT。在医学图像合成领域，以 CNN 为骨干的生成对抗模型被广泛认为是当前最先进的技术，但 Transformer 模型的出现给这一领域注入了新的活力。例如，研究者提出了一种新颖的医学图像合成方法——ResViT（DALMAZ et al.，2022）。该方法充分利用了视觉 Transformer 的上下文敏感性，并结合了卷积操作的精确性和生成对抗学习的真实感。ResViT 的核心是其生成器，该生成器采用了一个中心瓶颈结构（central bottleneck），该结构包含了 aggregated residual Transformer（ART）模块。这些 ART 模块将残差卷积和 Transformer 模块有机地结合在一起。在多个 MRI 对比生成和从 MRI 到 CT 的图像合成的任务中，ResViT 在定性观察和定量指标方面均优于其他基于 CNN 的方法。

8.4.4 挑战与未来方向

正如上面几节阐述的，Transformer 模型在医学图像分析中的应用已经取得了令人瞩目的成果，但仍然存在许多开放的研究问题和挑战。

首先是大规模预训练的挑战。Transformer 模型在建模局部视觉特征上缺乏内在的归纳偏见，这意味着它们不会自然地学习到图像中的某些基本特征，如边缘或纹理。因此，Transformer 特别需要通过大规模数据集进行预训练来识别图像特定的概念（DOSOVITSKIY et al.，2020）。但医学图像数据集的规模和多样性通常都受到限制，涉及高昂的成本和隐私问题。这使得在医学领域中有效地训练 Transformer 模型变得很有挑战性。除了使用混合 CNN 的模型，最近的研究已经开始探索如何在医学图像上进行更加高效的预训练（TANG et al.，2022），这一方向有着广阔的研究潜力。

其次是 Transformer 的推理速度及显存占用方面的挑战。由于 Transformer 的自注意力机制，其计算复杂度和显存占用与输入序列的长度平方成正比，这在处理长序列时导致显存迅速增加、计算速度迅速降低。虽然有大量研究试图减小 Transformer 计算负担，但这种计算复杂性本身也是 Transformer 强大的来源，无法彻底避免。此外，现有的 GPU 或其他深度学习专用设备通常都为 CNN 做了定制性优化，缺乏对 Transformer 这类新模型的特殊支持。很多 Transformer 模型理论上比 CNN 更快，但实际上无论是训练还是推理都慢很多。随着医疗技术的进步，越来越多的医疗设备需要在边缘设备上进行实时分析。这些设备的资源通常有限，不适合运行大型的 Transformer 模型。因此，如何设计计算量低、显存占用少的轻量级 Transformer 模型是未来的一个重要的研究方向。

8.4.5 一个基于 Transformer 的图像分类实例

本节将演示构建一个简单的 Transformer 模型，用于处理医学图像分类任务。下面将使用 PathMNIST 数据集作为演示，这是一个病理图像切片组成的多分类数据集，包括 89 996 个训练样本、10 004 个验证样本和 7 180 个测试样本。每个样本都是一个 28 × 28 的彩色图像，与 9 个类别的标签相关联。

我们设计的 ViT 模型与标准的 ViT（DOSOVITSKIY et al., 2020）非常类似，其架构如下：

[输入] → [图像切片] → [嵌入] → [位置嵌入] → [Transformer层] → [全连接层] → [分类]

在这个模型中，首先将输入的 28 × 28 彩色图像切分为若干个图像块（patch），然后将这些小块转化为嵌入向量。接下来，加上位置嵌入，让模型知道每个图像块在原始图像中的位置。然后这些嵌入向量被送入多个 Transformer 层进行处理。一个分类 token 被添加到嵌入向量的前面，它代表整个图像的全局分类信息，在最后的分类阶段，我们只使用这个分类 token 的输出，然后通过一个全连接层得到最终的分类结果。核心代码如下：

```
    # 导入必要的库
    import torch
    import torch.nn as nn
    from einops import rearrange, repeat

    # ViT 模型
    class ViT(nn.Module):
        def __init__(self, *, image_size, patch_size, num_classes, dim, depth,
heads, mlp_dim, channels = 3, dim_head = 64, dropout = 0., emb_dropout = 0.):
            '''
            patch_size: 图像块尺寸。
            num_classes: 任务分类数。
            dim: 表示模型的嵌入维度。
            depth: Transformer 层的深度。
            heads: 多头注意力机制中的头数。
            mlp_dim: 前馈网络中隐藏层的维度。
            '''
            super().__init__()
            image_height, image_width = image_size
            patch_height, patch_width = patch_size
            num_patches = (image_height // patch_height) * (image_width //
patch_width)
            patch_dim = channels * patch_height * patch_width
            '''
            将图像转换为 patch embeddings。
            这将图像从形状[batch_size, channels, image_height, image_width]
            转换为[batch_size, num_patches, dim]
            '''
            self.to_patch_embedding = nn.Sequential(
                Rearrange('b c (h p1) (w p2) -> b (h w) (p1 p2 c)', p1 =
patch_height, p2 = patch_width),
                nn.LayerNorm(patch_dim),
                nn.Linear(patch_dim, dim),
                nn.LayerNorm(dim),
            )

            self.pos_embedding = nn.Parameter(torch.randn(1, num_patches + 1,
dim))  # 位置嵌入
            self.cls_token = nn.Parameter(torch.randn(1, 1, dim))  # 可学习分
类 token
            self.dropout = nn.Dropout(emb_dropout)  # Dropout 层
            self.transformer = Transformer(dim, depth, heads, dim_head,
mlp_dim, dropout)  #Transformer 层
            self.to_latent = nn.Identity()
```

```
        self.mlp_head = nn.Linear(dim, num_classes)  # MLP头部，用于分类

    def forward(self, img):
        x = self.to_patch_embedding(img)
        b, n, _ = x.shape
        #这行代码的结果是将单个cls_token复制b次，以匹配批次中的每个图像。
        cls_tokens = repeat(self.cls_token, '1 1 d -> b 1 d', b = b)
        x = torch.cat((cls_tokens, x), dim=1)
        x += self.pos_embedding[:, :(n + 1)]
        x = self.dropout(x)
        x = self.transformer(x)
        x = x[:, 0]
        x = self.to_latent(x)
        return self.mlp_head(x)

# 实例化模型
model = ViT(image_size=(28, 28), patch_size=(7, 7), num_classes=9, dim=64,
depth=4, heads=4, mlp_dim=128)
```

与前文 CNN 的实例类似，为了训练这个 ViT 模型，可以采用 Adam 优化器，设置 0.001 的学习率，使用常见的 CrossEntropyLoss 作为损失函数。经过 10 轮的训练，这个 ViT 模型在 PathMNIST 的验证集上可以达到 92%左右的准确率，与第九章训练的简单 CNN 结果类似。

8.5　小结

本章深入探讨了 Transformer 模型及其在医学图像分析中的应用。首先介绍了 Transformer 模型的基本原理，其中详细解释了其自注意力机制和位置编码的重要性，这两者共同构成了 Transformer 的核心。

接着，深入探讨了基于 ViT 的基础视觉 Transformer，它通过将图像分割成固定大小的块并将它们线性嵌入到一个序列中来处理图像。还讨论了以 Swin Transformer 为代表的层次化视觉 Transformer。这种变体通过在不同的层次上进行自我注意来捕捉更多的上下文信息，从而能够更好地理解图像的细节和结构。

最后，探讨了 Transformer 模型在医学图像分析中的各种应用，包括医学图像分割、疾病诊断、病灶检测和图像恢复与生成的最新研究，并通过一个简单的代码样例，展示了搭建 Transformer 模型的具体方法。我们强调了 Transformer 模型如何通过捕捉图像中的长距离依赖关系来改善医学图像的解析，从而帮助医疗专业人员更准确地诊断和治疗疾病。

综上所述，Transformer 模型已成为医学图像分析领域的一个重要工具，它不仅提供了一种强大和灵活的方式来处理图像数据，还打开了新的研究和应用可能性。然而，我们也应当注意到该领域仍然存在一些开放的问题和挑战，包括如何进一步提高模型的解释性和鲁棒性。在未来，我们期待看到更多的研究来推动 Transformer 模型在医学图像分析领域的发展。

知识拓展

近年来，中国的科技巨头如百度、阿里巴巴、腾讯和字节跳动等在 Transformer 和基于 Transformer 的大模型领域作出了显著贡献。百度推出的“文心一言”大模型在上线首日便吸引了超过一百万名用户，而阿里巴巴的“通义千问”大模型则被集成到了钉钉中，提供了全面的 AI 助手功能。腾讯和华为也在多个行业发布了大模型解决方案，覆盖范围从医疗、物流到政务等多个领域。字节跳动的“云雀”大模型则在抖音平台上进行了小范围的邀请测试，提供了聊天机器人、写作助手和英语学习助手等功能。

这些企业不仅在技术层面取得了突破，还在商业应用方面展示了强大的潜力和创新性。例如，百度和 WPS 的合作使得 WPS 办公软件得以升级，具备了更多智能文档编辑功能。阿里巴巴则计划用大模型改造电商业务，而腾讯、科大讯飞和华为已经面向多个行业发布了大模型解决方案。这些进展不仅推动了大模型技术的商业化，也为其在各行各业的广泛应用铺平了道路。政策利好和市场需求的双重推动下，预计这些企业将在未来持续引领大模型技术和应用的发展趋势。

参考文献

BAHDANAU D, CHO K, BENGIO Y. 2016. Neural Machine Translation by Jointly Learning to Align and Translate[A/OL]. arXiv.

BROWN T, MANN B, RYDER N, et al. 2020. Language models are few-shot learners[J]. Advances in neural information processing systems, 33: 1877-1901.

CARION N, MASSA F, SYNNAEVE G, et al. 2020. End-to-end object detection with transformers[C]//European conference on computer vision[J]. Springer, 2020: 213-229.

CHEN J, LU Y, YU Q, et al. 2021. TransUNet: Transformers Make Strong Encoders for Medical Image Segmentation[A/OL]. arXiv.

DALMAZ O, YURT M, ÇUKUR T. 2022. ResViT: Residual vision transformers for multimodal medical image synthesis[J]. IEEE Transactions on Medical Imaging, 41(10): 2598-2614.

DEVLIN J, CHANG M W, LEE K, et al. 2019. BERT: Pre-training of Deep Bidirectional Transformers for Language Understanding[A/OL]. arXiv.

DOSOVITSKIY A, BEYER L, KOLESNIKOV A, et al. 2020. An Image is Worth 16x16 Words: Transformers for Image Recognition at Scale[C/OL]//International Conference on Learning Representations.

FENG C M, YAN Y, CHEN G, et al. 2022. Multi-modal transformer for accelerated mr imaging[J]. IEEE Transactions on Medical Imaging.

HATAMIZADEH A, NATH V, TANG Y, et al. 2022. Swin UNETR: Swin Transformers for Semantic Segmentation of Brain Tumors in MRI Images[C/OL]//CRIMI A, BAKAS S. Brainlesion: Glioma, Multiple Sclerosis, Stroke and Traumatic Brain Injuries. Cham: Springer International Publishing, 272-284.

HU J, SHEN L, ALBANIE S, et al. 2022. Squeeze-and-Excitation Networks[J/OL]. IEEE Transactions on Pattern Analysis and Machine Intelligence, 42(8): 2011-2023.

KARIMI D, VASYLECHKO S D, GHOLIPOUR A. 2021. Convolution-free medical image segmentation using transformers[C]//Medical Image Computing and Computer Assisted Intervention–MICCAI 2021: 24th International Conference, Strasbourg, France, 2021, Proceedings, Part I 24. Springer, 78-88.

LIU Z, LIN Y, CAO Y, et al. 2021. Swin transformer: Hierarchical vision transformer using shifted windows[C]//Proceedings of the IEEE/CVF international conference on computer vision, 10012-10022.

MAAZ M, RASHEED H, KHAN S, et al. 2022. Class-agnostic Object Detection with Multi-modal Transformer[C]//17th European Conference on Computer Vision (ECCV). Springer.

PARK S, KIM G, OH Y, et al. 2022. Multi-task vision transformer using low-level chest X-ray feature corpus for COVID-19 diagnosis and severity quantification[J]. Medical image analysis, 75: 102299.

SHAMSHAD F, KHAN S, ZAMIR S W, et al. 2023. Transformers in medical imaging: A survey[J/OL]. Medical Image Analysis, 2023, 88: 102802. DOI:10.1016/j.media.2023.102802.

SHAO Z, BIAN H, CHEN Y, et al. 2021. Transmil: Transformer based correlated multiple instance learning for whole slide image classification[J]. Advances in neural information processing systems, 34: 2136-2147.

SHEN Z, FU R, LIN C, et al. 2021. COTR: Convolution in transformer network for end to end polyp detection[C]//2021 7th International Conference on Computer and Communications (ICCC). IEEE, 1757-1761.

TANG Y, YANG D, LI W, et al. 2022. Self-supervised pre-training of swin transformers for 3d medical image analysis[C]//Proceedings of the IEEE/CVF Conference on Computer Vision and Pattern Recognition. 20730-20740.

TAO R, LIU W, ZHENG G. 2022. Spine-transformers: Vertebra labeling and segmentation in arbitrary field-of-view spine CTs via 3D transformers[J]. Medical Image Analysis, 75: 102258.

TOUVRON H, CORD M, DOUZE M, et al. 2021. Training data-efficient image transformers & distillation through attention[C]//International conference on machine learning. PMLR, 10347-10357.

VASWANI A, SHAZEER N, PARMAR N, et al. 2017. Attention is all you need[C]//Proceedings of the 31st International Conference on Neural Information Processing Systems. Red Hook, NY, USA: Curran Associates Inc., 6000-6010.

WANG J, WEI L, WANG L, et al. 2021. Boundary-aware transformers for skin lesion segmentation[C]//Medical Image Computing and Computer Assisted Intervention–MICCAI 2021: 24th International Conference, Strasbourg, France, 2021, Proceedings, Part I 24. Springer, 2021: 206-216.

WANG W, XIE E, LI X, et al. 2021. Pyramid vision transformer: A versatile backbone for dense prediction without convolutions[C]//Proceedings of the IEEE/CVF international conference on computer vision, 568-578.

WANG X, GIRSHICK R, GUPTA A, et al. 2018. Non-local neural networks[C]//Proceedings of the IEEE conference on computer vision and pattern recognition, 7794-7803.

YU S, MA K, BI Q, et al. 2021. MIL-VT: Multiple Instance Learning Enhanced Vision Transformer for Fundus Image Classification[C/OL]//DE BRUIJNE M, CATTIN P C, COTIN S, et al. 2021. Medical Image Computing and Computer Assisted Intervention – MICCAI 2021. Cham: Springer International Publishing, 45-54.

ZHANG Y, LIU H, HU Q. 2021. Transfuse: Fusing transformers and cnns for medical image segmentation[C]//Medical Image Computing and Computer Assisted Intervention–MICCAI 2021: 24th International Conference, Strasbourg, France, 2021, Proceedings, Part I 24. Springer, 14-24.

ZHANG Z, YU L, LIANG X, et al. 2021. TransCT: dual-path transformer for low dose computed tomography[C]//Medical Image Computing and Computer Assisted Intervention–MICCAI 2021: 24th International Conference, Strasbourg, France, 2021, Proceedings, Part VI 24. Springer, 2021: 55-64.

ZHU X, SU W, LU L, et al. 2020. Deformable DETR: Deformable Transformers for End-to-End Object Detection[C/OL]//International Conference on Learning Representations.

第 9 章

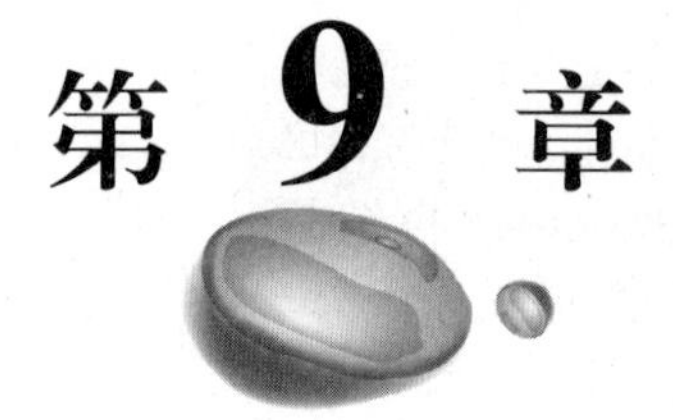

稀疏成像数据的图像重建

稀疏成像（sparse imaging）是一种在数据采集阶段减少采样量的技术，尤其在成像设备有硬件限制或者追求快速成像的情况下十分有用。这种技术的出现，为各种医学成像技术如磁共振成像（MRI）、计算机断层扫描（CT）和正电子发射断层扫描（PET）等提供了一种新的解决方案，使得在欠采样数据（undersampled data）上依然能够得到令人满意的成像结果。对于 MRI 等速度较慢的成像方法，稀疏成像推动了超快速成像、超高分辨率成像的发展，使得临床诊断和科学研究可以在更细致的时空维度展开。对于 CT 成像，稀疏成像可以减少投影数据的数量，有助于减少患者的辐射剂量，也可以缩短扫描时间以及提高心脏 CT 的时间分辨率。

稀疏成像的关键想法是，尽管完整的成像数据可能非常大，但是它的信息表示却可以被压缩到一个远小于原始数据尺寸的空间，这个空间就是我们所说的稀疏空间。这种思想源于稀疏性原理，即许多自然信号都可以在某个适当的变换（或字典）下表示为仅有少数非零元素的向量。例如，如图 9-1 所示，在医学图像中，一张图片的小波变换图像往往只有少数几个系数是非零的，这就是医学图像的稀疏性表现（sparsity）。实际上，图像压缩技术的关键就是利用图像的变换域稀疏性，例如 JPEG 标准使用 DCT 变换增强图像的稀疏性，JPEG 2 000 标准使用小波变换增强图像的稀疏性，可以将图像的存储大小压缩到原来的 10%～50%。

稀疏成像的提出是基于这样的思考：既然医学图像具有天然的冗余性，即可以被有效压缩，那么是否在采集时就可以只采集部分数据，从而提升成像速度？近年来的理论发展与实践经验表明，这种想法不仅可行，而且具有广泛的应用场景。因此，稀疏成像中的“稀疏”，可以从两个角度理解：第一，成像对象具有天然的稀疏性，这是稀疏成像的基础和前提；第二，数据采样的稀疏性，这是我们追求的结果，希望大部分的数据可以不用采样，以提升成像速度，这样的追求因为成像对象稀疏性这一前提而成为可能。两种稀疏性密切关联，又有所区别，一般而言，成像对象的稀疏性越强，对成像数据的采样就可以做得稀疏（图 9-11）。

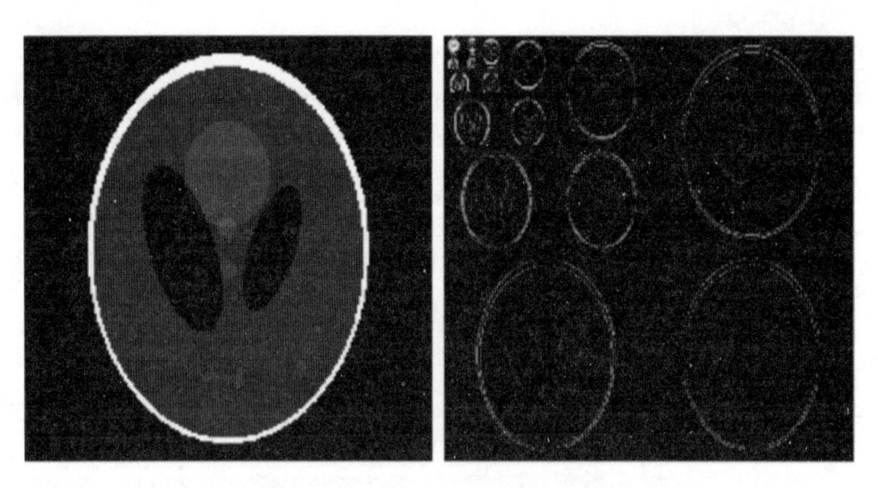

图 9-1　原始图像（左）和小波变换变换后的信号（右）

为了实现从这些稀疏的数据中重建图像，我们需要使用各种数学工具和计算技术，这一过程称为“稀疏成像重建”，其中研究较多的经典方法是压缩感知（compressed sensing）技术。压缩感知，也称为压缩采样或稀疏采样，是一种信号处理技术，基于优化原理求解受约束的欠定系统，利用信号的稀疏性和其他先验知识，从远小于奈奎斯特-香农采样定理所要求的样本中恢复信号。虽然压缩感知技术获得了巨大的成功，但其依然属于传统的基于优化理论的重建方法，对大数据的利用不够充分，计算过程也略显冗长。因此，基于深度学习的稀疏成像近年来受到了越来越多的关注，由于深度学习技术强大的建模能力，可以更加有效的捕捉信号中的先验信息，使得稀疏成像朝着数据驱动、智能化的方向不断发展。值得注意的是，稀疏成像不仅仅是一种技术，更是一种思想。它改变了我们对信号和信息的理解，使我们认识到，信息并不等同于数据，真正的信息往往只占据数据的一小部分。这种思想对于信息科学、计算机科学、生物医学工程等许多领域都有深远的影响。

本章将首先以压缩感知为核心，介绍传统稀疏成像方法，接着介绍基于深度学习的稀疏成像技术，包括基于映射学习的方法和基于残差学习的方法。最后介绍基于迭代展开的稀疏成像方法，这一方法很好地结合了传统稀疏重建技术和深度学习方法，具有较高的实用价值。以下的讨论需要一定的医学成像基础知识，由于篇幅的限制将不做详细的介绍，读者可以参考相关教材（童家明，2022；顾本立 等，2012）。

9.1　传统稀疏成像重建方法

在医学成像技术中，传统的稀疏成像重建方法主要基于压缩感知（compressed sensing，CS）技术。自 2004 年以来，这一技术在不同成像模态，例如 MRI、CT 和 PET 中都有广泛的理论研究和应用实践，近年来也有设备厂商推出了通过监管认证的压缩感知成像软件包。压缩感知技术挑战了传统的奈奎斯特采样定理，提出了一种在采样过程中完成数据压缩的新方法。

香农-奈奎斯特采样定理告诉我们，为了完整地保留原始信号中的信息，等间隔采样的频率必须高于信号最高频率的两倍，否则频谱将发生混叠，无法恢复。长期以来，科学家们一直试图绕开这一限制，关键性突破发生于 2006 年，Emmanuel Candès、Justin Romberg、Terence Tao 和 David Donoho 提出，在信号满足稀疏性（sparsity）和采样满足非相干性（incoherence）的情况下，可以用更少的样本来重建信号，这个想法就是压缩感知。压缩感知似乎违反了香农-奈奎斯特采样定理，但实际上与香农-奈奎斯特采样定理一样，都有着坚实的数学理论支撑，其特别之处在于不再使用传统的等间隔采样，而是以随机采样等方法取代，即满足采样的非相干性，这样虽然依然有频谱混叠，但混叠会以类似噪声的形态近乎均匀的分布在各个频段，再配合信号稀疏性假设，以非线性迭代的方式去抑制这些类噪声的频谱混叠，使得重建干净的原始信号成为了可能（图 9-2）。

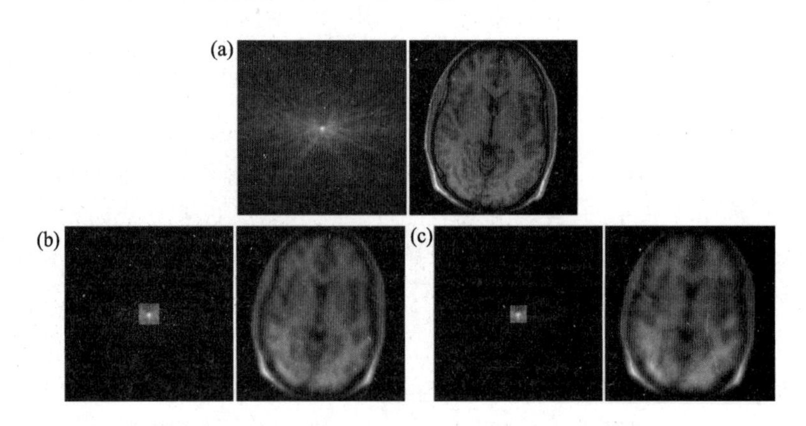

图 9-2 随机欠采样与等间隔欠采样模式在 MRI 图像中的对比

a、b、c 分别为满采样、随机欠采样和等间隔欠采样的 K 空间与对应图像，随机欠采样的图像的混叠伪影分布更均匀、强度更低

9.1.1 压缩感知重建的基本原理

大部分生物医学信号都具有稀疏特性，或者可通过某个变换矩阵映射得到稀疏信号。给定一个稀疏化变换矩阵 Ψ，信号 $\rho \in \mathbb{R}^N$ 可以映射为：

$$c = \Psi \rho \tag{9.1}$$

其中 $c \in \mathbb{R}^N$ 为稀疏信号，即 c 中非零元素的个数 k（稀疏度）远小于信号长度 N，即 $k \ll N$。实际应用中，也可将接近于 0 的值设置为 0。信号的稀疏分解所用到的变换通常有离散傅里叶变换（discrete Fourier transform，DFT）、离散余弦变换（discrete cosine transform，DCT）、小波变换（wavelet transform，WT）等。

下面以大多数读者最为熟悉的 DFT 变换为例，说明稀疏化变换矩阵 Ψ 的构成。对于信号 $x = [x_0, x_1, \cdots, x_{n-1}]^T$，其傅里叶变换序列为 $X = [X_0, X_1, \cdots, X_{n-1}]^T$，两者之间的对应关系如下：

$$X_k = \frac{1}{\sqrt{N}} \sum_{n=0}^{N-1} x_n W_N^{kn} \tag{9.2}$$

其中 $W_N^{kn}=e^{-j\frac{2\pi}{N}}$ 称为旋转因子。将（9.2）用矩阵形式表示，即

$$X = Fx \tag{9.3}$$

其中

$$F=\frac{1}{\sqrt{N}}\begin{bmatrix}1 & 1 & \cdots & 1\\ 1 & W_N^1 & \cdots & W_N^{N-1}\\ \vdots & \vdots & \ddots & \vdots\\ 1 & W_N^{N-1} & \cdots & W_N^{(N-1)(N-1)}\end{bmatrix} \tag{9.4}$$

就是基于离散傅里叶变换的稀疏化变换矩阵。

在医学成像中，数据采集模型可以由下式给出：

$$d = A\rho + h \tag{9.5}$$

其中 ρ 是一个长度为 N 的待估计信号矢量，通常就是需要重建的图像。h 是一个长度为 M 的噪声矢量。d 是一个长度 M 数据向量，是实际采集的成像数据，对于 MRI，就是 K 空间数据，对于 CT，就是投影数据。A 是一个 M×N 编码采样矩阵 ，由成像模态和采样方式共同决定，稀疏成像时满足 M≪N。特别的，对于 MRI 成像，若不考虑欠采样，A 恰好就是式（9.4）所述的 DFT 变换矩阵 F；若考虑欠采样，那么 $A=\mathrm{UF}$，其中 U 代表采样矩阵，是一个对角线元素部分为 0 的对角矩阵，只选取全部数据的一部分作为采样。

在理论上，对于压缩感知问题，我们希望找到尽可能稀疏的解，即希望解具有最小的 ℓ0 范数。ℓ0 范数，也称为零范数，计算的是一个向量中非零元素的数量。但是，ℓ0 范数优化问题是非常困难的，即在大规模问题上，我们无法在合理的时间内找到精确解。相反，ℓ1 范数（即向量中所有元素的绝对值之和）优化问题可以通过线性规划等有效方法进行求解，这在计算上更可行。最重要的是，Donoho 等证明了，在某些条件下（如稀疏性和无噪声的测量），ℓ1 范数最小化可以恢复出 ℓ0 范数最小化的精确解，这被称为稀疏性的 ℓ1-ℓ0 等价性。这是为什么我们常常在实践中用 ℓ1 范数代替 ℓ0 范数来寻找稀疏解，求解以下优化问题，进行压缩感知图像重建：

$$min\,\|\Psi\rho\|_1\ subject\,to\ \|d-\boldsymbol{A}\rho\|_2^2\leqslant\varepsilon^2 \tag{9.6}$$

也就是说，在满足数据误差 ℓ2-范数小于某一数值的约束下，优化 $\Psi\rho$，使 $\Psi\rho$ 的 ℓ1 范数最小化。其中，ℓ1 范数和 ℓ2 范数分别定义为 $\|x\|_1=\sum_i|x_i|$ 和 $\|x\|_2=\sqrt{\sum_i|x_i|^2}$。参数 ε 控制了允许的数据误差水平，通常是基于噪声方差的估计来选择的。

这里有两个重要的理论问题：①对式（9.6）优化是否可以确保得出准确的图像重建？②如何快速、稳定地对式（9.6）优化。对于第一个问题，大量研究表明，如果 E 和 Ψ 满足某些数学条件，压缩感知重建的准确性可以保证。例如，考虑以下情况：Ψ 是一个可逆方阵，并定义 $\Phi=\mathrm{E}\Psi^{-1}$ 的情况下，如果 Φ 满足受限等距属性（restricted isometry properties，RIP）、不相干属性（incoherence properties）或零空间属性（null-space properties，NSP），那么压缩感知重建的准确性可以得到保证。上述结论的数学证明较为复杂，不在本书的范围内，在每

个具体的成像实验中，上述条件是否严格满足，也需要逐一论证，但一般而言，若进行随机采样，例如图 9.2（b）所进行那样，则就有很高概率满足以上条件，使得压缩感知重建可以准确进行。

对式（9.6）可行的优化算法非常多，包括基于凸松弛方法的基追踪算法（BP）、迭代阈值法（ISTA）和交替方向乘子法（alternating direction method of multipliers，ADMM）等，以及基于贪婪匹配追踪的匹配追踪算法（MP）、正交匹配追踪（OMP）算法和压缩采样匹配追踪（CoSaMP）算法等。实际上，这些算法一般都将式（9.6）先转化为以下无约束形式的优化问题：

$$\min_{\rho}\frac{1}{2}\|d-A\rho\|_2^2+\lambda\|\Psi\rho\|_1 \tag{9.7}$$

其中第一项是一个数据一致性项，衡量的是重建图像 ρ 经过操作后与观测数据 d 的接近程度。第二项是稀疏性约束项，也称正则化项，强调图像的稀疏性。λ 是一个正则化参数，用来控制数据一致性项和稀疏性约束项之间的平衡。如果 λ 值越大，对图像的稀疏性要求就越高，反之对数据的一致性要求越高，这个参数的选择对于重建质量有着重要影响。每种优化方法的具体过程差异较大，以下仅展示广泛使用的 ADMM 算法。ADMM 算法的主要思想是将一个难以直接求解的优化问题分解为几个易于求解的子问题，并在每一步解决其中一个子问题。更具体地，我们将式（9.7）转化为以下的约束问题：

$$\min_{\rho,u}\frac{1}{2}\|d-A\rho\|_2^2+\lambda\|z\|_1 \text{ subject to } z=\Psi\rho \tag{9.8}$$

分解出的 3 个 ADMM 子问题为：

$$\rho^{(k+1)}=\underset{\rho}{\operatorname{argmin}}\frac{1}{2}\|d-A\rho\|^2+\frac{\mu}{2}\|\beta^{(k)}+\Psi\rho-z^{(k)}\|_2^2 \tag{9.9}$$

$$z^{(k+1)}=\underset{z}{\operatorname{argmin}}\,\lambda\|z_1\|+\frac{\mu}{2}\|\beta^{(k)}+\Psi\rho^{(k+1)}-z\|_2^2 \tag{9.10}$$

$$\beta^{(k+1)}=\beta^{(k)}+\Psi\rho^{(k+1)}-z^{(k+1)} \tag{9.11}$$

其中，μ 是一个可调的标量，为惩罚参数。ρ、z 和 β 的含义如下：ρ 是我们要求解的原始变量，在压缩感知磁共振成像（CS-MRI）问题中，ρ 通常代表我们想要重建的图像。z 是一个辅助变量，用于将原始的优化问题分解为更容易求解的子问题。在 CS-MRI 问题中，我们通常选择 $z=\Psi\rho$，其中 Ψ 是一个稀疏化变换，例如小波变换或者离散余弦变换。β 是拉格朗日乘子，用于处理优化问题中的约束条件，在每次迭代中，我们会更新 β 以使得 z 和 $\Psi\rho$ 尽可能接近，以满足约束条件 $z=\Psi\rho$。在 ADMM 算法的每次迭代中，我们会先固定 z 和 β 来更新 ρ，然后固定 ρ 和 β 来更新 z，最后更新乘子 β。这些步骤会在每次迭代中重复，直到满足一定的停止准则。ADMM 的每一步更新都有闭合形式的解，所以每次迭代依次执行以下三步：

①固定 z 和乘子 β，更新图像的估计 ρ 为：

$$\rho^{(k+1)}=(\boldsymbol{A}^T\boldsymbol{A}+\mu\Psi^T\Psi)^{-1}(\boldsymbol{A}^T d+\mu\Psi^T(z^{(k)}-\beta^{(k)})) \tag{9.12}$$

其中 E^T 和 Ψ^T 分别表示 E 和 Ψ 的共轭转置。

②固定图像 ρ 和乘子 β，更新辅助变量 z 为：

$$z^{(k+1)} = \text{shrink}(\beta^{(k)} + \Psi\rho^{(k+1)}, \lambda / \mu) \tag{9.13}$$

其中 shrink 表示软阈值函数，常见使用 $\text{shrink}(x,\tau) = \text{sgn}(x)\max\{0,|x|-\tau\}$。

③更新乘子 β，即按式（9.11）进行。也可以加入一个更新率参数，控制乘子更新的速度。

除了式（9.7）的形式，以总变分（total variation，TV）最小化替代变换域 ℓ1 范数最小化也是一种常见压缩感知重建的实现方式。因为医学图像往往具有局部光滑性，这就导致图像的一阶差分或梯度在大部分区域都接近于 0（即稀疏）。总变分是一种常用的用于衡量图像局部差异性的度量，其定义为图像所有像素点梯度（一阶差分）的 ℓ1 范数。因此，TV 也可以在一定程度上描述图像的稀疏性。对于一个待重建的图像 $\boldsymbol{\rho}$，总变分罚项（TV penalty term）可以被定义为:

$$TV(\boldsymbol{\rho}) = \| \nabla \boldsymbol{\rho} \|_1 \tag{9.14}$$

其中，$\nabla\boldsymbol{\rho}$ 表示 $\boldsymbol{\rho}$ 的梯度，$\|\cdot\|_1$ 表示 ℓ1 范数，在这个范数下，向量的元素的绝对值之和越小，这个向量就被认为越稀疏。所以，含有 TV 约束项的优化问题为：

$$\min_{\boldsymbol{x}} \frac{1}{2} \| d - \boldsymbol{A\rho} \|_2^2 + \lambda TV(x) \tag{9.15}$$

与式（9.7）类似，第一项是一个数据一致性项，第二项是 TV 约束项，强调图像的稀疏性或光滑性，λ 是一个正则化参数，很多时候需要凭借经验或者启发式算法调优。式（9.15）的优化过程也可以使用 ADMM 等算法。

需要指出的是，尽管压缩感知成像有很多优点，但是也存在以下问题。①计算复杂性：压缩感知成像的重建过程需要解决一个复杂的最优化问题，通常需要迭代算法。这可能导致比传统的成像方法更大的计算需求和更长的计算时间。②稀疏性假设：压缩感知成像基于图像具有稀疏性这个假设。然而，实际的生物医学图像可能并非总是稀疏的或可以被压缩，这可能会限制压缩感知成像的效果。③重建质量的不确定性：尽管在理论上，压缩感知成像可以准确重建信号，但实际上，噪声、不完全稀疏性以及不完全满足压缩感知假设等因素，都可能影响重建图像的质量。④参数调整：压缩感知成像的重建通常依赖于一些参数，例如式（9.7）与式（9.15）中的 λ，对这些参数的选择可能对最终的重建质量有很大的影响，但是确定最佳的参数有时是很困难的。

9.1.2　非压缩感知的图像重建方法

需要指出的是，在压缩感知之外，不同成像模态也有着领域相关的其他稀疏重建理论。例如在 MRI 中，一种被广泛应用的稀疏重建方法是并行成像（parallel imaging）。并行成像在压缩感知理论提出之前就已经被广泛采用，时至今日依然被广泛使用。它的基本原理是利用多个接收线圈同时接收信号，考虑不同接收线圈有着不同的灵敏度空间分布，相当于同时获得多组不同加权的信号测量，因此可以通过这些额外的信息恢复出无混叠的图像。与压缩感知不同，并行成像不要求随机采样，通常以等间隔的方式采集数据，且无需迭代计算，计算速度快，在工程实践上具有更大的灵活性与简便性。

最常见的两种并行成像重建方法是 SENSE（sensitivity encoding）（PRUESSMANN et al., 1999）和 GRAPPA（generalized autocalibrating partial parallel acquisition）（GRISWOLD et al., 2002）。在 SENSE 中，每个线圈的灵敏度分布通过低分辨率的快速扫描获得，然后进行欠采样数据收集，这意味着只获取部分 k-space 数据，对应图像会产生混叠伪影。SENSE 通过在图像域建立和求解线性方程组来解开混叠，这个方程组将每个线圈的叠加图像与其敏感度分布图关联起来。SENSE 方法的后续改良包括 JSENSE（YING et al., 2007）和 ESPIRiT 方法（UECKER et al., 2014），前者同时估计敏感度分布图和待重建图像，后者通过求解特征值问题来更准确地估计线圈灵敏度，从而提高了图像重建质量。GRAPPA 方法与 SENSE 在数学上近似等价，但全部操作都在 K 空间进行，不涉及显式的线圈灵敏度估计，它使用少量全采样的 k-space 数据来确定相邻 k-space 位置之间的线性关系。一旦建立了这些关系，就可以在部分采集的数据中插值填充缺失的 k-space 点，最后进行简单的傅里叶变换进行图像重建。上述并行成像重建算法的主要问题在于重建依赖线圈灵敏度分布且容易产生噪声放大问题，这一缺点可以被压缩感知技术部分弥补，因此在一些最新的商用 MRI 系统中，并行成像和压缩感知技术结合使用，可以获得更高的加速倍数（图 9-3）。

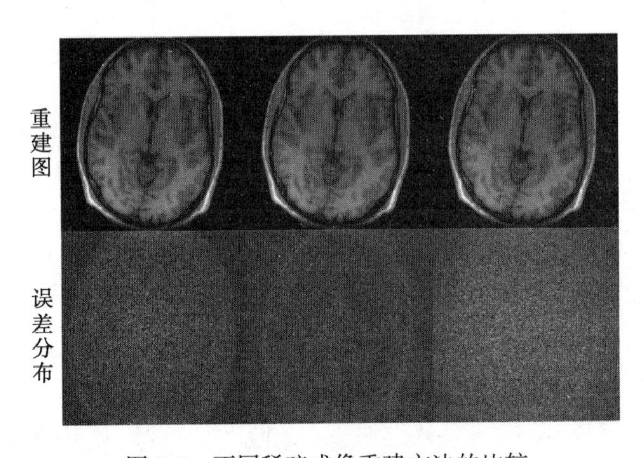

图 9-3 不同稀疏成像重建方法的比较

左：ESPIRiT 重建（UECKER et al., 2014）；中：ESPIRiT-L1 重建（UECKER et al., 2014），结合了并行成像和压缩感知，效果最好；右：GRAPPA 重建（GRISWOLD et al., 2002）

CT 图像重建有两种方法：经典的滤波反投影法（filtered back projection，FBP）和迭代法。在投影数据稀疏的情况下，FBP 会引入显著的条状伪影，图像不可用。与 FBP 算法相比，迭代重建算法需要较少的投影数据，并且可以在迭代过程中添加不同的先验知识和约束，因此迭代重建算法更适合稀疏投影重建问题。在迭代方法中，首先对图像进行离散化，即将待重建的未知图像离散化为图像网格。然后，根据成像的物理过程和相应的数学模型，建立待重建图像与投影数据之间的代数方程，图像重建问题可以转化为求解线性方程组的问题。通常，这样的线性方程组规模巨大，因此不能用解析法求解，只能用迭代法求解。迭代重建算法为重建图像设置初始值，并获得不同角度的投影数据。然后在每次迭代中，利用投影计算结果与测量数据之间的误差来校正当前估计图像。这样，根据估计图像计算出的投影将更接近测量数据，从而获得更准确的图像。迭代重建算法为重建图像设置初始值，并获得不同

角度的投影数据。然后在每次迭代中，利用投影计算结果与测量数据之间的误差来校正当前估计图像。这样，根据估计图像计算出的投影将更接近测量数据，从而获得更准确的图像。迭代重建算法为重建图像设置初始值，并获得不同角度的投影数据。然后在每次迭代中，利用投影计算结果与测量数据之间的误差来校正当前估计图像。这样，根据估计图像计算出的投影将更接近测量数据，从而获得更准确的图像。

CT 重建中使用的迭代重建算法主要包括代数重建方法和统计重建方法。代数重建算法是典型的基于凸集投影（POCS）的重建算法，易于实现且具有一定的抗噪声能力。这类方法出现得很早，比如代数重建算法（algebraic reconstruction technique，ART）（GORDON et al.，1970）和联合代数重建算法（Simultaneous algebraic reconstruction technique，SART）（ANDERSEN et al.，1984），其共性是将 CT 重建视为一个大规模线性方程组的求解问题，从一个初始估计开始，通过迭代运算，求出近似解，在一定程度上可以从低于奈奎斯特采样率的稀疏投影数据中恢复出可用的图像。ART 和 SART 的主要区别在于 ART 的每次迭代仅考虑一条射线，并且重建结果与所使用的数据的顺序有关，而 SART 使用穿过某个像素的所有射线的校正值来确定平均校正该像素的值。当穿过该像素的所有射线都被校正后，一个迭代过程就完成了。这样，平均校正可以抑制一些干扰因素，并且计算结果与所使用的数据的顺序无关。总之，这些迭代重建算法的计算复杂度较高，且不能彻底避免欠采样伪影，因此目前通常与压缩感知技术结合使用来处理稀疏数据，以取得更好的图像重建效果。

总之，以压缩感知为代表的传统的稀疏重建方法在许多实际应用中发挥着重要的作用，但也面临着各种挑战，如参数选择复杂和计算复杂度高等问题。随着成像技术的发展和计算能力的提升，人们开始寻求更高效、更准确的重建方法，其中基于深度学习的稀疏重建方法尤为引人关注。

9.2　基于映射学习的稀疏成像重建方法

随着深度学习的发展，基于映射学习的稀疏重建方法开始得到广泛的应用。这些方法主要通过学习一个深度神经网络，来学习从稀疏数据（感知域，sensor domain）到高质量图像（图像域，image domain）的跨域映射关系。这种方法的核心思想是利用深度神经网络的强大表示能力，直接学习从稀疏数据到图像的映射函数，而无需依赖于传统的物理模型。

在这种方法中，深度神经网络被训练为一个端到端的映射函数，输入的是稀疏数据，输出是重建的图像。网络的训练过程通常需要大量的训练数据，这些数据可以是实际的成像数据，也可以是通过模拟生成的数据。通过优化网络的参数，我们可以使网络学习到从稀疏数据到图像的最优映射关系。这种基于映射学习的稀疏重建方法的优点在于，它是数据驱动的，可以直接从数据中学习到复杂的映射关系，而无需依赖于复杂的物理模型。这使得它在处理复杂和非线性的映射关系时具有优势。此外，由于深度神经网络具有强大的表示能力，这种方法可以实现高质量的图像重建，甚至在数据非常稀疏的情况下也能得到满意的结果。

这类方法的典型代表是 AUTOMAP 方法（ZHU et al.，2018），将图像重建问题重新构造为一个数据驱动的、受监督的机器学习框架，从而提高准确性并减少图像伪影。具体实现上，

AUTOMAP 方法主要使用了全连接网络（fully-connected network），配合数个卷积和反卷积层，用于学习从原始数据到图像的映射，这使得 AUTOMAP 能够处理各种不同的成像模态和采样策略，这项发表在《自然》期刊上的研究主要讨论了 AUTOMAP 在 MRI 图像重建任务上的优越性，也同时展示了 PET 数据上的有益效果。

AUTOMAP 的神经网络结构如下（图 9-4）：神经网络的输入由预处理步骤产生的原始采样数据向量组成，对于磁共振原始数据就是 K 空间数据，通常 K 空间数据是复数，因此必须分离为实部和虚部并在输入向量中连接。输入层与第一个隐藏层通过全连接结构相连，因此对于每个重建任务，原始数据可以以任何顺序向量化，而不会对训练产生任何影响。一个 $n\times n$ 的复数 k 空间矩阵被展开为一个 $2n^2\times 1$ 的实值向量，输入层 FC1 与 $n^2\times 1$ 维隐藏层 FC2 完全连接，并通过双曲正切函数激活。这第一个隐藏层完全连接到另一个 $n^2\times 1$ 维的隐藏层 FC3，通过双曲正切激活，并重排为 $n\times n$ 矩阵以准备卷积处理。第一个卷积层 C1 卷积 64 个 5×5 的滤波器，步长为 1，使用 Relu 激活层。第二个卷积层 C2 再次卷积 64 个 5×5 的滤波器，步长为 1，也使用 Relu 激活层。最后的输出层用 64 个 7×7 的滤波器对 C2 层进行反卷积，步长为 1。输出层代表重建的幅度图像。训练 AUTOMAP 网络时，在输入数据上加入了 1%的乘性噪声，以通过强制网络从损坏的输入中学习，以提高网络的泛化性。优化器使用了 RMSProp 算法，在训练过程中最小化的损失函数是网络输出和目标图像强度值之间的简单平方损失，最后隐藏层 C2 的特征图激活有一个额外的 L1 范数惩罚（$\lambda = 0.0\,001$）以促进稀疏卷积表示。

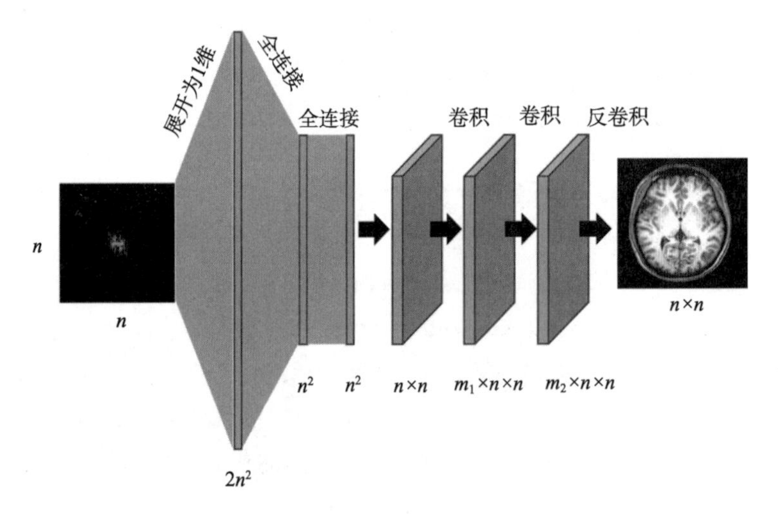

图 9-4　AUTOMAP 方法的网络结构图

然而，基于跨域映射学习的方法也有其挑战。由于输入数据和输出数据处于不同函数空间，例如对于 MRI，输入数据是 K 空间数据，输出数据是图像数据，深度神经网络需要复杂的架构和大量的数据以学习这种复杂映射关系，训练过程通常需要大量的计算资源，这可能限制了其在资源有限的环境中的应用。以 AUTOMAP 为例，这个网络的特点是它包含全连接层（FC1 和 FC2）和卷积层（C1 和 C2）。全连接层的特点是它们的每个神经元都与前一层的所有神经元相连，这意味着全连接层的参数数量与输入数据的尺寸的平方成正比。因此，随着输入数据尺寸的增加，全连接层的参数数量将大幅度增加，这会导致对硬件资源的需求增加，甚至可能超出可用资源的范围。全连接层的大量参数还可能会导致过拟合，尤其是在数据量较小的情况下。过拟合意味着网络在训练数据上表现得很好，但在未见过的数据上表现得很差。全连接层的大量参数也可能使优化变得更加困难。参数的大量增加可能会导致梯度消失或梯度爆炸问题，这会影响网络的训练。因此 AUTOMAP 原文中只针对尺寸为 128 的图像做了实验，而实际上临床上通常的 MRI 或者 CT 图像的尺寸在 256 以上，常规的 GPU 无法加载模型，使得进一步推广基于全连接网络的 AUTOMAP 类型的方法有了实际困难。对于这个问题，一种改进思路是使用循环神经网络（recurrent neural network）来替代全连接网络(OH, 2020)，另一种思路是将深度学习网络的输入输出数据限制在同一函数空间中，即下面即将介绍的基于残差学习的稀疏重建方法。

9.3　基于残差学习的稀疏成像重建方法

基于残差学习（residual learning）的稀疏成像重建方法是一种通过学习有混叠图像（或欠采样数据）与无混叠图像（或完整数据）的差异来实现图像重建的方法。这种方法的基本思想是学习一个深度神经网络，使其能够从输入中预测这种差异，然后将这些差异与稀疏数据相结合，得到最终的重建图像。与直接的映射学习相比，这种方法也以数据驱动，但其输入和输出在同一函数空间中，可以使用许多经典的深度学习模型，例如卷积神经网络（CNN），训练过程容易收敛，可以提高重建图像的质量和准确性。那么为什么要学习残差而不是直接学习有混叠图像到无混叠图像的映射呢？这主要是由于从欠采样模式中产生的混叠伪像可能具有更简单的拓扑结构，使得学习残差比学习原始无混叠图像更容易（LEE et al.，2018）。

在实现过程中，可以精细化为两个主要策略：一种策略是从稀疏数据的图像生成高质量的图像。具体来说，这种方法倾向于采用深度神经网络学习稀疏图像与高分辨率图像之间的映射。它的实现通常首先使用傅里叶变换（在 MRI 的情况下）或者滤波反投影算法（对于 CT）从原始稀疏数据中生成有混叠的图像。然后，训练深度神经网络以学习这些有混叠的图像和完整图像之间的关系。另一种策略是从稀疏的原始数据生成完整的数据。这种方法通常依赖于深度神经网络学习稀疏原始数据和完整数据之间的映射。在此策略中，深度神经网络的输出是完整的原始数据。之后，使用经典的图像重建技术，如 MRI 中的傅里叶变换或 CT 中的滤波反投影算法，从而生成最终重建的图像。

无论哪种策略，深度神经网络的训练都需要足量的配对训练数据。这些训练数据可以是成对的有混叠图像和无混叠图像，也可以是成对的稀疏数据和完整数据。训练过程中，深度神经网络通过最小化预测结果和真实结果之间的差异（即残差）来更新其参数。通过这种方式，神经网络逐渐学习到从稀疏数据到完整数据的映射关系，同时也结合了传统重建算法的优势，充分利用经典的傅里叶变换、滤波反投影算法等变换算法，使神经网络专注于图像混叠伪影的消除或者原始数据的合成。以下介绍两种代表性的残差学习方法：FBPConvNet（JIN et al.，2017）和 GRAPPANet（SRIRAM et al.，2020a）。

9.3.1 FBPConvNet

FBPConvNet（JIN et al.，2017）方法主要用于解决稀疏 CT 成像重建的问题。该方法首先对测量的原始投影数据应用离散化的滤波反投影（FBP），然后将其作为卷积神经网络（CNN）的输入。该网络被训练用于修复稀疏投影 FBP 的图像，使输出接近标准投影数据的 FBP 图像。在 FBPConvNet 中，经典的滤波反投影算法（FBP）的使用大大简化了学习过程，FBP 封装了对逆问题物理知识的理解，并为 CNN 提供了一个热启动。例如，在 CT 重建的情况下，如果使用原始的投影数据（正弦图）作为输入，CNN 必须编码极坐标和笛卡尔坐标之间的变化，这在使用 FBP 作为输入时完全可以避免。

如图 9-5 所示，FBPConvNet 的 CNN 部分基于 U-net 架构，该架构最初是为分割设计的。其中的 U-net 还采用多通道滤波器，使得每一层都有多个特征图，这是 CNN 中增加网络表达能力的标准方法之一。此外，FBPConvNet 在输入和输出之间添加了一个跳跃连接（skip connection），这意味着网络实际上是学习输入和输出之间的差异。这种方法在训练过程中缓解了梯度消失问题，与没有跳跃连接的同一网络相比，这明显提高了性能。在实现细节上，FBPConvNet 对 U-net 进行了两个额外的修改。首先，使用零填充，使得每次卷积后图像大小不减小。其次，用一个卷积层替换了最后一层，将 64 个通道减少到一个输出图像。总的来说，FBPConvNet 方法结合了滤波反投影（FBP）和深度卷积神经网络（CNN），提供了一种简单而高效的基于残差学习的稀疏 CT 成像重建算法。

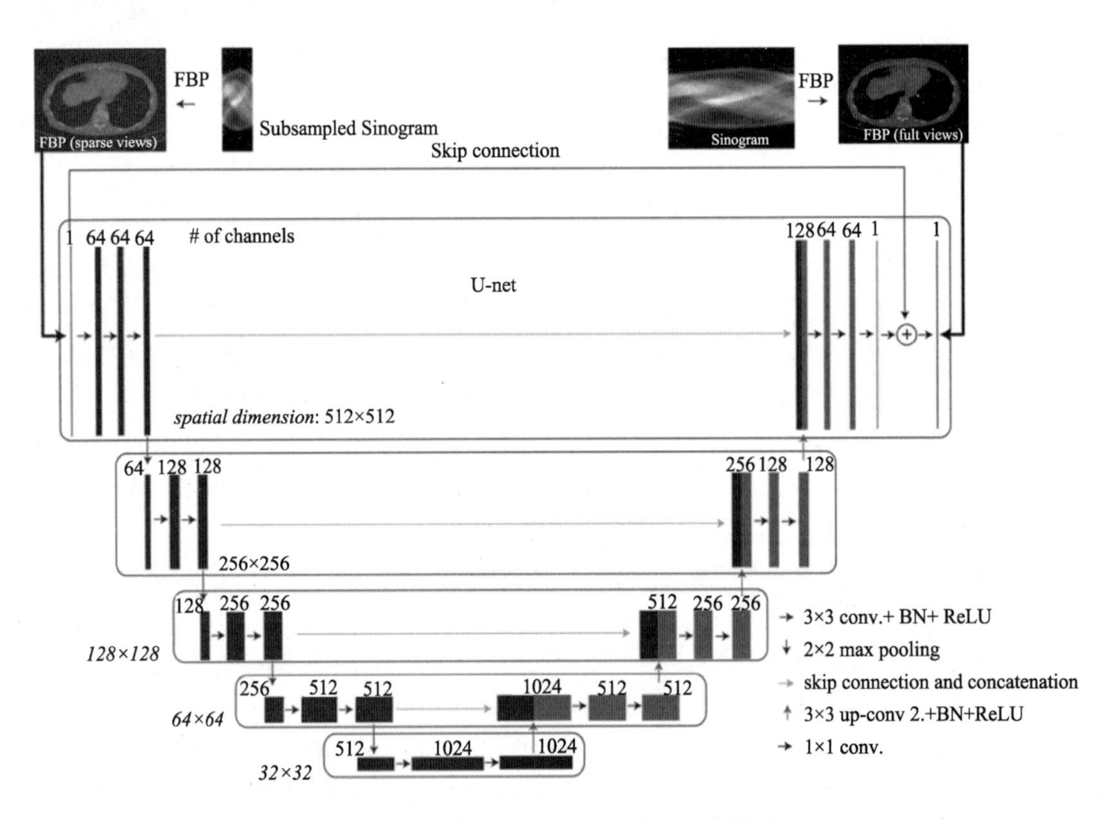

图 9-5　用于 CT 稀疏成像重建的 FBPConvNet 方法示意图（JIN et al.，2017）

9.3.2 GrappaNet

GrappaNet（SRIRAM et al.，2020a）主要用于稀疏 MRI 成像重建问题，其特点是将传统的并行成像 GRAPPA（generalized autocalibrating partially parallel acquisitions）方法的思路整合到深度神经网络中，再配合使用两种 U-Net，分别在 k 空间和图像空间进行映射。GrappaNet 有一个特别设计的神经网络层 GRAPPA 层，可以从满采的自校准信号（autocalibration signal，ACS）区域估计 GRAPPA 内核，然后应用估计内核进行二维卷积，用于替代传统的 GRAPPA 的实现。因为 GRAPPA 层是可微分的，所以可以使用反向传播以端到端的方式训练整个 GrappaNet 网络。使用 GRAPPA 层的好处在于能够利用并行成像的已知物理属性，使得其他神经网络部分可以专注于消除残余的混叠伪影和图像噪声。具体实现上，GrappaNet 网络由两个卷积神经网络 f_1 和 f_2 组成，两个卷积神经网络之间应用 GRAPPA 层 G 连接。GrappaNet 以欠采样的多线圈 k 空间数据为输入，用 k 表示输入的欠采样 k 空间数据，x 表示输出的重建图像，网络计算过程如下：

$$x = h \quad f_2(\mathrm{G}*f_1(\mathrm{k})) \tag{9.16}$$

其中 f_1 和 f_2 是将多线圈 k 空间映射到多线圈 k 空间的卷积网络，第一个网络 f_1 接受 R 倍欠采样的多线圈 k 空间数据，并将其映射到具有相同数量线圈的 R′倍欠采样的 k 空间数据集。然后将 GRAPPA 层 G 应用于这个 R′倍欠采样的数据集，以填充缺失的 k 空间数据，这使得网络能够利用并行成像过程的已知物理属性。第二个网络 f_2 将 GRAPPA 合成的 k 空间数据予以更新优化，仍然输出多线圈 k 空间数据。最后的 h 是一个多线圈合并算子，通过傅里叶反变换（inverse fourier transform，iFT）和根平方和（root sum of squares，RSS）操作，将多线圈 k 空间数据组合成单一的实数图像。整体流程如图 9-6 所示。

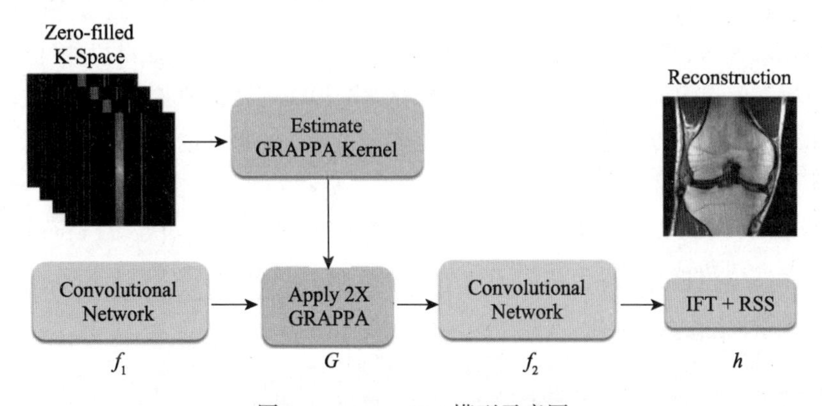

图 9-6　GrappaNet 模型示意图

IFT：傅立叶反变换；RSS：根平方和

f_1 和 f_2 都由多个 U-Net 组成，将以下一系列操作应用于输入的 k 空间数据：①使用 k 空间中的 U-Net，合成或更新未采集的 k 空间数据。②使用硬数据一致性以及 2D 傅立叶反变换，转换到图像空间，这里，所谓的硬数据一致性（hard data consistency）操作简单地将所有观察到的 k 空间样本复制到 k 空间的正确位置，确保了模型只填充缺失的 k 空间点。

③使用图像空间中的 U-Net。④使用 2D 傅立叶变换和数据一致性，转换回 k 空间。

总之，基于残差学习的稀疏成像重建方法是一种高效的图像重建策略，它通过学习有混叠图像与无混叠图像的差异，或者稀疏数据与完整数据的差异，来实现图像的重建。这种方法的优势在于，它能够结合深度学习的强大表达能力和传统图像重建算法的优势，如傅里叶变换、滤波反投影算法等，从而在保证重建质量和准确性的同时，提高了重建的效率。FBPConvNet 和 GrappaNet 是这种方法的两个代表性实现，它们分别应用于 CT 和 MRI 的稀疏成像重建，都取得了良好的效果。这些方法的成功实践表明，深度学习和传统图像处理技术的结合，为解决稀疏成像重建问题提供了新的可能性和方向。然而，这类方整体上与传统算法的结合仍然不充分，对训练数据的需求依然较高，属于在深度学习模型中嵌入传统方法的某些步骤。相比而言，接下来要介绍的就是一类在传统优化算法中融入了深度学习模型的基于迭代展开的稀疏成像重建方法。

9.4 基于迭代展开的稀疏成像重建方法

迭代展开（iteration unrolling）是一种将深度学习与传统迭代算法（例如压缩感知、并行成像、代数重建等）有机结合的稀疏成像重建方法。它将传统的迭代重建算法展开成若干个迭代步骤（step）或阶段（stage），并通过深度学习网络的训练学习到迭代中需要的自由参数和函数。具体来说，这种方法首先将成像模型和先验约束转化为一个优化问题，然后采用迭代算法求解该优化问题。这个迭代算法包含多个步骤，每个步骤都可以表示为一个函数。这些函数被嵌入深度神经网络中，并通过反向传播算法训练网络的参数，使网络能够逐步逼近优化算法的迭代过程。这样，深度学习网络的拓扑结构由算法的迭代次数决定，从而允许理解网络拓扑结构和性能之间的关系。迭代展开的稀疏医学成像重建方法在医学成像领域具有广泛的应用和优势，能够从有限的测量数据中恢复出高质量的图像，提高成像的分辨率和信噪比。通过深度学习的训练，这些方法能够自适应地学习图像的稀疏表示和先验信息，进一步改善重建结果。此外，迭代展开方法还能够提供更快的重建速度和更好的计算效率，使得医学成像在实际应用中更加可行和实用。

基于迭代展开的方法之间的主要差异在于网络的架构，这些架构源自不同的优化算法。下面，我们将介绍两种典型的方法 ADMM-Net 和 Variational Network。

9.4.1 ADMM-Net

ADMM-Net（YANG et al.，2016）是基于迭代展开的稀疏医学成像重建的开创性方法之一。它基于交替方向乘子法（ADMM）优化算法，通过深度神经网络来学习 ADMM 算法中的正则化参数和图像变换，从而实现高质量的医学成像重建。ADMM-Net 的基本思想是将 ADMM 算法中的优化问题展开为深度神经网络。ADMM 算法是一种迭代优化算法，通过分解原始优化问题为子问题，并引入拉格朗日乘子来处理约束条件，从而实现对稀疏成像重建问题的求解。而 ADMM-Net 则通过深度学习的方式，将 ADMM 算法中的各个子问题表征为度神经网络的各个层，通过网络的训练来学习这些网络层的参数，从而实现自适应的稀疏成像重建。

使用式（9.7）的压缩感知重建模型，可以表示推广为：

$$\min_{\rho}\frac{1}{2}\|d-A\rho\|_2^2+G(\rho)=\min_{\rho}\frac{1}{2}\|d-A\rho\|_2^2+\sum_{l=1}^{L}\lambda_l g(\Psi_l\rho) \quad (9.17)$$

其中正则化项扩展到 L 个项，Ψ_l 是一个稀疏化变换矩阵（例如离散小波变换），$g(\cdot)$ 是一个非线性操作符（例如用于计算 ℓ_1 范数），λ_l 是正则化参数。

ADMM-Net 通过展开 ADMM 算法来学习 CS 重建的正则化参数，在变换域中引入一组独立的辅助变量 $z=\{z_1,z_2,\cdots,z_L\}$，如 $z_l=\Psi_l\rho$。转换 Ψ_l 旨在稀疏化图像，使得 z_l 是稀疏的。类似于式（9.9）～式（9.11），式（9.17）的 ADMM 迭代可以写成：

$$\begin{cases}\arg\min\limits_{\rho}\frac{1}{2}\|A\rho-d\|_2^2+\sum\limits_{l=1}^{L}\frac{\mu_l}{2}\|\Psi_l\rho+\beta_l-z_l\|_2^2\\ \arg\min\limits_{z_l}\sum\limits_{l=1}^{L}\left[\lambda_l g(z_l)+\frac{\mu_l}{2}\|\Psi_l\rho+\beta_l-z_l\|_2^2\right]\\ \beta_l\leftarrow\beta_l+\eta_l(\Psi_l\rho-z_l)\end{cases}. \quad (9.18)$$

其中 $\beta_l=\alpha_l/\mu_l$，α_l 是拉格朗日乘子，μ_l 是惩罚参数。注意 β_l 的更新式（9.11）略有不同，加入了一个更新率参数 η_l。这三个子问题有如下解：

$$\begin{cases}X^{(n+1)}:\rho^{(n+1)}=\left[A^TA+\sum\limits_{l=1}^{L}\mu_l\Psi_l^T\Psi_l\right]^{-1}\left[A^Td+\sum\limits_{l=1}^{L}\mu_l\Psi_l^T\left(z_l^{(n)}-\beta_l^{(n)}\right)\right]\\ Z^{(n+1)}:z_l^{(n+1)}=S(\Psi_l\rho^{(n+1)}+\beta_l^{(n)};\lambda_l/\mu_l)\\ M^{(n+1)}:\beta_l^{(n+1)}=\beta_l^{(n)}+\eta_l^{(n+1)}(\Psi_l\rho^{(n+1)}-z_l^{(n+1)})\end{cases}. \quad (9.19)$$

其中，$S(\cdot)$是一个非线性收缩函数。它通常是一个对应于 $\ell 1$ 范数和 $\ell 0$ 范数的稀疏正则化的软阈值或硬阈值函数，例如使用式（9.13）。然而，为通用的正则化函数 $g(\cdot)$选择变换 Ψ_l 和收缩函数 $S(\cdot)$是具有挑战性的。此外，对于采样率不同的数据，调整参数 μ_l 和 η_l 也不是一件容易的事情。为了克服这些困难，ADMM-Net 将式（9.19）展开成若干个阶段（stage），使用深度学习模型学习上述所有的变换、函数和参数。

ADMM-Net 首先 ADMM 迭代步骤映射到一个数据流图，如图 9-7 所示，这个图包含了对应于 ADMM 中不同操作的节点，以及对应于操作之间数据流的有向边。在这种情况下，ADMM 算法的第 n 次迭代对应于数据流图的第 n 阶段。在图的第 n 阶段，有四种类型的节点映射自 ADMM 中的四种类型的操作，即，包括重建模块（X）、卷积层 C 、非线性变换模块（Z）和乘子更新模块（M），其中非线性变换模块中的收缩函数 S 可以用分段线性函数近似。整个数据流图是以上阶段的多次重复，对应于 ADMM 的连续迭代。给定欠采样的数据，它在图上流动，并最终生成一个重建的图像。在 ADMM 的优化过程中，图像 ρ 、辅助变量 z 和乘子 β 都在迭代更新，涉及的变换、函数和参数都是可学习的。

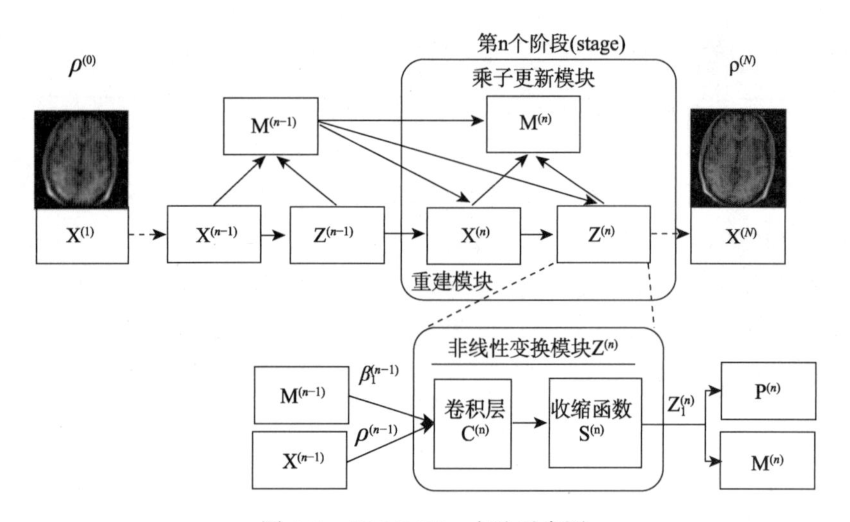

图 9-7　ADMM-Net 方法示意图

重建模块（X）、非线性变换模块（Z）、乘子更新模块（M），

非线性变换模块 Z 中又含有可学习的卷积层 C$^{(n)}$和收缩函数 S

9.4.2　Variational Network

变分网络（variational network，VarNet）（HAMMERNIK et al.，2018；SRIRAM et al.，2020b），是另一种基于广义压缩感知模型的稀疏成像重建方法，它使用自编码器来学习图像的低维表示和重建，通过引入稀疏先验模型来实现图像的稀疏重建，主要针对 MRI 图像重建提出。该网络结合了广义压缩感知重建的数学结构和深度网络，还加入了并行成像的线圈灵敏度编码理论，学习正则化参数、图像变换和非线性运算符。在 VarNet 中，使用梯度下降（gradient descend，GD）法对式（9.17）迭代优化。对于待估计图像 ρ，梯度下降法的迭代步骤：

$$\rho^{(t+1)} = \rho^{(t)} - \alpha \nabla f(\rho^{(t)}) \tag{9.20}$$

其中，α 是学习率，$\nabla f(\rho^{(t)})$ 是目标函数在 $\rho^{(t)}$ 处的梯度。在这个问题中，目标函数是 $f(\rho) = \frac{1}{2}| A\rho - d|_2^2 + G(\rho)$。若 $\sum_{l=1}^{L} \lambda_l g(\Psi_l \rho)$ 可求导时，我们可以直接计算 f(ρ) 的梯度，即：

$$\nabla f(\rho) = A^T(A\rho - d) + \nabla G(\rho) \tag{9.21}$$

但是很多时候 G 不可求导或者难以求导，同时对于 G 中 λ_l、g、Ψ_l 等函数和参数的优化也同样困难的。在 VarNet 中，∇G(ρ) 被一个可训练的小型卷积神经网络 CNN 代替，那么每次迭代变为：

$$\rho^{(n+1)} = \rho^{(n)} - \alpha^{(n)} A^T(A\rho^{(n)} - d) + \mathrm{CNN}(\rho^{(n)}) \tag{9.22}$$

其中，$\alpha^{(n)}$ 是梯度下降的步长，CNN 的具体实现通常是一个 U-Net。G 中 λ_l、g、Ψ_l 等函数和参数被隐式地包含在 CNN 中。此处，编码采样矩阵 A 包含了采样矩阵、傅立叶变换和线圈敏感度编码矩阵。VarNet 方法对式（9.22）展开，形成为若干个迭代阶段，每个阶段中的有两个模块：数据一致性（data consistency，DC）模块对应式（9.21）中的 $\alpha^{(n)} A^T(A\rho^{(n)} - d)$

项，计算一个修正映射，在 k 空间中实现，使得估计的 k 空间更接近于测量的 k 空间值。精炼（refinement，R）模块对应式（9.21）中的 CNN($\rho^{(n)}$) 项，将多线圈 k 空间数据映射到一个图像，再应用卷积神经网络优化图像，最后再映射回多线圈 k 空间数据。对于 A 和 A^T 需要用到线圈灵敏度分布图，在最初的 VarNet 实现中，线圈敏感度使用传统方法预先计算，例如使用 ESPIRiT 方法（UECKER et al.，2014）。在改进的 VarNet（SRIRAM et al.，2020b）中线圈敏感度使用了卷积神经网络估计，因此可以实现 VarNet 的端对端训练。

ADMM-Net 和 VarNet 这两种方法都很好地结合了深度学习技术和传统的优化算法，其中每个迭代阶段都映射到神经网络的一个阶段。它们都通过从训练数据中学习算法所需要的变换、函数和参数，替代传统压缩感知重建中难以确定的环节，使图像重建结果具有更高的信噪比和更少的伪影。两者的主要不同之处有两点：①基于的优化算法不同。ADMM-Net 方法则利用交替方向乘子法，而 VarNet 方法使用了梯度下降法。交替方向乘子法计算较为复杂但收敛速度一般更快，梯度下降法虽然需要更多的迭代次数，但是每次迭代计算量较小。②VarNet 方法不仅使用了压缩感知模型，还融入并行成像模型，适合处理多线圈 MRI 数据，而 ADMM-Net 方法在处理 MRI 数据时，仅考虑了单线圈数据。

虽然 ADMM-Net 和 VarNet 最初都为 MRI 稀疏成像重建而提出，但近似的思路在 CT（ADLER et al.，2018）、PET（ZHANG et al.，2020）等成像模态的重建中也取得了成功。总之，基于迭代展开的稀疏成像重建方法，不仅将深度学习技术与传统迭代优化算法有机结合，实现了高效率和高质量的图像重建，更通过训练，自适应地学习到了优化问题中的关键参数和函数，大大提高了重建效果和运算效率。这在医学成像领域，特别是在稀疏医学成像重建中，具有极其广阔的应用前景和价值。未来，我们可以期待更多基于迭代展开的深度学习模型的发展，进一步推动稀疏成像技术的进步。

9.5　可用于稀疏成像研究的公共数据集

稀疏成像是近年来医学成像领域的热门研究方向，对于 MRI、CT、PET 等很多成像方法产生了巨大的推动。然而，与自然图像数据集和医学图像分割数据集相比，稀疏成像的公共数据集相对稀缺。这种稀缺性主要有以下几个原因：首先，保留稀疏成像的原始数据（raw data，例如磁共振的多通道 K 空间数据和 CT 的投影数据）是困难的。稀疏成像通常涉及大量的原始数据，这些数据的存储、管理和传输需要大量的存储空间和带宽资源。其次，在医学成像领域，数据集中的图像可能包含患者的敏感信息。公开这些数据集需要进行严格的匿名处理和隐私保护，增加了数据集构建的难度和成本。最后，原始数据的格式和结构可能因不同的成像设备和技术而异，出于保护商业机密的考虑，很多商用成像设备甚至不支持直接导出原始数据，这进一步增加了数据集构建的复杂性。

由于稀疏成像公开数据的稀缺性，部分研究者选择使用商用系统导出的 DICOM、NIFTI 或 JPEG 格式的图像仿真原始数据，例如使用 BRATS、OASIS 和 IXI 数据集。但需要注意的是，这些数据集并非为稀疏成像研究而构建，存在潜在的问题。2022 年发表于 PNAS 的论文（SHIMRON et al.，2022）对这一问题进行了深入的讨论：如果简单的通过 DICOM 文件仿真原始数据，而后用于训练和评估重建算法，那么无论是对于基于压缩感知、字典学习或者深度学习的重建算法，都会产生系统性的偏见结果，产生过于乐观的好结果。但在真实世界数据中，这些提升效果并不存在。这背后的原因有两点：①仿真数据往往基于理想化的模型和假设，而真实世界的数据可能包含各种噪声、伪影和其他不可预测的因素。②商用系统导出的 DICOM 或 JPEG 图像很多已经经过了多种后处理环节，例如滤波、去噪、压缩等，这些环节破坏了原始数据仿真的某些前提假设。例如许多 MRI 商用系统上，K 空间数据会被填充 0，得到更大的矩阵，再使用傅里叶逆变换获得图像，以减小所谓的栅栏效应。如果在这样的 DICOM 数据上使用傅里叶变换仿真出 K 空间，再进行 N 倍降采样，实际的加速倍数可能远小于 N，得出的重建效果可能“异常”优秀。

因此，从各方面看，包含原始数据的高质量稀疏成像数据集具有重要的研究和应用价值。为了确保稀疏成像技术在真实世界中的有效性和鲁棒性，研究者需要有足够的真实数据来训练和验证他们的算法。接下来我们介绍稀疏成像相关的一些公开数据集。

9.5.1 fastMRI

fastMRI 数据集（ZBONTAR et al.，2019）是由纽约大学先进成像创新与研究中心（NYU CAI2R）与 Facebook AI Research（FAIR）合作推出的大型磁共振原始数据集，旨在推进基于机器学习的 MRI 稀疏成像重建研究（图 9-8）。该数据集由 NYU Langone 医院提供，包括原始的多通道 k 空间数据和 DICOM 图像，并分为几个子数据集组。使用这些数据时，研究者需要遵循一系列的使用协议和规定，确保数据的正确和合规使用。fastMRI 官方还提供了一代码仓库，地址为 https://github.com/facebookresearch/fastMRI。

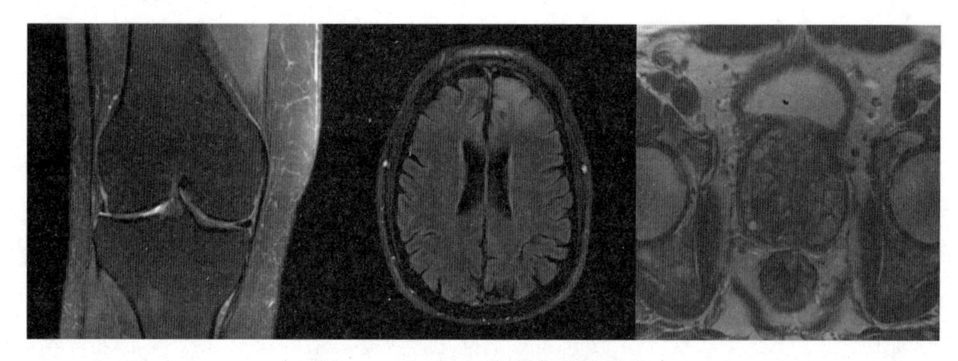

图 9-8　fastMRI 数据集典型图像

按照成像部位划分，fastMRI 包括膝关节（knee）MRI、脑（brain）MRI 和前列腺(prostate) MRI 三部分。这些数据都经过了去标识处理，以确保患者的隐私安全。fastMRI 的膝关节数据包含超过 1 500 份在 3T 和 1.5T 磁体上获得的完全采样的膝关节 MRI 数据以及从 10 000 份临床膝关节 MRI 获得的 DICOM 图像，也是在 3T 或 1.5T 的机器上获得的。原始 k 空间数据集包括有脂肪抑制和没有脂肪抑制的冠状位质子密度加权图像（proton density-weighted）。DICOM 数据集还额外包含横断位、矢状位质子密度加权图像，以及有脂肪抑制的矢状位 T_2 加权图像（T2-weighted）。fastMRI 的脑部数据包含来自 6 970 份在 3T 和 1.5T 磁体上获得的完全采样的脑 MRI 数据。原始数据集包括横断位 T_1 加权(T1-weighted)，T_2 加权和液体衰减反转恢复（FLAIR）图像。其中一些 T_1 加权采集包括对比剂的注入。fastMRI 的前列腺数据来自 312 份在 3T 磁体上获得的前列腺 MRI 检查数据，原始数据集包括横断位 T_2 加权和横断位扩散加权图像（diffusion weighted）。虽然实际采集的原始 k 空间为多通道数据，为了方便测试算法，fastMRI 还发布了基于仿真的单通道原始数据。

需要注意的是，fastMRI 的线圈通道数（常见 10～20 个通道）和矩阵大小（常见 300～400 的矩阵大小）并不完全一致，训练算法时注意进行预处理或使用 batch size = 1 的设置。fastMRI 中同一器官不同对比度的图像个数也并不一致。例如对于 3T 脑部数据，普通 T_1 加权数据有 409 份（以受试者计），T_1 增强（post contrast）数据有 646 份，T_2 加权数据有 2 524 份，FLAIR 对比度数据则有 411 份，总体上看 FLAIR 图像数量远少于 T_2 加权图。此外，需要注意为了保护隐私，fastMRI 脑部数据不包含低于眼眶位置的图像。fastMRI 数据量很大，解压前，膝关节多通道约 600 GB，膝关节单通道约 90 GB，脑部数据约 1.5 TB，前列腺数据约 1.6 TB，解压后的硬盘占用约为解压前的 2 倍。

9.5.2　CC-359

calgary-campinas-359（简称 CC-359）数据集（SOUZA et al.，2018）由加拿大 Calgary 大学的血管成像实验室与巴西 Campinas 大学的医学图像计算实验室合作创建。这个数据集主要包括健康的大脑 MRI 图像，特点是提供了高分辨率（1mm 各向同性）的 3D T_1 加权数据（图 9-9）。该数据集的初衷是研究脑部磁共振自动分割方法，因此主要提供重建后的 NIFTI 格式图像，同时也包含部分受试者的原始 k 空间数据。CC-359 的 NIFTI 数据包含在三家供应商（西门子、飞利浦和通用电气）的 1.5 T 和 3 T 设备上获取的 359 份数据，因此得名 CC-359，但是其原始 k 空间数据仅包含在通用电气设备上采集的部分样本。为了满足不同的研究需求，k 空间数据集又分为单通道线圈数据和多通道线圈数据两种。单通道线圈数据主要是为了证明使用深度学习进行 MR 重建的能力，而多通道线圈数据则提供了一个更为真实的场景，更接近临床应用。

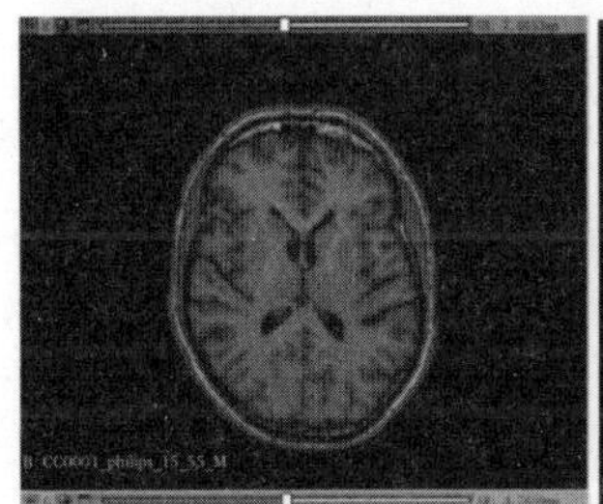
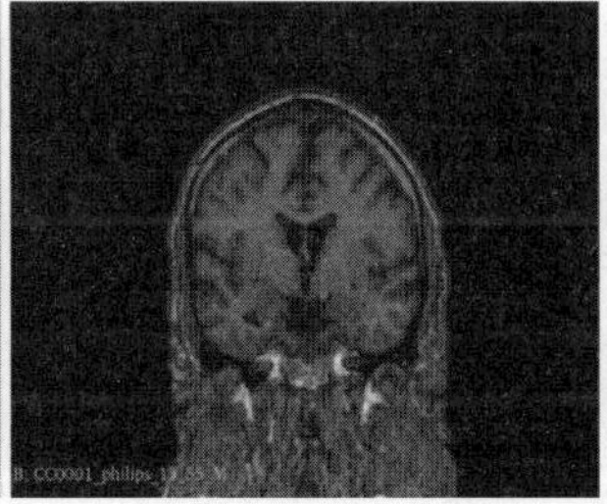
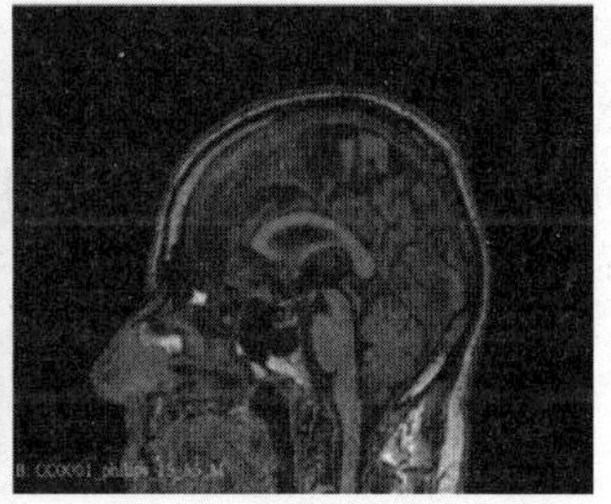

图 9-9　CC-359 数据集典型图像

单通道线圈数据解压后约 8 GB，包括 35 份完全采样的 T_1 加权 MRI 数据集（加上 10 份用于测试）。数据采集使用的是 12 通道成像线圈，然后通过线圈灵敏度图归一化，合成了单通道数据。采集矩阵大小为 256 × 256。数据按如下方式划分：训练集 25 个受试者，4 524 切片；验证集 10 个受试者，1 700 切片；测试集 10 个受试者，1 700 切片。类似于 fastMRI，这种合成的单通道数据旨在支持新型重建方法的概念验证，为了更接近实际临床应用，更推荐直接使用多通道线圈数据。

多通道线圈数据解压后约 220 GB,包括 167 份 3D T1 加权数据,数据集使用 12 通道(117 份数据) 或 32 通道线圈 (50 份数据) 进行采集，包含 170 到 180 个连续的 1.0 mm 切片，每个通道的采集矩阵大小为 256 × 218 × [170 180]。扫描对象全部为健康的成年受试者[年龄：(44.5 ± 15.5) 岁；范围：20～80 岁]。需要注意的是，12 通道数据中的 47 份数据属于训练集，20 份数据属于验证集，50 份数据属于测试集；32 通道数据全部属于测试集。测试集只包含欠采样数据，不提供完全采样的数据。

9.5.3 M4Raw

M4Raw (LYU et al.，2023) 是一个低场 (low-field) 磁共振 k 空间数据集，由深圳技术大学、暨南大学、香港大学和深圳市第四人民医院合作创建，为低场 MRI 研究提供了宝贵的资源。整体上看，由于磁共振高昂的购置和维护成本，MRI 在全球范围内的普及性仍然较低，特别是在低收入和中等收入国家。为了解决这一问题，低场 MRI (磁场强度小于 1T) 系统近年来受到了越来越多的关注，因为低场 MRI 在购买、安装和维护方面的成本都比高场 MRI 系统低得多，但是低场 MRI 的根本性问题是图像信噪比较低，成像速度较慢 (通常需要多次信号平均)，而近期蓬勃发展的基于数据驱动的重建算法有望显著改善这个缺点，这正是 M4Raw 数据集推出的背景。该数据集由来自 183 名健康志愿者的多通道大脑 k 空间数据组成[年龄：(20.1 ± 1.5 岁)，范围：18～32 岁；116 名女性，67 名男性]，使用 0.3T 的永磁 MRI 系统收集，包括 T_1 加权、T_2 加权和液体衰减反转恢复 (FLAIR) 图像，平面分辨率约为 1.2 mm，层厚约为 5 mm。每种对比度都有多次重复，这为研究者提供了额外的灵活性，可以单独使用这些重复，或者将它们组合成多次重复的平均图像，用于稀疏重建、图像去噪、图像超分辨率等多种任务。在去除受到运动损坏的数据后，M4Raw 数据集被划分为包含 128 名受试者数据的训练子集、30 名受试者数据的验证子集和 25 名受试者数据的验证子集。M4Raw 的数据格式与 fastMRI 高度兼容，因此为 fastMRI 设计的代码可以无缝运行。M4Raw 官方提供了示例代码 https://github.com/mylyu/M4Raw。

M4Raw 数据集的推出旨在促进低场 MRI 领域的方法论发展和可重复性研究。类似于 fastMRI 和 CC-359，M4Raw 数据集提供了原始的 k 空间数据，而不仅仅是幅度图像，这为进行真实的 MRI 重建任务提供了必要的信息，因此该数据集不仅对于低场 MRI 方法具有价值，还可以作为一般 MRI 重建算法的基准数据集 (图 9-10)。M4Raw 数据集的独特之处在于全部受试者都采集了空间位置一致的三种对比度数据和多次重复采集，使得其可以支持更多种类的研究，例如开发基于多对比度共享信息的重建算法。

9.5.4 LoDoPaB-CT

LoDoPaB-CT 数据集 (LEUSCHNER et al.，2021) 是一个大型公开可用的低剂量 CT (low-dose CT) 投影数据集，专为 CT 的低剂量稀疏重建研究而设计。该数据集包含了大约 100 000 个全尺寸 CT 投影，涵盖了各种各样的扫描参数和剂量级别。这些投影数据是基于真实的医学 CT 扫描数据生成的，但进行了随机化处理，以确保患者的隐私和匿名性。

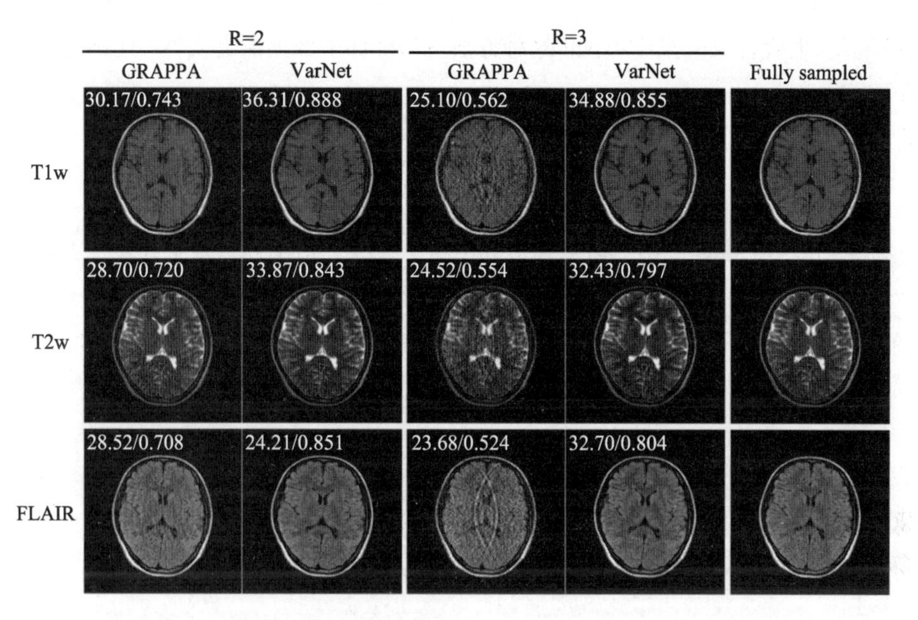

图 9-10　M4Raw 数据集典型图像，以及不同重建算法在加速倍数 R = 2 和 3 时的重建效果对比（LYU et al.，2023）

LoDoPaB-CT 数据集的一个显著特点是其多样性。它不仅包含了多种不同的扫描参数，还模拟了不同的剂量级别，从而为研究者提供了一个广泛的实验平台。此外，该数据集还包含了一个大型的测试集，使得研究者可以在一个统一的基准上评估和比较他们的算法。

为了确保数据集的质量和可靠性，LoDoPaB-CT 的创建者们采用了一种特殊的方法来生成这些投影数据（图 9-11）。他们首先从真实的医学 CT 扫描中提取了大量的样本，然后使

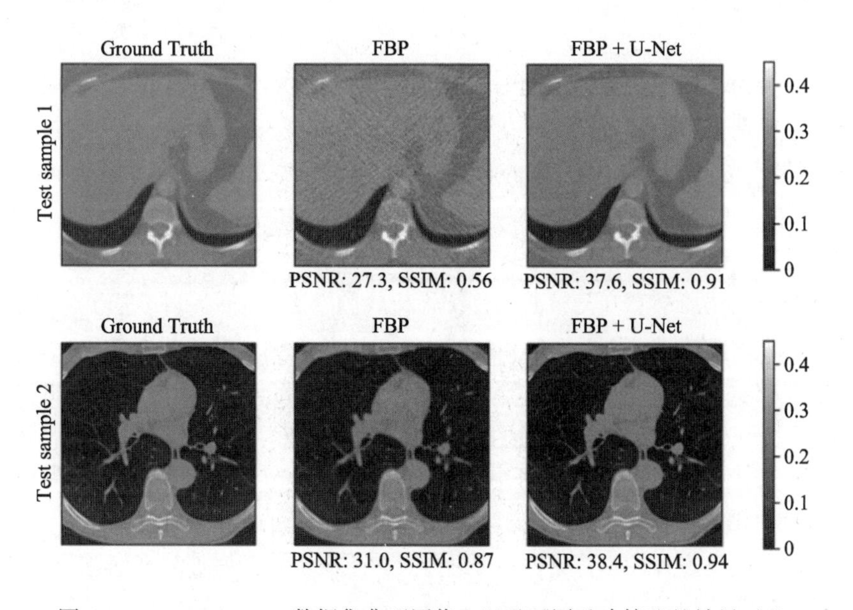

图 9-11　LoDoPaB-CT 数据集典型图像，以及不同重建算法的效果对比（LEUSCHNER et al.，2021）

用这些样本来生成合成的投影数据。这种方法不仅确保了数据的真实性，还确保患者的隐私得到保护。

9.5.5 UDPET

正电子发射断层摄影（PET）可以实时地揭示分子活动过程，是临床上最为敏锐的分子成像技术。但在 PET 成像中，电离辐射的风险一直令人担忧，限制了其在众多场景中的应用。然而，最近的 PET 技术进展通过扩大成像的覆盖范围，已成功提高其有效灵敏度，从而有望减少接近十倍的辐射暴露。这一显著进展使得通过先进重建算法辅助，实现超低剂量 PET 成像成为可能。在此背景下，UDPET 挑战赛应运而生，其目标是开发能够从低剂量 PET 数据恢复高质量成像的重建算法，希望将辐射暴露减少到相当于横越大西洋的飞行。

UDPET 挑战赛提供的数据集涵盖了 1 447 名受试者的全身 ^{18}F-FDG PET 成像资料，这些资料由伯尔尼大学（University of Bern）核医学部以及瑞金医院医学院提供。为模拟不同的采集时长，所有资料都是以列表模式收集的。针对每种特定的剂量减少因子（DRF），都从原始数据中采样重建了模拟的低剂量 PET 图像。数据集提供了 DRF 为 4、10、20、50 和 100 的低剂量图像，以及标准剂量图像。值得注意的是，所有低剂量图像都是通过从完整扫描中抽样得来的，因此与标准剂量图像是完美匹配的。整个数据集被划分为训练和测试数据，训练数据来自 1 447 名使用西门子 Biograph Vision Quadra PET 系统和联影 uEXPLORER PET 系统扫描的受试者。测试数据是另外的 50 名受试者，同样使用上述两款设备扫描。

要访问这些数据，首先需要从挑战赛网站下载数据传输协议（DTA），签署后发送到指定的电子邮件地址，之后将收到数据集的下载链接。

9.6 小结

本章主要探讨了稀疏成像数据的图像重建技术。稀疏成像是一种在数据采集阶段减少采样量的技术，特别适用于成像设备存在硬件限制或追求快速成像的场景。这种技术为 MRI、CT 和 PET 等医学成像技术提供了新的解决方案，其核心思想是，尽管完整的成像数据可能非常大，但其信息表示可以被压缩到一个远小于原始数据尺寸的空间。因此可能从部分数据中重建出高质量的图像。

本章首先介绍了压缩感知为核心的传统稀疏成像方法，然后探讨了基于映射学习和基于残差学习的稀疏成像技术。映射学习和残差学习的方法都属于基于机器学习（深度学习）的数据驱动的方法。接下来，章节深入探讨了基于迭代展开的稀疏成像方法，如 ADMM-Net 和 Variational Network 等。这些方法结合了传统稀疏重建技术和深度学习方法，具有很高的实用价值。最后，本章还列举了一些可用于稀疏成像研究的公共数据集，如 fastMRI、CC-359、M4Raw、LoDoPaB-CT 和 UDPET 等，为读者提供了进一步研究的资源。

稀疏成像不仅是一种技术，更是一种思想，它改变了我们对信号和信息的理解，强调信息并不等同于数据，真正的信息往往只占据数据的一小部分。这种思想对多个领域都产生了深远的影响。

知识拓展

在稀疏成像领域，中国科学家的贡献在全球学术界得到了广泛认可，更重要的是，这些研究成果正在推动我国智能医疗和高端医疗装备领域的快速发展。2016 年，中国科学院深圳先进技术研究院的王珊珊研究员及其合作者在 IEEE International Symposium on Biomedical Imaging（ISBI）国际会议上发表了题为 *Accelerating magnetic resonance imaging via deep learning* 的论文。几乎同一时期，西安交通大学的杨燕博士、孙剑教授、李慧斌教授和徐宗本院士在 Neural Information Processing Systems（NeurIPS）国际会议上发表了题为 *Deep ADMM-Net for compressive sensing MRI* 的论文。这两篇论文被公认为是将深度学习与稀疏 MRI 成像结合的开创性工作。

以这些研究者为代表的中国科学家不仅体现在稀疏成像领域发表了许多高质量的研究论文，更重要的是，很多研究成果已经转化为服务社会的实际应用。例如，深圳先进技术研究院与联影医疗等单位合作，成功研发了国际首款 5.0T 人体全身磁共振产品，推动我国国产的磁共振设备日趋成熟，同时逆向出口至美国、欧洲等地。西安交通大学的徐宗本院士团队的研究成功应用于分布式微剂量 CT，已经在全国多地进行临床验证应用，形成了具有自主知识产权的国产新一代 CT 系统。这些成就充分体现了中国在人工智能和深度学习领域的日益增长的影响力，更展示了中国科学家在解决人类面临的重大科技问题上的能力和决心。

参考文献

顾本立，万遂人，赵兴群. 2012. 医学成像原理[M]. 科学出版社.

童家明. 2022. 医学影像物理学[M]. 第 5 版. 人民卫生出版社.

ADLER J, ÖKTEM O. 2018. Learned primal-dual reconstruction[J]. IEEE transactions on medical imaging, 37(6): 1322-1332.

ANDERSEN A H, KAK A C. 1984. Simultaneous algebraic reconstruction technique (SART): a superior implementation of the ART algorithm[J]. Ultrasonic imaging, 6(1): 81-94.

GORDON R, BENDER R, HERMAN G T. 1970. Algebraic reconstruction techniques (ART) for three-dimensional electron microscopy and X-ray photography[J]. Journal of theoretical Biology, 29(3): 471-481.

GRISWOLD M A, JAKOB P M, HEIDEMANN R M, et al. 2002. Generalized autocalibrating partially parallel acquisitions (GRAPPA)[J]. Magnetic Resonance in Medicine, 47(6): 1202-1210.

HAMMERNIK K, KLATZER T, KOBLER E, et al. 2018. Learning a variational network for reconstruction of accelerated MRI data[J]. Magnetic Resonance in Medicine, 79(6): 3055-3071.

JIN K H, MCCANN M T, FROUSTEY E, et al. 2017. Deep convolutional neural network for inverse problems in imaging[J]. IEEE transactions on image processing, 26(9): 4509-4522.

LEE D, YOO J, TAK S, et al. 2018. Deep residual learning for accelerated MRI using magnitude and phase networks[J]. IEEE Transactions on Biomedical Engineering, 65(9): 1985-1995.

LEUSCHNER J, SCHMIDT M, BAGUER D O, et al. 2021. LoDoPaB-CT, a benchmark dataset for low-dose computed tomography reconstruction[J/OL]. Scientific Data, 8(1): 109.

LYU M, MEI L, HUANG S, et al. 2023. M4Raw: A multi-contrast, multi-repetition, multi-channel MRI k-space dataset for low-field MRI research[J/OL]. Scientific Data, 10(1): 264. DOI:10.1038/s41597-023-02181-4.

OH C, KIM D, CHUNG J Y, et al. 2021. A k-space-to-image reconstruction network for MRI using recurrent neural network[J]. Medical Physics, 48(1): 193-203.

PRUESSMANN K P, WEIGER M, SCHEIDEGGER M B, et al. 1999. SENSE: sensitivity encoding for fast MRI[J]. Magnetic Resonance in Medicine, 42(5): 952-962.

SHIMRON E, TAMIR J I, WANG K, et al. 2022. Implicit data crimes: Machine learning bias arising from misuse of public data[J]. Proceedings of the National Academy of Sciences, 119(13): e2117203119.

SOUZA R, LUCENA O, GARRAFA J, et al. 2018. An open, multi-vendor, multi-field-strength brain MR dataset and analysis of publicly available skull stripping methods agreement[J/OL]. NeuroImage, 170: 482-494.

SRIRAM A, ZBONTAR J, MURRELL T, et al. 2022a. GrappaNet: Combining Parallel Imaging With Deep Learning for Multi-Coil MRI Reconstruction[C/OL]//2020 IEEE/CVF Conference on Computer Vision and Pattern Recognition (CVPR). Seattle, WA, USA: IEEE, 14303-14310.

SRIRAM A, ZBONTAR J, MURRELL T, et al.2020b. End-to-end variational networks for accelerated MRI reconstruction[C]//International Conference on Medical Image Computing and Computer-Assisted Intervention. Springer, 2020: 64-73.

UECKER M, LAI P, MURPHY M J, et al. 2014. ESPIRiT—an eigenvalue approach to autocalibrating parallel MRI: where SENSE meets GRAPPA[J]. Magnetic Resonance in Medicine, 71(3): 990-1001.

YANG Y, SUN J, LI H, et al. 2016. Deep ADMM-Net for compressive sensing MRI[C]//Proceedings of the 30th International Conference on Neural Information Processing Systems. Red Hook, NY, USA: Curran Associates Inc., 10-18.

YING L, SHENG J. 2007. Joint image reconstruction and sensitivity estimation in SENSE (JSENSE)[J]. Magnetic Resonance in Medicine, 57(6): 1196-1202.

ZBONTAR J, KNOLL F, SRIRAM A, et al. 2019. fastMRI: An Open Dataset and Benchmarks for Accelerated MRI[A/OL].

ZHANG Q, GAO J, GE Y, et al. 2020. PET image reconstruction using a cascading back-projection neural network[J]. IEEE Journal of Selected Topics in Signal Processing, 14(6): 1100-1111.

ZHU B, LIU J Z, CAULEY S F, et al. 2018. Image reconstruction by domain-transform manifold learning[J/OL]. Nature, 555(7697): 487-492.

第 10 章

图神经网络

10.1　为什么需要学习图数据

图（graphs），是研究网络的一个关键领域，它关注如何从众多现实世界中的实体关系中提炼出网络结构。这些网络被称为图，通常由两个主要组成部分构成：顶点（代表实体）和边（代表实体间的关系）。图不仅在数学和计算机科学中有着悠久的历史，而且在今天的数据密集型应用领域，如社交网络、生态系统、生物学和信息系统中，也扮演了至关重要的角色。例如，社交网络中的信息如何传播、生物网络中的蛋白质如何互相作用，或者交通网络中的流动模式如何变化，都可以通过图来建模和分析。

但仅仅拥有网络结构还不够。为了真正利用这些网络，我们需要从中提取有意义的信息和模式，这就是图学习的重要性所在。图学习是一种机器学习方法，专注于从图数据中提取有用的特征。无论是进行节点分类、链接预测，还是其他任务，图学习方法都已证明其有效性。随着人工智能技术的进步，特别是机器学习的广泛应用，图学习也受到了前所未有的关注。它在数据挖掘和知识发现等领域中越来越受欢迎，因为它能够捕捉到图中的复杂关系，并据此做出预测。

图学习是基于图的机器学习技术，专注于将图特征有效地转化为嵌入空间中的向量。与传统机器学习不同，图学习并不仅仅是将数据从高维降到低维，而是针对图结构数据的特性，从中提取深层次的特征并进行转化。其中，深度学习技术尤为重要，因为它允许从图数据中直接编码和表示为向量形式。图学习涵盖了多种方法，从图信号处理（GSP）到基于深度学习的方法如图卷积网络。这些方法在处理图数据时各有所长：如 GSP 专注于图的采样与恢复，而深度学习方法如图卷积网络则关注图数据的向量化表示。对于图的各种分析任务，如链接预测、推荐、分类等，图学习都提供了有力的工具。例如，在社交网络中，图学习可以揭示交流模式、社区结构等关键信息。

现有的图学习方法大致分为下面几类：基于图信号处理（GSP）的方法，基于矩阵分解的方法，基于随机游走的方法，以及基于深度学习的方法。简单地说，GSP 处理的是图的采样和恢复，以及从数据中学习拓扑结构。矩阵分解可分为图拉普拉斯矩阵分解和顶点临近矩阵分解。基于随机游走的方法包括基于结构的随机中游走、基于结构和节点信息的随机游走、异质网络中的随机游走和时变网络中的随机游走。基于深度学习的方法包括图卷积网络、图注意网络、图自动编码器、图生成网络和图空间-时间网络。这些方法和技术的模型架构各不相同。

图学习方法为表示空间中的图分析铺平了道路，可以有效地解决许多图分析任务，如链接预测、推荐和分类。图网络表示揭示了社会生活的各个方面，如交流模式、社区结构和信息扩散。根据顶点、边和子图的属性，图学习任务可以分为三类，分别是基于顶点、基于边和基于子图。图中顶点之间的关系可以被用于分类、风险识别、聚类和社区发现。通过判断图中两个顶点之间是否存在边，我们可以进行推荐和知识推理。基于子图的分类，可以用于解决聚合物分类、三维视觉分类等问题。对于 GSP 来说，设计合适的图采样方法以保留原始图的特征是很有意义的，其目的是有效地恢复原始图。图恢复方法可用于在不完整数据的情况下构建原始图，随后利用图学习来从图数据中学习拓扑结构。

然而，尽管图学习为我们打开了一个新的视野，但也带来了不少挑战。传统机器学习和信号处理方法并不适用于图数据，因为图数据往往处于不规则域，难以定义明确的距离。同时，现实中的网络常常是异质的，这意味着其顶点和边的类型是多种多样的。再者，对于巨大的网络，集中式的处理方法效率低下，因此设计分布式的处理算法显得尤为重要。

在现实中，从医疗到生物信息学，很多领域的问题都可以建模为图，而图学习为这些问题提供了全新的解决方案。本章将重点介绍图学习的最新进展，特别是深度学习在其中的应用，并对该领域的研究前景进行探讨。希望能为读者提供有关图学习的全面了解，激发研究兴趣，推动该领域的进一步发展。

10.2 基于图信号处理的卷积图神经网络

卷积图神经网络（ConvGNNs）由于图卷积更高效且易于与其他神经网络进行组合，受欢迎程度在近年来迅速增长。ConvGNNs 分为两类：基于谱的和基于空间的。基于谱的方法通过引入图信号处理的视角的过滤器来定义图卷积，其中图卷积操作被解释为从图信号中去除噪声。基于空间的方法通过信息传播来定义图卷积。自从 GCN（Kipf and Welling，2016）打通了基于谱的方法和基于空间的方法之间的鸿沟，由于其吸引人的效率、灵活性和普适性，基于空间的方法最近发展迅速。下面将详细介绍。

10.2.1 图信号处理

在基于邻接矩阵的 GSP 的背景下，图可以表示为三元组 $G(V,E,\boldsymbol{W})$，其中 V 是顶点集，E 是边集，$\boldsymbol{W}$ 是邻接矩阵。如果图上的每个节点仅有一个特征变量，这就是一个单通道的图信号，当每个节点有不止一种变量时，就形成了多通道的图信号。于是，代表图中一共有

n 个节点，每个节点有 m 个特征。

对于图信号的理解，它与时域信号有一些共同之处，但也有其独特性（ORTEGA et al., 2018）。时域信号中的频率表示信号随时间的变化速率，而在图信号中，我们通常将频率视为图上信号变化的剧烈程度。考虑一张图，其中每个节点都有一个信号值。这些信号值可以由图上的红色柱子来表示，其中柱子的方向（向上或向下）代表信号的正负，而长度代表信号的大小。当图上大部分节点的信号值都很相近时，我们称这个图信号的频率为低。反之，如果相邻节点间的信号值差异很大，那么图信号的频率则被认为是高的。

如图 10-1 所示，左图中的每个节点上的信号值都几乎相同，因此这个图信号的频率较低。而在右图中，我们可以看到相邻节点之间的信号值差异较大，表示这个图信号的频率较高。通过这种方式，我们可以将图信号的频率与时域信号的频率进行类比，以帮助更好地理解图信号处理的概念和技术。

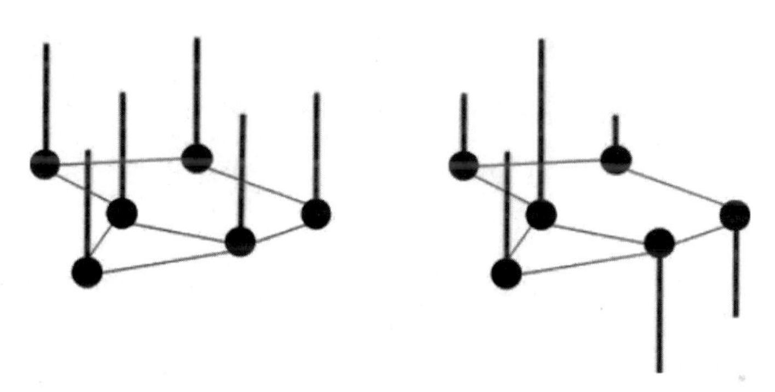

图 10-1　低频图信号（左）和高频图信号（右）示意图

有了图的定义，我们也可以定义度矩阵 $\boldsymbol{D}_{ii}=d_i$，其中 $\boldsymbol{D}$ 是一个对角矩阵，d_i 是顶点 i 的度。图的拉普拉斯矩阵定义为 $\boldsymbol{L}=\boldsymbol{D}-\boldsymbol{A}$，只要所研究的图是无向图，邻接矩阵 $\boldsymbol{A}$ 就是一个对称矩阵，对角矩阵 $\boldsymbol{D}$ 减去对称阵 $\boldsymbol{A}$ 得到的一定是实对称矩阵，因此可以被看作一个拉普拉斯矩阵。

拉普拉斯矩阵的谱分解就是矩阵的特征分解：

$$Lu_k=\lambda_k u_k \tag{10.1}$$

其中 u_k 是拉普拉斯矩阵的特征向量，构成一组正交基，而 λ_k 则是特征向量对应的特征值。而我们常见的傅里叶变换，就是将原始的信号投射到这样一组正交基上（不同频率的正弦函数构成一组正交基），在每个正交基上对应的特征值则具体化为这个正交基对应的特征频率，权重则为此信号在这个正交基上的傅里叶系数。类似于时域信号的傅里叶变换，网络图的傅里叶变化可以表示为：

$$\mathcal{F}_T(\lambda_k)=\hat{f}_k=\sum_{i=1}^{N} f(i)u_k(i) \tag{10.2}$$

其中，$f_k=(f_k(i),\cdots,f_k(n))$ 为网络图上的 n 维向量，$f_k(i)$ 表示网络中的节点 i 的第 k 个分量，$u_k(i)$ 表示特征向量 k 的第 i 个分量。做个类比解释：特征值（频率）λ_k 下，f 的图傅立叶变换（振幅）等于 f 与 λ_k 对应的特征向量 u_k 的内积。

上述公式表达为矩阵乘法为：

$$\hat{f} = U^T f \tag{10.3}$$

这个即为网络图的傅里叶变换的矩阵形式，其中U为拉普拉斯谱分解的正交矩阵，而正交矩阵的逆等于正交矩阵的转置：$U^{-1} = U^T$。所以相应地，傅里叶逆变换也容易获得：

$$f = UU^{-1}f = UU^T f = U\hat{f} \tag{10.4}$$

即将图信号的傅里叶变化左乘一个U即可获得傅里叶逆变换。

对于无向图来说，拉普拉斯矩阵是实对称矩阵，而实对称矩阵一定可以用正交矩阵进行正交相似对角化：

$$L = U\Lambda U^{-1} \tag{10.5}$$

其中，Λ为特征值构成"对角矩阵"，U为特征向量构成的"正交矩阵"，经过变换可得：

$$L = U\Lambda U^T \tag{10.6}$$

根据线性代数理论，可以对L进行正交分解并标准化，定义为$L_{norm} = D^{-1/2}LD^{-1/2} = D^{-\frac{1}{2}}(D-A)D^{-1/2} = I - D^{-1/2}AD^{-1/2}$。矩阵$L_{norm}$也是半正定实对称矩阵，且其特征值的范围在[0,2]之间。

图的拉普拉斯矩阵$\boldsymbol{L}=\boldsymbol{D}-\boldsymbol{A}$是研究图性质的核心，其中$W$为图的邻接矩阵，$D$为度矩阵，是对角矩阵，对角元反映了某个节点的邻居个数：

$$D_{ii} = \sum_{j=1}^{N} A_{ij} \tag{10.7}$$

设f是图上所有节点的信号，因为L是半正定矩阵，我们还可以有：

$$\begin{aligned} f^T Lf &= f^T Df - f^T Af = \sum_i d_i f_i^2 - \sum_{i,j} f_i f_j a_{ij} = \\ &\frac{1}{2}\left(\sum_i d_i f_i^2 - 2\sum_{i,j} f_i f_j a_{ij} + \sum_i d_i f_i^2\right) = \frac{1}{2}\sum_{i,j} w_{ij}(f_i - f_j)^2 \end{aligned} \tag{10.8}$$

其中，f_i为节点 i 的信号。我们称$f^T Lf$为图信号的总变差（total variation），可以刻画图信号整体的平滑度。

10.2.2 从空域转化到谱域

受到卷积神经网络（CNN）在图像处理上的显著成果的启发，科研人员正探索将卷积技术应用于图数据。对于常规的图像数据，卷积过程相对直接，仅需按顺序用卷积核扫描整个图像。此时，图像数据被视为一种有规律的图数据，因为每个像素与其邻居的连接方式都是一致和固定的。但对于通常的图数据，由于其非欧式的性质和每个节点与其邻居的多样连接，使得定义统一的卷积操作变得困难。为解决这一问题，Yann LeCun 等在谱图神经网络（BRUNA et al., 2013）中提议从空域转移到谱域进行卷积操作。在谱域，图信号不再受制于特定的节点连接关系，从而可以更灵活地定义卷积。

卷积基本上是一种“加权求和”。不论是处理时域信号还是图像数据，在卷积过程中都涉及两个关键元素：一个是待处理的信号，另一个常被称作滤波器。CNN 的训练过程主要是通过反向传播不断调整滤波器的权重（即卷积核的各个元素），从而寻找能够最大化提取任务相关特性的滤波器组合。依据卷积定理，一个时域信号的卷积等同于两个信号在频域的乘积后再进行傅里叶逆变换。而对于图信号的卷积，考虑到其在谱域上的定义（已进行傅里叶变换），两个具有相同拓扑结构的图信号的卷积可以直接进行，如下所示：

$$(f*h)_G = \mathcal{F}^{-1}[\mathcal{F}\{f\}\cdot\mathcal{F}\{h\}] = \mathcal{F}^{-1}[U^T f\cdot\hat{h}] \tag{10.9}$$

其中，向量 $\hat{f}$ 与向量 $\hat{h}$ 的元素点积，等价于将 $\hat{h}$ 组织成对角矩阵的形式进行矩阵乘法，所以有：

$$(f*h)_G = \mathcal{F}^{-1}[U^T f\cdot\hat{h}] = \mathcal{F}^{-1}[diag\,|\,\hat{h}_1,\cdots,\hat{h}_n\,|\,U^T f] \tag{10.10}$$

最后再左乘 U 进行傅里叶逆变换：

$$(f*h)_G = Udiag\,|\,\hat{h}_1,\cdots,\hat{h}_n\,|\,U^T f \tag{10.11}$$

这里，不写成 $\hat{h}=U^T h$ 的主要原因在于可以将其与深度学习相结合，在 GCN 中，卷积核是可训练并且参数共享的，所以在此可以直接将 $diag\,|\,\hat{h}_1,\cdots,\hat{h}_n\,|$ 写成 $diag\,|\,\theta_1,\cdots,\theta_n\,|$，这个便是深度学习中的可学习参数。上面的式子，也是最初的图卷积网络的形式：

$$y = \sigma(Ug_\theta U^T x) = \sigma(Udiag\,|\,\hat{h}_1,\cdots,\hat{h}_n\,|\,U^T x) \tag{10.12}$$

上式中的 θ_1 到 θ_n 都是可学习的参数，代表了对不同频率分量 λ_i 的放缩（所以这个矩阵也可以称为频率响应矩阵），因此，图卷积网络的目的就是学习合适的滤波参数 θ_1 到 θ_n，从而使得原图信号中与我们定义的任务（分类、回归等）密切相关的频率分量得到更强的表达。

图卷积神经网络巧妙地运用图谱理论来执行拓扑图的卷积操作。然而，这种卷积层存在一些问题。首先，可学习参数的数量被图的节点数目所限制，它们实际上是相等的。这在处理大规模图，如拥有上亿节点的图时，会遇到问题。具体地说，训练参数过多可能导致过拟合。为此，需要一种能够自定义参数数量的方法。另外，从神经网络训练的频率角度来看，低频分量通常更为重要（XU et al., 2019），因此没有必要使用大量的训练参数，但这与本章主题关系不大，故不再深入探讨。

第二个问题是关于矩阵 U 的计算。要计算这个矩阵，需要对拉普拉斯矩阵进行正交分解，这一过程的算法复杂度为 $O(n^3)$，使得计算成本相当高。为了克服这两大问题，科研人员提议采用多项式函数来近似图卷积中的参数 θ_1 到 θ_n，这种方法即为 ChebyNet（DEFFERRARD et al., 2016）的基本思想。

10.2.3　多项式近似的图卷积

为了对上一节中提到的具有 N 个参数（θ_1 到 θ_n）的频率响应矩阵进行替代，ChebyNet 的作者首先提出了使用关于拉普拉斯矩阵的特征值矩阵 Λ 的 K 阶多项式进行替代的策略，这一多项式的形式为：

$$g_\theta(\Lambda) \approx \sum_{k=0}^{K-1}\theta_k\Lambda^k = diag\left(\sum_{k=0}^{K-1}\theta_k\lambda_1^k,\cdots,\sum_{k=0}^{K-1}\theta_k\lambda_N^k\right) \tag{10.13}$$

从上式中可以明显看到只有θ_1到θ_{K-1}是可学习的参数，共有K个。这意味着可以根据需求自行设定参数的数量。实际上，只要设置了足够的参数数量（即多项式的阶数足够高），这个多项式理论上能够近似任何频率响应矩阵。这种方法有效地解决了先前提到的第一个问题。

关于计算复杂度的第二个问题，其实在应用多项式替代之后，也已经不再存在。下面的部分将详细解释原因。在使用多项式函数代替原始的频率响应矩阵后，图卷积层的表示形式如下：

$$y=\sigma(Udiag\,|\,\hat{h}_1,\cdots,\hat{h}_n\,|\,U^T x)=\sigma(Ug_\theta(\Lambda)U^T x)= \\ \sigma(g_\theta(U\Lambda U^T)x)=\sigma(g_\theta(L)x)=\sigma\left(\sum_{k=0}^{K-1}\theta_k L^k x\right) \tag{10.14}$$

到这一步，可发现在多项式中只需要直接对拉普拉斯矩阵L本身进行运算即可，不再需要进行正交分解。而我们可以事先计算好L^k，这样就只需要计算矩阵相乘。同时由于L为稀疏矩阵，所以时间复杂度为$O(K\,|\,E\,|)$，$|\,E\,|$为节点边数。

此外，最终使用切比雪夫多项式来作为近似手段。切比雪夫多项式通过迭代的形式进行定义：

$$T_k(x)=2xT_{k-1}(x)-T_{k-2}(x),T_0(x)=1,T_1(x)=x \tag{10.15}$$

切比雪夫多项式之所以被选作多项式函数，是由于其数学上的一个显著特性：$T_n(\cos(\theta))=\cos(n\theta)$。这意味着，当限定切比雪夫多项式的输入在[-1,1]范围时，该多项式的输出值也会始终保持在这个区间内，不论进行多少次的迭代。与此相反，普通的多项式可能无法维持这一特性。这种稳定的数值特性确保了，网络深度加深时，也不会对某些频率造成指数级的放大，实际上为网络训练带来了稳定性，确保了网络的收敛。

另外，前面提到归一化后的拉普拉斯矩阵L_{norm}的特征值均位于[0,2]的区间。基于此，$L_{norm}-I=D^{-1/2}AD^{-1/2}$的特征值就位于[-1,1]之间，正好满足切比雪夫多项式的输入要求。利用这一特性和矩阵，可以推导出以下迭代公式：

$$y=\sigma\left(\sum_{k=0}^{K-1}\theta_k T_k(L_{norm})x\right) \tag{10.16}$$

其中，L_{norm}表达式为拉普拉斯多项式中的一个k阶近似函数，依赖于节点的「k阶邻域」（走k步能到的邻居），时间复杂度与边呈线形相关。

10.2.4 从谱域回到空域

从图的谱域进行的卷积操作较为抽象，那么能否从更直观的空域角度来解释图卷积（图滤波）呢？这里就要提及一个关键的发现：在谱域定义的K阶多项式图卷积，与在空域对节点及其K阶邻居信息的整合，实质上是一致的。为深入地了解此结论，可先介绍以下观点：如果图上两节点i和j的最短距离超过K，则对图的拉普拉斯矩阵L来说，$(L^K)_{i,j}$的值为0 (HAMMOND et al.，2011)。这意味着，当L矩阵被求K次方后，其矩阵中第i行第j列的元素值为0。关于谱域K阶多项式图卷积和空域K阶以内邻居信息聚合的等价性有严格的证明（KIPF and WELLING , 2016; SHUMAN et al., 2013），本节不给出具体的推导，而对于定性的理解来说，可以从下面一段分析中粗浅理解。

观察谱域中单层图卷积的公式：$y=\sigma(g_\theta(L)x)$，如果不考虑非线性算子σ，对于输出的图信号 y，其第 i 行的元素是矩阵$g_\theta(L)$的第 i 行与输入图信号 x 的内积，代表了经过一次图卷积之后节点 i 处存有的信息，而如果节点 j 与节点 i 之间的最短路径长度大于 K，意味着$g_\theta(L)$的第 i 行第 j 列元素为 0，那么 x 的第 j 行元素在经过与$g_\theta(L)$的运算之后对 y 第 i 行的元素贡献度也为 0，意味着节点 j 处的输入信号并未传送到节点 i 中。从这个角度上看，在谱域中定义的 K 阶多项式图卷积，经过一层卷积层后，对于图中的任意一个节点只进行了 K 阶以内邻居的信息聚合。

在掌握了空域与谱域的相互关系后，我们可以更深入地从空域的视角探讨图信号卷积。设想在空域中，如果选取过大的 K 值，那么在图卷积时，每个节点会汇集大量附近节点的信息。多次进行这样的操作会导致每个节点几乎含有整张图的信息，使得节点间的差异微乎其微，这被称为图的“过平滑”问题。从频率的视角看，这意味着经过图卷积的信号频率降得太低，无法给出有意义的区分信息。因此，为了解决这一问题并减少计算量，研究者决定将 K 值设为 2，即将切比雪夫多项式截至二阶。当这一截段完成后，可以重新整理之前的图卷积公式：

$$g_\theta * x=\sigma\left(\sum_{k=0}^{1}\theta_k T_k(L_{norm})x\right)=\sigma(\theta_0 x-\theta_1 D^{-\frac{1}{2}}AD^{-\frac{1}{2}}x) \tag{10.17}$$

其中，θ_0和θ_1为切比雪夫系数的向量，是仅有的两个参数。在实际训练过程中，我们需要规范化参数来避免过拟合，所以我们令$\theta=\theta_0=-\theta_1$，从而有

$$g_\theta * x=\sigma(\theta(I+D^{-\frac{1}{2}}AD^{-\frac{1}{2}}x)) \tag{10.18}$$

此时由于矩阵$I+D^{-\frac{1}{2}}AD^{-\frac{1}{2}}x$的特征值范围为[0,2]，如果堆叠多层图卷积网络将会导致特征值大于 1 的频段被指数级放大，导致数值上的不稳定，梯度消失或爆炸等问题。因此 GCN 的论文作者引入了第二个技巧（Kipf and Welling，2016），称为重标准化（renormalization），就是在邻接矩阵上接入自环，令：

$$I+D^{-\frac{1}{2}}AD^{-\frac{1}{2}}=\tilde{D}^{-\frac{1}{2}}\tilde{A}\tilde{D}^{-\frac{1}{2}} \tag{10.19}$$

其中$\tilde{A}=A+I$，$\tilde{D}_{ii}=\sum_j A_{ij}$。

对这种修改的数学根据是相当复杂的，所以这里不深入探讨。直观地说，这考虑到了空域图卷积中节点本身的信息。实际上，相关论文的实验也证明了这种方法的优势。至此，图卷积层的公式已经被更新为：

$$g_\theta * x=\sigma(\theta\tilde{D}^{-\frac{1}{2}}\tilde{A}\tilde{D}^{-\frac{1}{2}}x) \tag{10.20}$$

在之前的公式中，参数θ被认为是一个实数。但这只是基于单通道图信号并且仅学习了一个滤波器的分析。当扩展到多通道图信号（共 C 个通道）并增加滤波器数量至 F 时，参数θ转变为矩阵Θ，其维度为 C×F。因此，图卷积层的公式现在更新为：

$$g_\theta * x = \sigma\left(\tilde{D}^{-\frac{1}{2}}\tilde{A}\tilde{D}^{-\frac{1}{2}}x\Theta\right) \tag{10.21}$$

这就是大家熟悉的 GCN 的公式，到这一步为止，就是 GCN[3]所做的工作了。观察 GCN 的公式我们发现，如果把 $\tilde{D}^{-\frac{1}{2}}\tilde{A}\tilde{D}^{-\frac{1}{2}}$ 视作是一个经过归一化的邻接矩阵，这个公式简单来说就是使用邻接矩阵聚合每个节点的一阶邻居信息，再与可学习的参数矩阵相乘并应用非线性变换，从而构建出一个图卷积层。聚合一阶邻居信息并与参数矩阵相乘的过程，本质上是对邻居信息的加权求和，并在反向传播中优化权重参数。这与常规的深度网络或 CNN 并无太大差异。尽管这个过程看似简单，但它实际上基于一些复杂且深入的数学与物理原理。

10.3 其他图表征学习

图表征学习旨在在节点转换为向量的过程中，充分保留图的拓扑结构。这一学习过程可大致分为两种方法：重视图结构；侧重图特征。如图 10-2 所示，前者主要利用图的拓扑结构，通常通过 n×n 的邻接矩阵，来对节点进行表征。但这样只能获取图的基本结构，无法获知节点的具体特性。而如图 10-2 所示，后者不仅考虑图的拓扑，还整合了节点特征，提供了更为全面的表征。

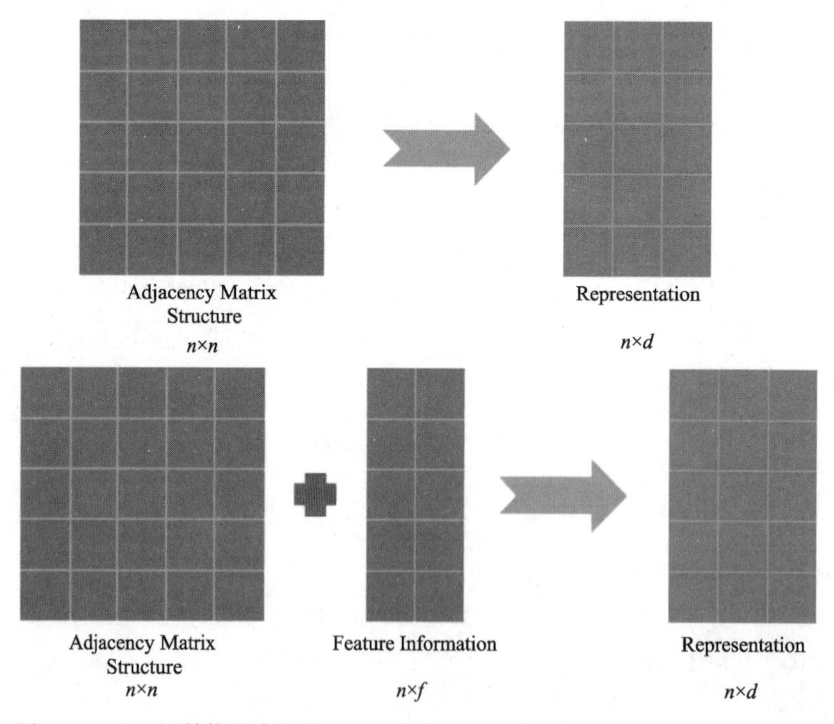

图 10-2 基于图结构的表征学习（上）和基于图特征的表征学习（下）示意图

图表征学习的目标是将图中的 n 个节点转换为 n 个向量，从而将复杂的拓扑结构转化为适合深度模型处理的格式。在这一过程中，我们希望图中的近邻节点在向量空间中也保持接近。其中，“接近”的定义在欧氏空间中是两向量之间的距离。但在图的语境中，这个“接近”有多重含义：

1-hop：相邻节点被视为接近；

k-hop：相距 k 步的节点也可以视为接近；

结构性定义：与异质性相对，它注重节点的邻接模式；结构性则认为结构上类似的节点是接近的。例如，作为各自群组中心的两节点被认为结构性接近。

基于以上的理解，下文将介绍一些经典的图模型。

10.3.1 DeepWalk

DeepWalk 使用随机游走思路对节点进行采样（PEROZZI et al., 2014）。图 10-3 是淘宝使用的网络搜索模型示意图（WANG et al., 2018），首先基于用户行为构建一个网络图。接着，采用随机游走方法形成节点序列，例如从 A 节点开始，经过 B 节点，跳至其邻居 E，最终到达 F，形成“A->B->E->F”这样的序列。一旦节点被转化为序列，这个问题与自然语言处理的句子处理相似，因为句子是由词序列组成的。接着，我们可以利用自然语言处理的模型（MIKOLOV et al., 2013），如 Word2vec（以向量形式表示词汇）进行处理，例如使用 Skip-gram 模型获取节点向量。这种方法将图结构转化为序列问题是非常创新的。

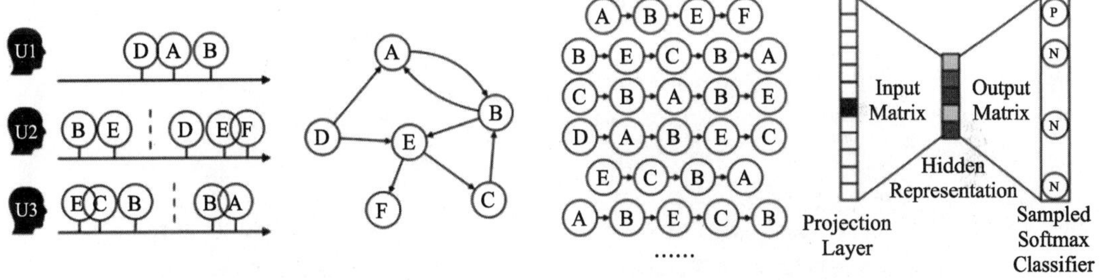

图 10-3　DeepWalk 的算法流程在淘宝中的应用

(a) 用户的行为序列：用户 U1 有一个会话，用户 U2 和 U3 各有两个会话；这些序列用于构建商品图；(b) 带权重的有向商品图 G = (V, E)；(c) 在商品图中通过随机游走生成的序列；(d) 使用 Skip-Gram 进行 embedding (WANG et al., 2018)。

在这个过程中，节点走向其邻接节点的机会是相同的。不过，有向图与无向图的随机游走方式有所不同。在无向图中，只要节点相连就可以游走；而在有向图中，游走仅沿着“出边”方向进行。

10.3.2 Node2vec

2016 年，斯坦福大学对 DeepWalk 进行了进一步的扩展（GROVER and LESKOVEC，2016），引入了调整随机游走权重的策略，从而使得图嵌入（graph embedding）在网络的同质性（homophily）与结构性（structural equivalence）之间达到平衡。这个方法称作 Node2Vec。

简而言之，“同质性”要求相邻节点的 embedding 表示应接近。如图 10-4 所示，节点 u 与其邻近节点 S_1、S_2、S_3、S_4 的 embedding 表示应当相似。而“结构性”则强调那些在结构上相似但可能并非直接相邻的节点，应有相近的 embedding 表示。在图 10-4 中，节点 u 和 S_6都作为其网络的中心节点，尽管他们可能并非直接相邻，但它们的 embedding 应当接近。

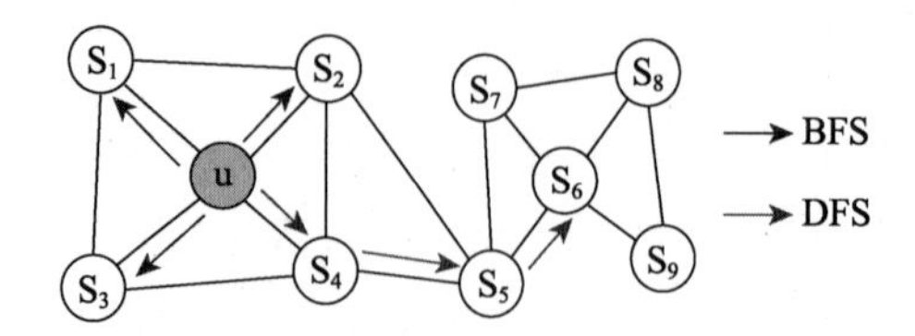

图 10-4　宽度优先搜索（BFS）和深度优先搜索（DFS）示意图（GROVER and LESKOVEC, 2016）

为了在 graph embedding 中捕获同质性，随机游走应该更偏向于深度优先搜索（depth-first-search，DFS）。DFS 倾向于跨多个步骤探索更远的节点，提供更多关于网络整体结构的信息。而为了突出网络的结构性，随机游走应更偏向于宽度优先搜索（breadth-first-search，BFS）。BFS 主要探索与当前节点直接相连的节点，从而捕获更多的同质性信息。

在 node2vec 算法中，这种权衡是通过调整节点间的转移概率来实现的。图 10-5 所示，展示了 node2vec 如何确定从节点 t 跳到节点 v 后，下一步跳转到相邻节点的概率。

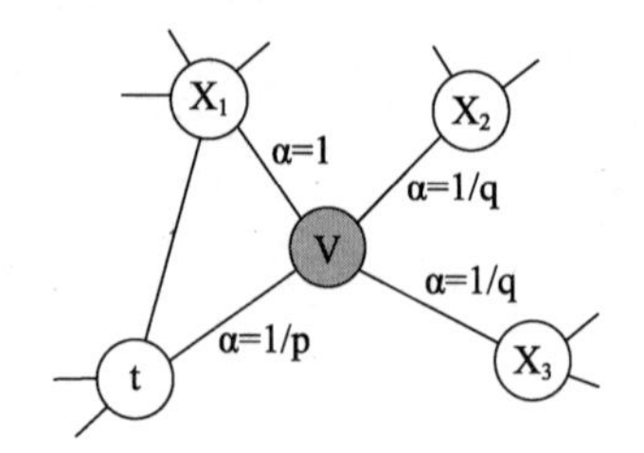

图 10-5　node2vec 中随机游走过程的示意图（GROVER and LESKOVEC, 2016）
游走刚从 t 过渡到 v，并现在正评估从节点 v 的下一步；边的标签显示搜索偏好 α

形式化来讲，从节点 v 跳转到下一个节点 x 的概率为：

$$\pi_{vx} = \alpha_{pq}(t,x) \cdot \omega_{vx} \tag{10.22}$$

其中ω_{vx}是边 vx 的权重，$\alpha_{pq}(t,x)$的定义如下：

$$\alpha_{pq}(t,x) = \begin{cases} \dfrac{1}{p} & if\ d_{tx} = 0 \\ 1 & if\ d_{tx} = 1 \\ \dfrac{1}{q} & if\ d_{tx} = 2 \end{cases} \tag{10.23}$$

其中，d_{tx}指的是节点 t 到节点 x 的距离，参数 p 和 q 共同控制着随机游走的倾向性。参数 p 被称为返回参数（return parameter），p 越小，随机游走回节点 t 的可能性越大，node2vec 就更注重表达网络的同质性，参数 q 被称为进出参数（in-out parameter），q 越小，则随机游走到远方节点的可能性越大，node2vec 更注重表达网络的结构性，反之，当前节点更可能在附近节点游走。

node2vec 的能力在实验中得到了验证。如图 10-6 所示，上部分强调了同质性，其中相近的节点颜色更为相似；而下部分显示了结构性，结构上相近的节点颜色更为相似。

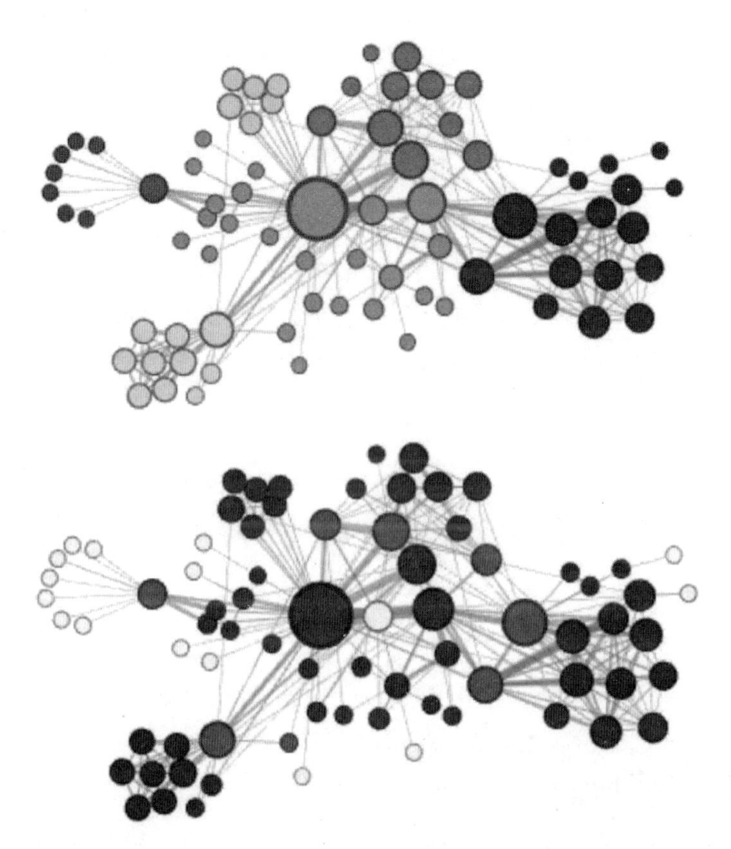

图 10-6　node2vec 实验结果：上部分强调了同质性，其中相近的节点颜色更为相似；下部分显示了结构性，结构上相近的节点颜色更为相似（王喆，2020）

在推荐系统的上下文中，node2vec 展示的同质性和结构性有直观的意义。同质性表示的是相同品类、属性或经常被一起购买的物品。而结构性体现的是各品类的热门商品或具有相似购买趋势的物品。这两种特性在推荐系统中都是关键的特征表示。

node2vec 的这种多角度的特征挖掘能力使其在推荐系统中非常有价值。因为其灵活性和对不同特征的识别能力，我们可以将由 node2vec 产生的多种 embedding 合并，并将它们输入到后续的深度学习网络中，确保物品的各种特征信息都被捕获。

10.3.3　GraphSAGE

图网络中的节点表示学习在多种应用中已显示出其价值，例如经典的 Node2vec 和谱图卷积 GCN 等。然而，大部分当前的技术在训练时只关注当前的节点，并直接为其生成 embedding，对于未见过的节点，这些方法往往缺乏泛化能力。这些方法主要是基于直推式学习（transductive learning），并不适用于许多实际的复杂网络需求。

为了弥补这一缺陷，研究人员提出了 GraphSAGE 策略（HAMILTON et al., 2017）。不同于传统方法，GraphSAGE 采用归纳式学习（inductive learning）方法。它不是直接为每个节点生成 embedding，而是学习一个特征映射函数。这种方法的基础是 GCN，但通过学习这个映射函数，它使 GCN 变得更适合归纳式学习，从而对新节点有良好的泛化效果。这种学习方式的优势在于它能通过对单个节点的邻居进行“采样”并“整合其特征”来形成节点表示。其关键在于如何整合邻近节点的特征数据。

GraphSAGE 的核心是利用节点及其邻居的特征来汇总信息。简而言之，它从一个节点的邻居节点中抽取特征，并使用聚合函数对其进行整合。

以节点 A 为例，如图 10-7 所示，节点 A 的特征取决于其邻居节点，如 B、C、D 的信息。这些信息通过聚合函数（例如：平均、求和等）进行整合，产生新的特征表示。虽然该示意图只展示了 1-hop 邻居的聚合，但这种方法可以扩展到多个 hops。

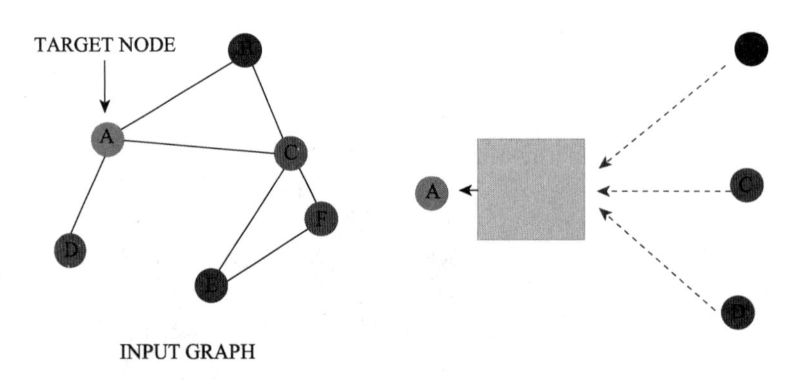

图 10-7　GraphSAGE 主要思想是节点特征由其邻居节点特征聚合而成，以聚合节点 A 特征为例，黑盒子即表示 A、B、C、D 的聚合函数（Aggregator function）（DAGAR，2020）

实现多 hop 特征融合的方式是通过前向传播：例如，当深度 K=2 时，首先从 2-hop 邻居中聚合特征以生成 1-hop 邻居的 embedding；然后从 1-hop 邻居中聚合特征以生成目标节点的 embedding。对于特定节点 v，这包括从与节点 v 连接的(k-1)hop 邻居中聚合特征，并将结果与节点 v 的(k-1)层嵌入结合，以供后续的任务使用。

聚合函数是模型的核心，有多种实现方法。以下列举了原文中提及的三种。

（1）平均聚合：将目标顶点和邻居顶点的第 k-1 层 embedding 拼接起来，然后对 embedding 的每个维度进行求均值的操作，将得到的结果做一次非线性变换产生目标顶点的第 k 层表示 embedding。改进版的平均聚合是采用 GCN 的卷积层方法，直接对目标节点和所有邻居 embedding 中每个维度取平均，后再非线性转换。

$$h_v^{(l+1)} = \sigma(W \cdot MEAN(\{h_v^{(l)}\} \bigcup \{h_u^{(l)}, \forall u \in \mathcal{N}(v)\})) \tag{10.24}$$

（2）LSTM 聚合：有研究测试了基于 LSTM（long short-term memory）的复杂的聚合器。和均值聚合器相比，LSTM 有更强的表达能力。但由于 LSTM 处理的是序列数据，因此要使用 LSTM 聚合，首先需要对邻居节点进行随机排序。

（3）池化聚合：池化聚合器既是对称的，又是可训练的。池化聚合器先对目标顶点的邻居顶点（k-1 层）的 embedding 向量进行一次非线性变换，之后进行一次池化操作，将得到结果与目标顶点的表示向量拼接，最后再经过一次非线性变换得到目标顶点的第 k 层表示向量。

虽然原文中只介绍了上述三种聚合函数，然而理论上说聚合器可以采用任意形式，后续的论文中也尝试了更多的聚合函数。下面附上基于 GNN 的推荐系统 PinSAGE（YING et al., 2018a）中的聚合示意图（图 10-8），以此更清晰描述其过程。

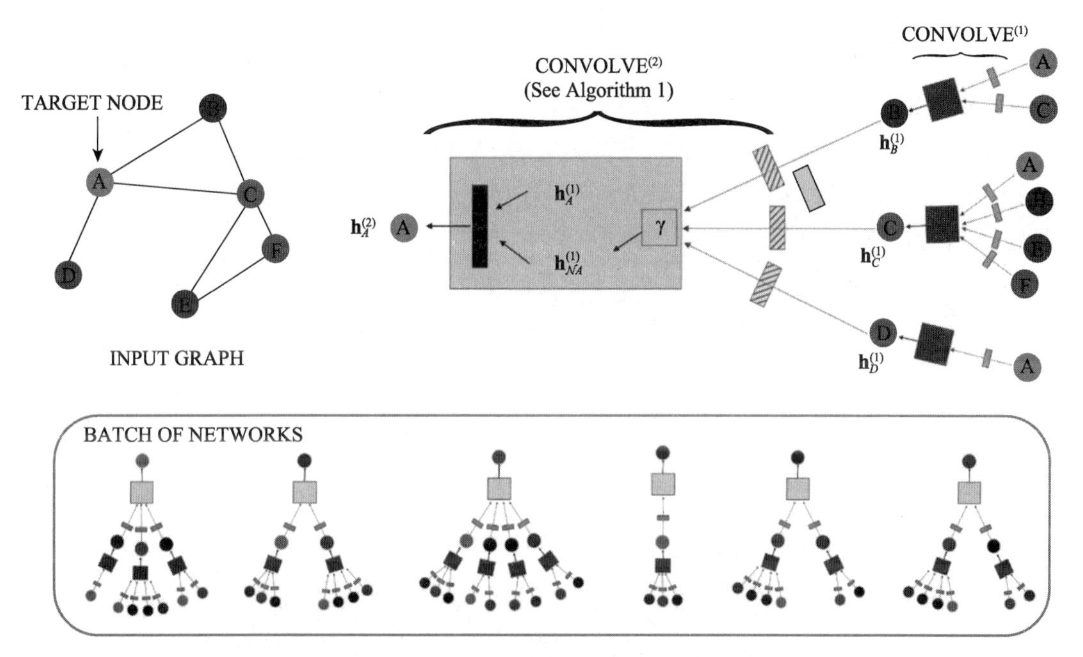

图 10-8　使用深度为 2 的卷积的模型架构概览

左：一个小型的示例输入图；右：计算节点 A 的嵌入表示 h(2)A 的两层神经网络，它使用先前层的表示 h(1)A 以及其邻域 N(A)（节点 B,C,D）的表示；然而，邻域的概念是通用的，不需要包括所有的邻居；底部：计算输入图的每个节点的嵌入的神经网络，虽然每个节点的神经网络都有所不同，但它们都共享同一组参数（即 convolve(1)和 convolve(2)函数的参数；算法 1）；具有相同阴影模式的框共享参数；γ 表示一个池化函数；而黑色矩形框表示密集连接的多层神经网络（DAGAR，2020）

综上所述，GraphSAGE 的优势主要就是使用归纳式学习以用于未知节点：可以使用图中节点子集训练模型再用于其他节点，通过训练聚合器的权重 W_k 和 B_k，然后共享这些参数用于其他图结构来实现（图 10-9）。

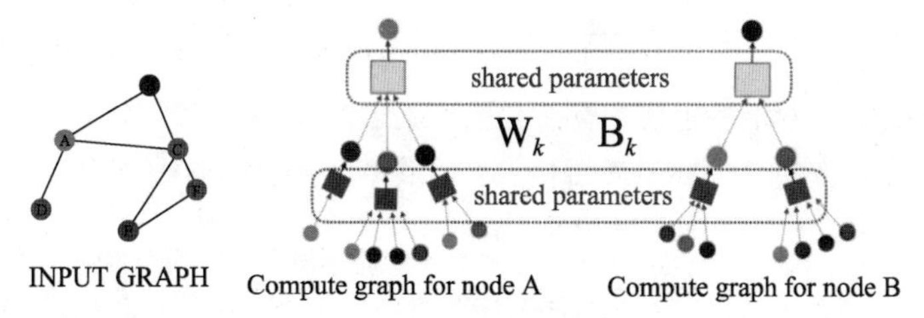

图 10-9　GraphSAGE 可以在图的一个子集上训练模型，并在此图的另一个子集上应用这个模型。由于模型可以进行参数共享，即那些处理盒子在各处都是相同的（W 和 B 在所有计算图或架构中都是共享的）；所以当新的架构出现时，可以借用参数（W 和 B），进行前向传播，得到我们的预测（DAGAR，2020）

损失函数部分，分别有基于图的无监督的损失函数，以及有监督的损失函数。无监督损失函数的思想是：节点与邻居节点的 embedding 相似，而与“没有交集”的节点（随机负采样得到）不相似。对于监督学习可以根据任务来设定损失函数，例如节点分类使用交叉熵损失函数。

10.3.4 图注意力网络

在处理邻居节点时，常规聚合函数往往对所有邻居节点赋予同样的权重，而忽视了每个邻居节点的独特重要性。为解决这一问题，图注意力网络（VELIČKOVIĆ et al., 2017）（graph attention network，GAT）融入了注意力机制，使得模型在每一层可以学习和识别每个邻居节点对目标节点的重要性（图 10-10）。这样，节点的特征更新将基于其邻居的重要性加权聚合。通过这种方式，GAT 能更有效地过滤掉不重要或噪声的邻居信息，并且，这种注意力导向的方法还增强了模型的可解释性。

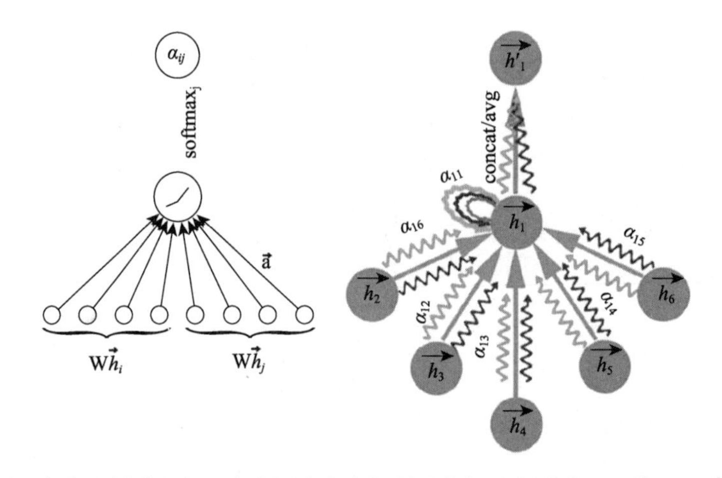

图 10-10　图注意力机制（左）和多头图注意力机制（右）示意图（VELIČKOVIĆ et al., 2017）

首先，介绍下如何学习节点对 (i,j) 之间的注意力值 e_{ij}。很明显，为了计算 e_{ij}，注意力网络需要同时考虑两个节点的影响，具体计算有如下几个步骤：

（1）输入为目标节点 i 的特征 $\vec{h}_i$，与其邻居节点 j 的特征 $\vec{h}_j$。

（2）首先对个节点特征与共享权重矩阵 W 相乘，做线性变换，得到 $W\vec{h}_i$，$W\vec{h}_j$，这里做线性变换类似深度神经网络的思想，得到更强大的表达。

（3）将两个线性变换后的向量做拼接，并与共享的注意力参数相乘，得到节点 j 对节点 i 的贡献性程度。

$$e_{ij} = \alpha(W\vec{h}_i, W\vec{h}_j) \tag{10.25}$$

注意力网络可以有很多的设计方式，这里作者将节点 i 和 j 的表征进行了拼接，再映射为一个标量。需要注意，这里拼接导致 $e_{ij} \neq e_{ji}$，也就是说注意力值 e_{ij} 是非对称的。

（4）针对所有的邻居节点 j，利用 softmax 进行归一化，得到每个邻居节点 j 对 i 的贡

献性权重

$$\alpha_{ij} = softmax_j(e_{ij}) = \frac{\exp(e_{ij})}{\sum_{k \in \mathcal{N}_i} \exp(e_{ik})} \tag{10.26}$$

这里的归一化进一步导致了注意力权重的非对称性。因为在归一化的过程中，每个节点的归一化对象并不一样。e_{ij} 是针对节点 i 的所有邻居进行归一化，而 e_{ji} 是针对节点 j 的所有邻居进行归一化。

本节实际应用中，采用 LeakyRelu 对节点向量进行非线性激活，最终的贡献性权重为：

$$\alpha_{ij} = \frac{\exp(LeakyReLU(\vec{a}^T[W\vec{h}_i \| W\vec{h}_j]))}{\sum_{k \in \mathcal{N}_i} \exp(LeakyReLU(\vec{a}^T[W\vec{h}_i \| W\vec{h}_j]))} \tag{10.27}$$

（5）生成加权求和的聚合邻居特征：

$$\bar{h}_i' = \sigma\left(\sum_{j \in \mathcal{N}_i} \alpha_{ij} W \bar{h}_j\right) \tag{10.28}$$

（6）为了稳定自注意力的处理过程，采用多水平的注意力机制，即 K 个注意力机制重复进行，最后再进行拼接或取平均操作（最后一层网络），得到最终的聚合邻居特征。

$$\bar{h}_i' = \sigma\left(\frac{1}{K}\sum_{k=1}^{K}\sum_{j \in \mathcal{N}_i} \alpha_{ij}^k W^k \bar{h}_j\right) \tag{10.29}$$

核心上，GCN 和 GAT 都旨在通过某种形式的聚合运算将邻近节点的特征整合到目标节点中，利用图中的局部模式来生成新的节点特征。其中，GCN 采用了拉普拉斯矩阵作为基础，而 GAT 则是采用注意力系数。从某种角度看，GAT 可能具有更强的性能，因为它能够更有效地捕捉节点特征间的相关性。

GAT 特别适用于处理有向图，关键在于它采用了逐节点的计算策略。这种策略每次都需要对图中的所有节点进行循环遍历。由于 GAT 不依赖于拉普拉斯矩阵，它可以更容易地处理有向图问题。

在 GAT 中，最关键的参数是 W 与 α。基于其逐节点的计算方式，这两个参数主要与节点特征有关，与图的整体结构无关。因此，即使在测试任务中改变了图的结构，对 GAT 的影响也很小；只需调整 N_i 并重新计算。而 GCN 的运算则是基于整个图，一次计算便会更新整个图的所有节点特征。它的参数在很大程度上与图结构相关，这也使得 GCN 在归纳任务上面临挑战。

10.4 图池化

图神经网络在图相关任务上取得了显著进展，如图的分类、生成和回归等。更具体地说，GNNs 在多个应用领域，包括化学、生物学、社交媒体、计算机视觉、自然语言处理及推荐系统中，都有所体现。不同于主要使用图卷积网络（GCN）为下游任务创建节点表示的节点级任务，图级任务着重于为结构和大小各异的图生成整体的图表示。因此，对图级任务来说，一个关键的步骤是池化操作，它能够将由 GCN 产生的节点表示整合为一个简洁的图或单独的向量，如图 10-11 所示。

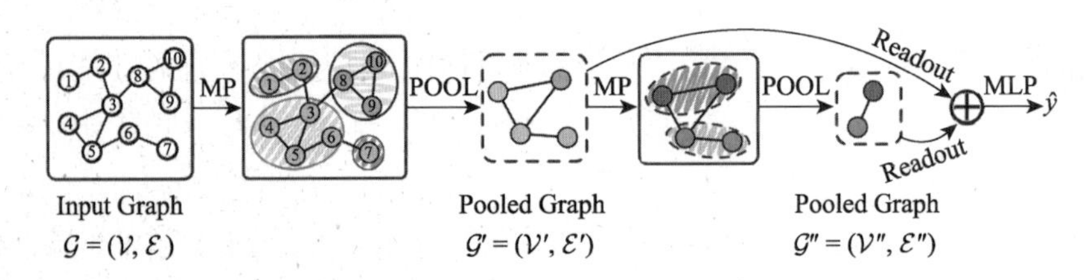

图 10-11　图池化过程示意图（LIU et al., 2022）

为了得到有意义的图级表示，研究者们已经设计出众多图池化策略，它们主要可划分为直接池化与逐级池化。直接池化方法简洁直接，常常通过对所有节点嵌入求平均或求和来得到整体图的表示。而逐级池化则按步骤逐渐简化图结构，其中包括节点聚类（node-clustering）池化和节点丢弃（node-drop）池化。节点聚类池化会把节点组合成组，从而创建简化后的图，但这种方式在计算和存储上较为繁重。而节点丢弃池化是通过从原图中挑选部分节点来形成简化版的图，这在处理大型图时更为高效，但可能导致部分信息的遗失。

接下来将深入探讨图池化技术，这包括对各种池化策略的分类与框架的建立，对各种现有的池化方法及其用途的概述，以及未来可能的发展趋势等。我们将用下面的字符代表池化进行后续的讲述：定义图池化操作符为任何将图 $G=(V,E)$ 映射到新池化图 $G'=(V',E')$ 的函数 POOL：

$$G'=POOL(G) \tag{10.30}$$

其中 $|V'|<|V|^1$。图池化的一般目标是在保留图的语义信息的同时减少图中节点的数量。

根据它们在图级表征学习中的角色，图池化大致可以分为平面池化和层次池化两大类。前者在单一步骤中生成图级表示($|V'|=1$)，而后者则逐渐将图粗化为一个更小尺寸的图（$|V'|>1$）。

10.4.1　扁平池化

平面池化，也称为图读出操作，直接在一步中生成图级表示 h_G。因此，在平面池化的情况下，池化方程可以表示为：

$$h_G=POOL_{flat}(G) \tag{10.31}$$

图池化函数的目标：①保证不同尺寸的输入图都能输出统一尺寸的图表示；②确保输入图节点顺序的变化不会影响输出表示。

基于这些准则，已经设计出了多种直接池化策略。常见的策略如加和池化或均值池化，通过对所有节点的表示进行简单的加和或均值计算。有些方法在此基础上，采取额外的非线性操作以增强其表现力。同时，部分策略结合了软注意力机制，为图中的每个节点赋予不同的权重。还有些方法则尝试将卷积神经网络与已排序的节点表示相结合。

值得注意的是，大部分直接池化策略都仅仅在节点表示层面操作，未充分考虑图的整体结构，这可能导致部分关键信息的丢失，从而影响图的整体表示质量。

10.4.2 层级池化

层次池化方法旨在通过迭代地将图粗化为更小尺寸的新图来保留图的层次结构信息。层次池化大致可以分为节点聚类池化、节点丢弃池化和其他池化，具体取决于它们粗化图的方式。前两种方法的主要区别在于节点聚类池化为粗化的图生成新节点，而节点丢弃池化保留来自原始图的节点。注意，层次池化方法技术上仍然使用扁平池化方法（读出）来获得粗化图的图级表示。

10.4.2.1 节点聚类池化

节点聚类池化策略基于节点分组的思想，将各个节点划分到特定的群组或簇中。随后，这些簇被转化为新的粗化图中的节点。为深化对该策略的理解，可构建一个统一且模块化的描述框架。具体地，这个框架可以分为两个主要部分：①簇分配矩阵（cluster assignment matrix，简称 CAM）模块，该模块根据输入图为每个节点提供软性或硬性的分组预测。②图的重构模块。利用之前得到的分配矩阵，这一模块学习新的特征和邻接矩阵，以创建一个从原始图中派生的粗化图。整个流程可以描述如下：

$$C^{(l)} = CAM(X^{(l)}, A^{(l)}) \tag{10.32}$$

$$X^{(l+1)}, A^{(l+1)} = COARSEN(X^{(l)}, A^{(l)}, C^{(l)}) \tag{10.33}$$

上面两个抽象的公式分别代表了图节点聚类和图粗化，不同的研究设计了不同的方法分别对其进行实现。其中，$C^{(l)}$ 代表学习到的聚类分配矩阵，而 n_l 则是 l 层的节点数。

如图 10-12 所示，我们列出了八种代表性的技术。值得注意的是，这些方法在 CAM 产生上有明显的差异，但在图粗化策略上则大同小异。①CAM 创建：不同的方法从各种视角构建 CAM，例如 DiffPool 采用了基本的 GNN 模型，而 StructPool 在此基础上增加了对高阶结构关系的识别。LaPool 和 MinCut-Pool 采用了基于谱聚类的视角，而 MemPool 则引入了一个有利于聚类的分布来创建 CAM。②图的重构：多数方法在这个部分共同采用了一种策略，即通过将每个聚类中的节点表示（根据其聚类分配得分进行加权），汇总形成综合的节点表示：$X^{(l+1)} = C^{(l)T} X^{(l)} \in \mathbb{R}^{n_{l+1} \times d}$；而粗化的邻接矩阵，该矩阵表示不同簇之间的连接强度，是通过簇之间边的加权和来获得的：$A^{(l+1)} = C^{(l)T} A^{(l)} C^{(l)} \in \mathbb{R}^{n_{l+1} \times n_{l+1}}$。

10.4.2.2 节点丢弃池化

节点丢弃池化通过学习性评估方法筛选出重要性较低的节点进行剔除。为深入理解这一过程，我们提供一个模块化的框架描述如下，该框架分为三个主要部分。①评分计算：根据输入图，此部分为每个节点分配一个重要性评分。②节点筛选：该部分根据评分筛选出前 k 个重要性最高的节点。③图重构：利用所筛选的节点，我们进一步学习新的特征矩阵和邻接

Models	CAM Generator	Graph Coarsening	Notes
DiffPool	$\boldsymbol{C}=\text{softmax}(\text{GNN}_{\text{pool}}(\boldsymbol{X},\boldsymbol{A}))$	$\begin{cases}\boldsymbol{X}'=C^T\cdot\text{GNN}_{\text{emb}}(\boldsymbol{X},\boldsymbol{A})\\ \boldsymbol{A}'=C^T\boldsymbol{AC}\end{cases}$	Auxiliary Loss
NMF	$\begin{cases}\boldsymbol{A}\approx\boldsymbol{UV}\\ \boldsymbol{C}=\boldsymbol{V}^T\end{cases}$	$\boldsymbol{X}'=C^T\boldsymbol{X};\boldsymbol{A}'=C^T\boldsymbol{AC}$	—
LaPool	$\begin{cases}s_i=\left\Vert\sum_{j\in\mathcal{N}(v_i)}A_{i,j}(\text{x}_i-\text{x}_j)\right\Vert_2\\ \mathcal{V}_c=\{v_i\in\mathcal{V}\mid\forall v_j,s_i-\boldsymbol{A}_{ij}s_j>0\}\\ C=\text{sparsemax}\left(\text{p}\frac{\boldsymbol{XX}_c^T}{\Vert\boldsymbol{X}\Vert\Vert\boldsymbol{X}_c\Vert}\right)\end{cases}$	$\begin{cases}\boldsymbol{X}'=\text{MLP}(C^TX)\\ \boldsymbol{A}'=C^TAC\end{cases}$	—
MinCut	$C=\text{MLP}(X)$	$\begin{cases}\boldsymbol{X}'=C^TX;\hat{A}=C^T\hat{A}C\\ \boldsymbol{A}'=\hat{A}-I\,\text{diag}(\hat{\mathbf{A}})\end{cases}$	MinCut Loss
StructPool	$C:\text{Minimiz}\,E(C)$③	$\boldsymbol{X}'=C^T\boldsymbol{X};\boldsymbol{A}'=C^T\boldsymbol{AC}$	—
MemPool	$\begin{cases}C_{i,j}=\frac{(1+\Vert\text{x}_i-\text{k}_j\Vert^2/\tau)^{-\frac{\tau+1}{2}}}{\sum_{j'}(1+\Vert\text{x}_i-\mathbf{k}_{j'}\Vert^2/\tau)^{-\frac{\tau+1}{2}}}\\ C=\text{softmax}\left(\Gamma\left(\Vert_{t=0}^{\lvert m\rvert}C_t\right)\right)\end{cases}$	$\boldsymbol{X}'=\text{MLP}(C^T\boldsymbol{X})$	Auxiliary Loss
HAP	$\begin{cases}\boldsymbol{T}=\text{GCont}(\boldsymbol{X})\\ C_{ij}=\sigma(\mathbf{p}^T[\boldsymbol{T}_{\text{Row}_i}\Vert\boldsymbol{T}_{\text{Col}_j}])\\ C=\text{softmax}(C)\end{cases}$	$\begin{cases}\boldsymbol{X}'=\text{MLP}(C^T\boldsymbol{X}),\hat{\boldsymbol{A}}=C^T\boldsymbol{AC}\\ \boldsymbol{A}'=\text{Gumbel-SoftMax}(\hat{\boldsymbol{A}})\end{cases}$	—
SEP	$C:\text{Minimiz}\,\mathcal{H}^T(\mathcal{G})$⑤	$\boldsymbol{X}'=C^T\boldsymbol{X};\boldsymbol{A}'=C^T\boldsymbol{AC}$	—

图 10-12 经典节点聚类图池化方法小结

图片摘自(LIU et al., 2022)。具体的方法引用自：DiffPool (YING et al., 2018b), NMF (BACCIU and DI SOTTO, 2019), LaPool (NOUTAHI et al., 2019), MinCut (BIANCHI et al., 2020), StructPool (YUAN and JI, 2020), MemPool (AHMADI, 2020), HAP (LIU et al., 2021), SEP (WU et al., 2022)

矩阵，从而得到粗化的新图。这一流程可以进一步表示为：

$$S^{(l)}=SCORE(X^{(l)},A^{(l)}) \tag{10.34}$$

$$idx^{(l+1)}=TOP_k(S^{(l)}) \tag{10.35}$$

$$X^{(l+1)},A^{(l+1)}=COARSEN(X^{(l)},A^{(l)},S^{(l)},idx^{(l+1)}) \tag{10.36}$$

其中，函数 $SCORE$ 、TOP_k 和 $COARSEN$ 分别由每种方法特别设计用于评分生成器、节点选择器和图粗化。$S^{(l)}\in\mathbb{R}^{n\times1}$ 表示重要性分数；TOP_k 对值进行排序并返回 $S^{(l)}$ 中最大的 k 个值的索引；$idx^{(l+1)}$ 表示新图的保留节点索引。

如图 10-13 所示，列出了 20 种典型的节点丢弃池化方法，并说明了如何在我们的框架中使用它们。简而言之，许多方法都致力于构建更先进的评分机制和更有效的图重构方式，从而选取更具代表性的节点，尽量保留关键的图结构信息，以缓解因信息损失带来的问题。

Models	Score Generator	Node Selector	Graph Coarsening
TopKPool	$\boldsymbol{S}=\boldsymbol{X}\boldsymbol{p}/\Vert\boldsymbol{p}\Vert_2$	$\text{idx}=\text{TOP}_k(\boldsymbol{S})$	$\boldsymbol{X}'=\boldsymbol{X}_{\text{idx}}\odot\sigma(\mathbf{S}_{\text{idx}});\ \boldsymbol{A}'=\boldsymbol{A}_{\text{idx,idx}}$
SAGPool	$\boldsymbol{S}=\text{GNN}(\boldsymbol{X},\boldsymbol{A})$	$\text{idx}=\text{TOP}_k(\boldsymbol{S})$	$\boldsymbol{X}'=\boldsymbol{X}_{\text{idx}}\odot\boldsymbol{S}_{\text{idx}};\ \boldsymbol{A}'=\boldsymbol{A}_{\text{idx,idx}}$
AttPool	$\boldsymbol{S}=\text{softmax}(\boldsymbol{X}\boldsymbol{W})$	$\text{idx}=\text{TOP}_k(\boldsymbol{S})$	$\boldsymbol{X}'=\boldsymbol{A}_{\text{idx}}(\boldsymbol{X}\odot\boldsymbol{S});\ \boldsymbol{A}'=\boldsymbol{A}_{\text{idx}}\boldsymbol{A}\boldsymbol{A}_{\text{idx}}^T$
ASAP	$\boldsymbol{S}=\text{LEConv}(\boldsymbol{X}^{c},\boldsymbol{A})$	$\text{idx}=\text{TOP}_k(\boldsymbol{S})$	$\boldsymbol{X}'=\boldsymbol{X}_{\text{idx}}^{c}\odot\boldsymbol{S}_{\text{idx}};\ \boldsymbol{A}'=\boldsymbol{A}_{\text{idx}}\boldsymbol{A}\boldsymbol{A}_{\text{idx}}^T$
HGP-SL	$\boldsymbol{S}=\Vert(\boldsymbol{I}-\boldsymbol{D}^{-1}\boldsymbol{A})\mathbf{X}\Vert_1$	$\text{idx}=\text{TOP}_k(\boldsymbol{S})$	$\begin{cases}\boldsymbol{X}'=\boldsymbol{X}_{\text{idx}}\odot\boldsymbol{S}_{\text{idx}};\ \hat{\boldsymbol{A}}=\boldsymbol{A}_{\text{idx,idx}}\\ \boldsymbol{A}'_{ij}=\max(\sigma(\vec{\mathbf{a}}[\boldsymbol{X}'(i,:)\Vert\boldsymbol{X}'(j,:)]^{\top})+\lambda\cdot\hat{\boldsymbol{A}}_{ij}\end{cases}$
VIPool	$\begin{cases}\boldsymbol{P}=\frac{1}{t}\sum_{h=1}^{t}\left(\widetilde{\boldsymbol{D}}^{-\frac{1}{2}}\widetilde{\boldsymbol{A}}\widetilde{\boldsymbol{D}}^{-\frac{1}{2}}\right)^{h}\boldsymbol{W}^{h}\,\text{MLP}(\boldsymbol{X})\\ \boldsymbol{S}=\sigma(\text{MLP}(\text{MLP}(\boldsymbol{X},\boldsymbol{P})))\end{cases}$	$\text{idx}=\text{TOP}_k(\boldsymbol{S})$	$\begin{cases}\boldsymbol{X}'=\boldsymbol{X}_{\text{idx}}\odot\boldsymbol{S}_{\text{idx}}\\ \boldsymbol{A}'=\text{softmax}(\boldsymbol{A}_{\text{idx}})\boldsymbol{A}softmax(\boldsymbol{A}_{\text{idx}})^T\end{cases}$
RepPool	$\boldsymbol{S}=\sigma(\boldsymbol{D}^{-1}\boldsymbol{A}\boldsymbol{X}\mathbf{p}/\Vert\mathbf{p}\Vert_2)$	$\text{idx}=\text{SEL}_k(\boldsymbol{S})$	$\begin{cases}\boldsymbol{B}=\boldsymbol{X}\boldsymbol{W}_b(\boldsymbol{X}_{\text{idx}})^T\\ \boldsymbol{X}'=(\text{softmax}(\boldsymbol{B}\odot\boldsymbol{M}))^T(\boldsymbol{X}\odot\boldsymbol{S})\\ \boldsymbol{A}'=(\text{softmax}(\boldsymbol{B}\odot\boldsymbol{M}))^T\boldsymbol{A}(\text{softmax}(\boldsymbol{B}\odot\boldsymbol{M}))\end{cases}$
GSAPool	$\begin{cases}\boldsymbol{S}_1=\text{GNN}(\boldsymbol{X},\boldsymbol{A})\\ \boldsymbol{S}_2=\sigma(\text{MLP}(\boldsymbol{X}))\\ \boldsymbol{S}=\alpha\boldsymbol{S}_1+(1-\alpha)\boldsymbol{S}_2\end{cases}$	$\text{idx}=\text{TOP}_k(\boldsymbol{S})$	$\boldsymbol{X}'=(\boldsymbol{A}\boldsymbol{X}\boldsymbol{W})_{\text{idx}}\odot\boldsymbol{S}_{\text{idx}};\ \boldsymbol{A}'=\boldsymbol{A}_{\text{idx,idx}}$
PANPool	$\begin{cases}\boldsymbol{Z}_i=\sum_{n=0}^{L}e^{-\frac{E(n)}{T}}\sum_{j=1}^{N}g(i,j;n)\\ \boldsymbol{M}=\boldsymbol{Z}^{-1}\sum_{n=0}^{L}e^{-\frac{E(n)}{T}}\boldsymbol{A}^n\\ \boldsymbol{S}=\boldsymbol{X}\mathbf{p}+\beta\,\text{diag}(\boldsymbol{M})\end{cases}$	$\text{idx}=\text{TOP}_k(\boldsymbol{S})$	$\boldsymbol{X}'=\boldsymbol{X}_{\text{idx}}\odot\sigma(\boldsymbol{S}_{\text{idx}});\ \boldsymbol{A}'=\boldsymbol{A}_{\text{idx,idx}}$
CGIPool	$\begin{cases}\boldsymbol{S}_r=\text{GNN}_r(\boldsymbol{X},\boldsymbol{A})\\ \boldsymbol{S}_f=\text{GNN}_f(\boldsymbol{X},\boldsymbol{A})\\ \boldsymbol{S}=\sigma(\boldsymbol{S}_r-\boldsymbol{S}_f)\end{cases}$	$\text{idx}=\text{TOP}_k(\boldsymbol{S})$	$\boldsymbol{X}'=\boldsymbol{X}_{\text{idx}}\odot\mathbf{S}_{\text{idx}};\ \boldsymbol{A}'=\boldsymbol{A}_{\text{idx,idx}}$
TAPool	$\begin{cases}\boldsymbol{S}_l=\text{softmax}\left(\frac{1}{n}((\boldsymbol{X}\boldsymbol{X}^T)\odot(\tilde{\boldsymbol{D}}^{-1}\tilde{\boldsymbol{A}}))\mathbf{1}_n\right)\\ \boldsymbol{S}_g=\text{softmax}(\tilde{\boldsymbol{D}}^{-1}\tilde{\boldsymbol{A}}\boldsymbol{X}\mathbf{p})\\ \boldsymbol{S}=\boldsymbol{S}_l+\boldsymbol{S}_g\end{cases}$	$\text{idx}=\text{TOP}_k(\boldsymbol{S})$	$\boldsymbol{X}'=\boldsymbol{X}_{\text{idx}}\odot\boldsymbol{S}_{\text{idx}};\ \boldsymbol{A}'=\boldsymbol{A}_{\text{idx,idx}}$
IPool	$\boldsymbol{S}=\left\Vert\left(\boldsymbol{I}-\frac{1}{t}\sum_{h=1}^{t}(\overline{\boldsymbol{D}}^{h})^{-1}\overline{\boldsymbol{A}}^{h}\right)\boldsymbol{X}\right\Vert_2$	$\text{idx}=\text{TOP}_k(\boldsymbol{S})$	$\begin{cases}\boldsymbol{X}'=\boldsymbol{X}_{\text{idx}},\\ \boldsymbol{A}'_{ij}=\lambda(\boldsymbol{A}+\boldsymbol{I})_{\text{idx}[i],\text{idx}[j]}+(1-\lambda)\boldsymbol{O}_{ij}\end{cases}$

图 10-13　经典节点丢弃图池化方法小结

图片摘自(LIU et al., 2022)。具体方法引用自：TopKPool (GAO and JI, 2019), SAGPool (LEE et al., 2019), AttPool (HUANG et al., 2019), ASAP (RANJAN et al., 2020), HGP-SL (ZHANG et al., 2019), VIPool (Li et al., 2021), RepPool (LI et al., 2020), GSAPool (ZHANG et al., 2020), PANPool (MA et al., 2020), CGIPool (PANG et al., 2021), TAPool (GAO et al., 2021a), IPool (GAO et al., 2021b)

①评分计算：GSAPool（ZHANG et al., 2020）和 TAPool（GAO et al., 2021a）采取双视角（局部和全局）生成评分，而如 TopKPool（GAO and JI, 2019）、SAGPool（LEE et al., 2019）和

HGP-SL（ZHANG et al., 2019）的方法则只从单一视角估算评分。②节点筛选：管多数方法以TOPk方式选择节点，但仍有一些研究提出了创新的筛选机制（LI et al., 2020; QIN et al., 2020）。③图重构：与那些仅基于选定节点构建粗化图的方法，TopKPool、SAGPool和TAPool不同，RepPool、GSAPool和IPool方法考虑了所有节点，旨在保存尽可能多的结构和特征信息。

由于篇幅原因，图10-13中并未列出所有节点丢弃池化方法。尽管节点丢弃池化在处理大型网络上较节点聚类池化更为高效，但其信息损失的问题仍然显著，需要进一步的研究和解决。

10.4.2.3 其他池化

除了节点丢弃和节点聚类池化方法之外，还存在一些其他的图池化方法。例如，EdgePool（DIEHL, 2019）和HyperDrop（JO et al., 2021）从边的视角对输入图进行池化；MuchPool（DU et al., 2021）结合了节点聚类池化和节点丢弃池化，以捕捉图的不同特性；而PAS（WEI et al., 2021）提出通过神经架构搜索来寻找自适应的池化架构。

10.5 其他图神经网络：图生成和动态图分析

10.5.1 图生成网络

图生成网络旨在根据已有的图集合产生新的图。这种技术在各种应用中都有所体现，如在自然语言处理中将句子转化为语义或知识图。近期，也出现了几种通用的生成方法。有的方法关注于节点和边的生成过程，而有的方法则采纳了生成对抗网络的思路。一些基于图卷积网络（GCN）的图生成网络，如分子生成对抗网络（molecular generative adversarial networks, MolGAN），将图神经网络（GNN）与强化学习集成在一起（SCHLICHTKKULLet al., 2018）。深度图生成模型（DGMG）通过利用基于空间的GCNs获得现有图的隐藏表征（LI et al., 2018），它假设一个图的概率是所有可能的节点排列的和。它捕获图中所有节点和边的复杂联合概率。DeepGMG通过一系列决策生成图形，即是否添加节点，添加哪个节点，是否添加边，以及哪个节点连接到新节点。生成节点和边的决策过程以RecGNN更新的增长图的节点状态和图状态为条件。GraphRNN：由一个图级RNN和一个边级RNN来模拟节点和边的生成过程。图级RNN每次向节点序列中添加一个新节点，而边级RNN生成一个二进制序列，指示新节点与之前在序列中生成的节点之间的连接。图变分自编码器（graph variational autoencoder, GraphVAE）：将节点和边的存在建模为独立随机变量。GraphVAE使用一个ConvGNN作为编码器，一个简单的多层感知作为解码器，输出一个生成的图及其邻接矩阵、节点属性和边缘属性。还有一些基于生成对抗网络（GAN）和零样本学习的知识图嵌入算法（XIAN et al., 2018）。Vyas等（2020）提出了一个通用的零样本学习模型，该模型能在知识图中找到未见过的语义。

总之，有多种方法可用于图的生成。简要归纳，有的方法尝试将图转化为序列，但可能会失去某些结构信息，而有的方法则试图一次性地产生整张图，但这在大型图中可能并不实用，因为生成的空间可能非常大。

10.5.2 图空时网络

图时空网络（spatial-temporal graph neural networks，STGNN）的核心是在时空图中发掘潜在的模式，同时考虑图的时间和空间因素。这些图中包含了全局结构，其中每个节点的信息会随时间变化。以交通领域为例，每个道路的交通速度被传感器（作为节点）实时记录，而这些传感器之间的距离则确定了图的边界关系。这种网络的主要任务是预测节点的未来状态或整个图的时空标签。其核心在于兼顾空间和时间的相关性。

在实际场景中，图的结构和数据都是动态变化的。时空图神经网络（STGNN）在捕获这种动态性方面起到了关键作用。这些方法的目的是描述动态的节点数据，并认为相连的节点之间存在互依关系（图 10-14）。例如，图时空网络在理解大脑认知功能中有重要的应用：大脑可以被视为一个复杂的网络，其中神经元和脑区域为节点，它们之间的功能或结构连接为边。随着时间的推移，这些连接在进行各种认知任务时会发生变化，反映了大脑的动态功能网络。回到交通场景，道路上的速度传感器构成了一个网络，这些传感器之间的距离则形成了图的边界权重。由于一个道路的交通情况可能会受到其相邻道路的影响，因此在预测交通速度时，空间的相关性是不可忽视的。为了应对这一挑战，图时空网络被设计来同时考虑图的空间和时间属性。此外，最新的研究探索了使用 GCNs，结合 GCNs 和 RNN、CNN、transformer 等模型，以及使用递归结构处理图结构的可能性（WU et al., 2019; YAN et al., 2018）。

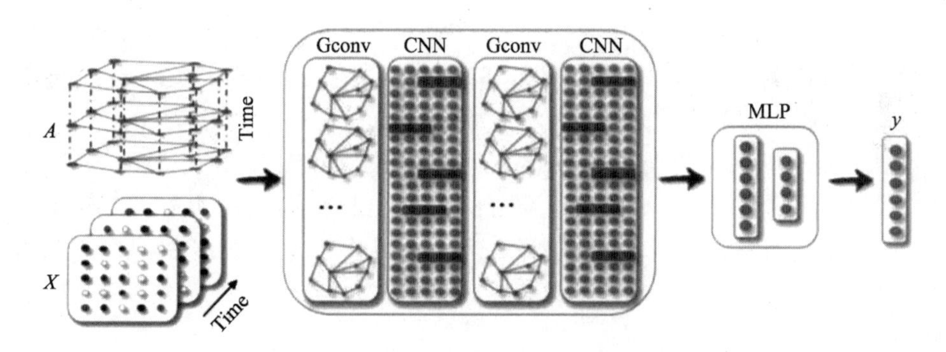

图 10-14 图时空网络示意图

10.6 应用场景

自图神经网络问世以来，它在如网络研究、推荐引擎、生物研究、交通分析、视觉技术和语言处理等领域获得了广泛的应用。不只在计算机科学、AI 以及信号传输等核心技术领域，连同物理、生物、化学和社会学等交叉学科也从图神经网络技术中获益。不同的研究领域涉及各种图形数据，其中节点与边的关联各异。为特定图数据制定 GCN 模型时，如何融合专业知识是个核心议题。

图神经网络在医学图像分析中有多种应用，具体如下。①疾病诊断：例如，在 COVID-19 病例的 CT 或 X 射线图像分析中，GNNs 可以用于识别病毒性肺炎的特定模式或标记。②脑网络分析：GNNs 常用于分析功能或结构性大脑网络，以识别神经退行性疾病（如阿尔茨海默病）或精神疾病（如抑郁症、精神分裂症）的早期标志。③肿瘤分割和识别：GNNs 能够识别和分割医学图像（如 MRI、CT 等）中的肿瘤区域，有助于医生进行更准确的诊断和治疗计划。④组织或细胞分类：在病理学图像中，GNNs 可以用于分类不同类型的细胞或组织，这在癌症诊断和研究中特别重要。⑤多模态数据融合：GNNs 可以用于将不同来源或不同类型（如结构性和功能性）的医学图像数据融合在一起，以获得更全面的生物标志物。时间序列分析：例如，在心电图（ECG）或脑电图（EEG）数据分析中，GNNs 可以捕捉到与时间有关的复杂模式，用于疾病预测或诊断。⑥心血管图像分析：GNNs 可以用于分析心脏的结构和功能，有助于识别例如冠状动脉疾病等心血管疾病。⑦骨骼和关节分析：在 X 射线或 MRI 图像中，GNNs 可用于识别骨折、骨质疏松等。⑧药物发现：虽然不是图像分析，但 GNNs 还用于通过分析分子结构来预测药物的生物活性，这也是医学研究的一个重要方面。⑨治疗计划和跟踪：GNNs 不仅可以用于诊断，还可以用于评估治疗效果，通过分析前后医学图像的变化来调整治疗方案。

这些只是一些例子，随着技术的进步和更多的研究，GNNs 在医学图像分析中的应用将会越来越广泛。下面将列举一些具体的例子。

COVID-19 的胸部计算机断层扫描（CT）图像通常来自多个从各种医疗中心收集的数据集，这些图像使用各种采集协议进行采样。然而，尽管从多个站点组合数据集可以增加样本大小，但由于中心间的异质性，这使得比较变得困难。Song 等（2021）为诊断 COVID-19 提出了使用增强的多中心图卷积网络（AMGCN）来解决这个问题的以下步骤：Amgen 的卷积神经网络（AM-GCN）使用 3-D CNN 从初始 CT 扫描中提取特征，这是由一个 ghost 模块和一个多任务框架补充的，以提高网络的性能。这项研究使用提取的特征构建一个多中心图，考虑到中心间的异质性，以及如下一节所述的训练样本的疾病状态。此外，AM-GCN 算法采用了一种增强机制来增加训练样本的数量，从而得到了一个增强的多中心图。这种方法基于 2 223 名 COVID-19 受试者和来自 7 所医疗中心的 2 221 名正常人对照实现了平均 97.76% 的准确率。

考虑到详尽注释 3D 数据的高成本，更可持续的方法是仅使用患者级标签开发诊断算法。Chen 等（2021）提出了实例重要性感知 GCN（I2GCN）用于多实例学习（MIL），这是由 2D 数据的 3D 切片展现出明确的诊断效能的事实所激发的。更准确地说，这项研究首先使用初步的 MIL 分类器计算每个切片的实例重要性以用于诊断，然后用它来促进精炼的诊断分支。在精炼的诊断分支中创建实例重要性感知图卷积层（I2GCLayer）来利用重要性为基础和特征为基础的拓扑中的互补特征。此外，为了解决 3D 数据集的监督不足，提出了基于重要性的子图增强（SGA）技术来有效地规范框架训练。

Zhu 等（2022）设计了一个动态图卷积网络（IDGCN），旨在提高阿尔茨海默病的个性化诊断能力，同时能为用户提供易于理解的结果。他们创新地将特征解释和动态图学习结合在一个图卷积网络中。具体而言，特征学习保证了诊断的解释性，而预分类技术确保了特征的分类导向性。动态图学习会根据各种关系调整图的结构，从而使 GCN 得到更好的诊断效果。因此，该方法不仅提供了可靠的个体化诊断，还增强了诊断的透明度。

Jiang 等（2020）推出了一个层次化的 GCN 设计（称为 hi-GCN），它能够在考虑网络结构和主题关系的基础上学习图的特征表示（图 10-15）。痴呆症会影响个体的记忆、思维、行为和情感，导致他们在日常活动中的功能逐渐下降，变得对护理者更为依赖。因此，尽早发现认知能力的下滑并及时通知相关人员显得尤为关键。Arifoglu 等（2020）应用 GCN 技术来追踪与痴呆相关的异常行为和日常活动模式。

关于医药推荐和实验室测试估算，Mao 等（2022）开发了一种基于 MedGraph 的机器学习框架 MedGCN。该框架可以应用于广泛的医疗程序。MedGCN 构建了一个图，用于关联四种不同类型的医疗实体，即患者、遭遇、实验室测试和药物，然后使用图神经网络学习节点嵌入，用于药物推荐和实验室测试估算。Shi 等（2021）提出了一种新方法，称为细胞图卷积神经网络（CGC-Net），该方法将每个大的组织学图像转换成一个图，其中每个节点由原始图像内的一个核代表，而基于节点相似性，细胞之间的相互作用被表示为这些节点之间的边。为了提高算法的性能，CGC-Net 除了空间节点位置外，还使用核外观特征。

Zhang 等（2021）使用批量标准化与 CNN 和 GCN 提出了一个 BDR-CNN-GCN 模型，以获得乳腺疾病的准确分类。Yin 等（2019）通过将每个个体主题的多个二维超声图像视为同一个包的多个实例，创建了一种新颖的多实例深度学习方法，以构建一个健壮的分类器。这项研究还使用全连接神经网络（FCNs）通过基于门控注意力的 MIL 池化来学习包级特征。

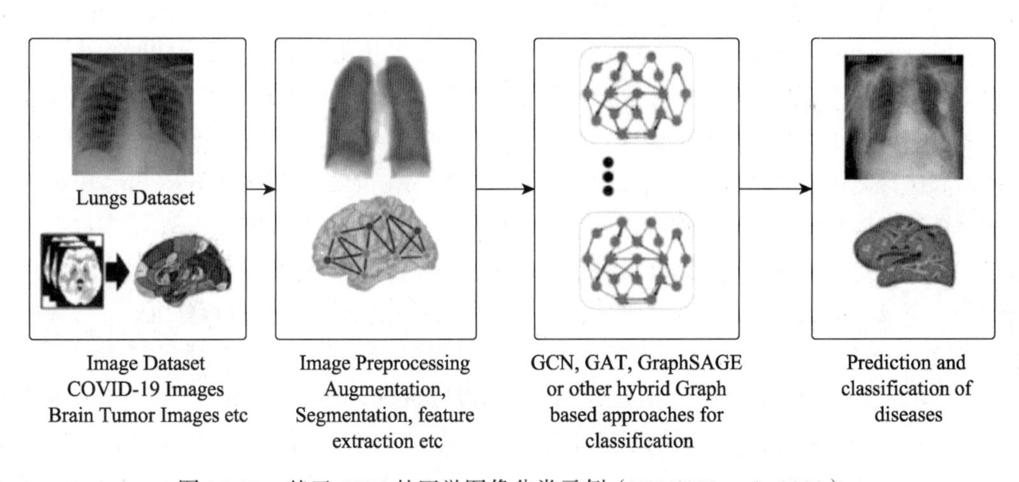

图 10-15　基于 GCN 的医学图像分类示例（BHATTI et al., 2023）

GCN 在生物信息学中的应用。除了传统的图数据建模外，图卷积神经网络也受到了生物化学等领域研究人员的大量关注。与传统的图数据研究相比，在生物化学领域，人们通常把一个化学结构或蛋白质视为一个图，图中的节点是较小的分子，而边则代表键或相互作用。图 10-16 是一个药物分子图，其中节点是碳、氢和氧原子，边是化学键。研究人员关注图的化学功能，也就是说，研究对象不再是图中的节点，而是整个图本身。

大多数用于从表达数据确定基因-基因相互作用的方法都关注细胞内相互作用。高通量空间表达数据使得能够推断细胞之间和细胞内的这种相互作用的方法成为可能。Yuan 等（2020）开发了图卷积神经网络用于基因（GCNG），以完成这一目标。它使用有监督的训练将空间

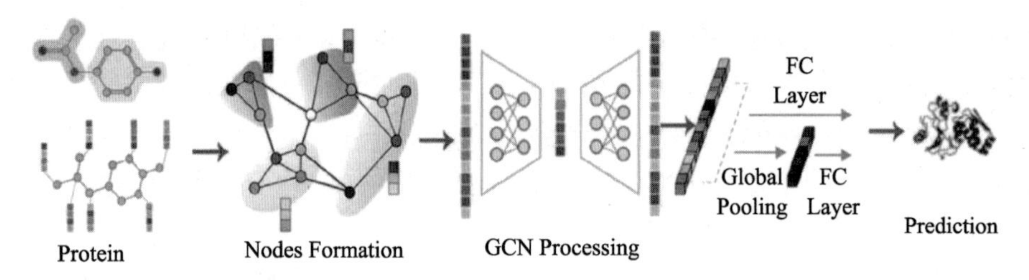

图 10-16　基于图卷积的蛋白质预测示例（BHATTI et al., 2023）

信息与表达数据相结合。通过 GCNG，改进了先前用于分析空间转录组学数据的方法，该网络可以提出新的胞外相互作用基因对。上游分析，如功能基因分配，可以利用 GCNG 的输出。确定患者身上负责其临床表型的遗传变异，并确定它们与这些表型的关系，是基因医学的主要目标之一。在优先考虑基因组变异时，只考虑了基因型信息，这通常导致识别出平均几百个潜在变异。要进一步缩小范围，以识别负责观察到的临床表型的疾病基因，仍然是一个重大的挑战。这对于罕见疾病尤其如此。受到光谱图卷积最近进展的激励，Rao 等（2018）开发了基于图卷积的技术 HANRD（用于罕见疾病的异构关联网络），以从这一初步的关联集合中推断出新的表型-基因关联。

预测化学化合物是生物信息学和化学信息学中的基础任务之一，因为它有助于代谢工程和药物发现的各种应用。Harada 等（2020）提出了一种名为双图卷积神经网络（dual graph convolutional network）的新架构，该架构以端到端的方式从化合物图和化合物间网络中学习化合物表示。对于 DNA 蛋白质的预测，张等（2022）基于 k-mer 共现和 k-mer 序列关系为整个数据集构建了一个序列 k-mer 图，然后为整个数据集学习 DNA 图卷积网络（DNA-GCN）。尚未彻底研究高级图网络方法是否可以用于从蛋白质-蛋白质相互作用网络（PPIs）中高效识别功能性蛋白质复合体。为了提高蛋白质复合体的检测，Zaki 等（2021）提出了多种图卷积网络（GCN）方法。首先将节点分类问题表述为蛋白质复合体检测问题。一旦模型开发完成并有了一个复杂的从属矩阵，该模型将能够用它来对节点（蛋白质）进行分组。此外，还使用了多类 GCN 特征提取器和均值漂移聚类算法来提取节点特征并进行聚类。

适当的基因优先级设置对于基因组诊断各种遗传病至关重要。然而，这是一个困难的任务，因为对基因、疾病及其关联的了解非常有限。虽然已经开发了多种计算方法用于疾病基因优先级设置任务，但它们的性能大多受到手工制作的特性、网络拓扑或预定义的数据融合规则（XLAOAI et al., 2021）的限制。

Li 等（2022）直接在图上定义了卷积神经网络。该神经网络模型输入任意大小或形状的分子，并端到端地学习分子指纹。该模型可以更好地帮助实现特定功能的分子设计。Torng 等（2019）使用了图卷积神经网络来编码原子、键和距离，从而更好地利用图结构中的信息。它为基于配体的虚拟筛选提供了一种新的范式。Gilmer 等（2017）提出了一个消息传播模型 MPNNs，用于预测给定分子的化学性质。Zitnik 等（2018）使用图卷积神经网络来模拟多种药物副作用。它首先构建蛋白质-蛋白质相互作用、药物-蛋白质靶标相互作用和多重药物相互作用的多模态图。如图 10-16 所示，每个不良反应都被视为一种不同类型的边。此外，Xiao 等（2020）和 Reau 等（2023）提出将图卷积神经网络应用于蛋白质相互作用预测。在这个任务中，蛋白质是由氨基酸残基链组成的，这些链折叠成赋予其生化功能的三维结构。蛋白质通过与其他蛋白质的复杂相互作用网络来发挥其功能。You 等（2018）提出了图卷积策略网络（GCPN），这是一种基于一般图卷积和强化学习的模型，用于生成目标图。在这个模型中，通过消息传播，隐藏状态被表示为一个节点，然后生成一个策略被用来进行分子生成。

知识拓展

图神经网络和图的理论在现代日常生活、人际关系和社会价值观的传播中，都具有重要的意义和应用潜力。下面列举一些与日常生活、人际关系和社会价值观传播相关的应用场景，这些例子告诉我们关于图网络学习的重要性。

图网络可以表征一个巨大的社会关系，比如在大学里，学生之间有着千丝万缕的联系。有的是同班同学，有的是室友，有的是社团活动中的伙伴。这些关系就像一个大型的网络。图卷积网络就像是一个“智能助手”，帮助我们了解这个网络中，谁与谁有更紧密的联系，谁是网络中的关键节点。这与我们社会中的人际关系管理非常相似。

图网络可以进行社交媒体中的舆情分析。在社交媒体上，人们发布的信息、点赞、转发和评论都构成了一个复杂的信息流动网络。图卷积网络可以帮助我们分析这个网络，找出那些影响力最大、最具代表性的言论或者人物。这为如何正确地传播正能量、引导公共舆论提供了有力的工具。

图网络可以帮助有效的物流沟通。物流系统像是一个巨大的网络，各个城市、村落都是网络中的节点，而物流集散点、公路铁路则是连接这些节点的边。图卷积网络就像是一个智能的递送员，可以找到最快的物流转送的路径。这些高效的物质流通，有效地保证了人们的物质需求，是社会发展的关键。

图网络也可以反映决策与价值观。在一个组织或团队中，决策往往不是孤立的，是基于前面的决策、团队成员之间的关系、外部环境等因素作出的。图卷积网络可以帮助我们更好地理解这些复杂的关系，从而作出更加合理的决策。这也强调了思政教育中，培养学生全局观念、综合分析能力的重要性。

参考文献

AHMADI A.H.K. 2020. Memory-based graph networks. University of Toronto (Canada).

ARIFOGLU D., CHARIF H.N., BOUCHACHIA A. 2020. Detecting indicators of cognitive impairment via Graph Convolutional Networks[J]. Engineering Applications of Artificial Intelligence 89, 103401.

BACCIU D., DI SOTTO L. 2019. A non-negative factorization approach to node pooling in graph convolutional neural networks. AI* IA 2019–Advances in Artificial Intelligence: XVIIIth International Conference of the Italian Association for Artificial Intelligence, Rende, Italy, November 19–22, 2019, Proceedings 18[J]. Springer, 294-306.

BHATTI U.A., TANG H., WU G., et al. 2023. Deep learning with graph convolutional networks: An overview and latest applications in computational intelligence[J]. International Journal of Intelligent Systems, 1-28.

BIANCHI F.M., GRATTAROLA D., ALIPPI C. 2020. Spectral clustering with graph neural networks for graph pooling. International conference on machine learning[J]. PMLR, 874-883.

BRUNA J., ZAREMBA W., SZLAM A., et al. 2013. Spectral networks and locally connected networks on graphs[J]. arXiv preprint arXiv:1312.6203.

CHEN C., MA W., ZHANG M., et al. 2021. Graph heterogeneous multi-relational recommendation. Proceedings of the AAAI Conference on Artificial Intelligence, 3958-3966.

DAGAR A. 2020. GraphSAGE (SAmple and aggreGatE): Inductive Learning on Graphs. https://github.com/dsgiitr/graph_nets/blob/master/GraphSAGE/GraphSAGE_Code%2BBlog.ipynb.

DEFFERRARD M., BRESSON X., VANDERGHEYNST P. 2016. Convolutional neural networks on graphs with fast localized spectral filtering[J]. Advances in neural information processing systems 29.

DIEHL F. 2019. Edge contraction pooling for graph neural networks. arXiv preprint arXiv:1905.10990.

DU J., WANG S., MIAO H., et al. 2021. Multi-Channel Pooling Graph Neural Networks[J]. IJCAI, 1442-1448.

GAO H., JI S. 2019. Graph u-nets. international conference on machine learning. PMLR, 2083-2092.

GAO H., LIU Y., Ji S. 2021a. Topology-aware graph pooling networks[J]. IEEE transactions on pattern analysis and machine intelligence 43, 4512-4518.

GAO X., DAI W., LI C., et al. 2021b. ipool—information-based pooling in hierarchical graph neural networks [J]. IEEE Transactions on Neural Networks and Learning Systems 33, 5032-5044.

GILMER J., SCHOENHOLZ S.S., RILEY P.F., et al. 2017. Neural message passing for quantum chemistry. International conference on machine learning[J]. PMLR, pp. 1263-1272.

GROVER A., LESKOVEC J. 2016. node2vec: Scalable feature learning for networks[J]. Proceedings of the 22nd ACM SIGKDD international conference on Knowledge discovery and data mining, 855-864.

HAMILTON W., YING Z., LESKOVEC J. 2017. Inductive representation learning on large graphs[J]. Advances in neural information processing systems 30.

HAMMOND D.K., VANDERGHEYNST P., GRIBONVAL R. 2011. Wavelets on graphs via spectral graph theory[J]. Applied and Computational Harmonic Analysis 30, 129-150.

HARADA S., AKITA H., TSUBAKI M., et al. 2020. Dual graph convolutional neural network for predicting chemical networks[J]. BMC bioinformatics 21, 1-13.

HUANG J., LI Z., LI N., et al. 2019. Attpool: Towards hierarchical feature representation in graph convolutional networks via attention mechanism. Proceedings of the IEEE/CVF international conference on computer vision, 6480-6489.

JIANG H., CAO P., XU M., et al. 2020. Hi-GCN: A hierarchical graph convolution network for graph embedding learning of brain network and brain disorders prediction[J]. Computers in Biology and Medicine 127, 104096.

JO J., BAEK J., LEE S., et al. 2021. Edge representation learning with hypergraphs[J]. Advances in neural information processing systems 34, 7534-7546.

KIPF T.N., WELLING M. 2016. Semi-supervised classification with graph convolutional networks[J]. arXiv preprint arXiv:1609.02907.

LEE J., LEE I., KANG J. 2019. Self-attention graph pooling. International conference on machine learning. PMLR, 3734-3743.

LI J., MA Y., WANG Y., et al. 2020. Graph pooling with representativeness[J]. 2020 IEEE International

Conference on Data Mining (ICDM). IEEE, 302-311.

LI S., ZHOU J., XU T., et al. 2021. Structure-aware interactive graph neural networks for the prediction of protein-ligand binding affinity[J]. Proceedings of the 27th ACM SIGKDD Conference on Knowledge Discovery & Data Mining, 975-985.

LI Y., VINYALS O., DYER C., et al. 2018. Learning deep generative models of graphs. arXiv preprint arXiv:1803.03324.

LI Z., ZHAO Y., ZHANG Y., et al. 2022. Multi-relational graph attention networks for knowledge graph completion[J]. Knowledge-Based Systems 251, 109262.

LIU C., ZHAN Y., WU J., et al. 2022. Graph pooling for graph neural networks: Progress, challenges, and opportunities. arXiv preprint arXiv:2204.07321.

LIU N., JIAN S., LI D., et al. 2021. Hierarchical adaptive pooling by capturing high-order dependency for graph representation learning[J]. IEEE Transactions on Knowledge and Data Engineering.

MA Z., XUAN J., WANG Y.G., et al. 2020. Path integral based convolution and pooling for graph neural networks[J]. Advances in neural information processing systems 33, 16421-16433.

MAO C., YAO L., LUO Y. 2022. MedGCN: Medication recommendation and lab test imputation via graph convolutional networks[J]. Journal of Biomedical Informatics 127, 104000.

MIKOLOV T., CHEN K., CORRADO G., et al. 2013. Efficient estimation of word representations in vector space[J]. arXiv preprint arXiv:1301.3781.

NOUTAHI E., BEAINI D., HORWOOD J., et al. 2019. Towards interpretable sparse graph representation learning with laplacian pooling[J]. arXiv preprint arXiv:1905.11577.

ORTEGA A., FROSSARD P., KOVAČEVIĆ J., et al. 2018. Graph signal processing: Overview, challenges, and applications[J]. Proceedings of the IEEE 106, 808-828.

PANG Y., ZHAO Y., LI D. 2021. Graph pooling via coarsened graph infomax[J]. Proceedings of the 44th International ACM SIGIR Conference on Research and Development in Information Retrieval, 2177-2181.

PEROZZI B., AL-RFOU R., SKIENA S. 2014. Deepwalk: Online learning of social representations[J]. Proceedings of the 20th ACM SIGKDD international conference on Knowledge discovery and data mining, 701-710.

QIN J., LIU L., SHEN H., et al. 2020. Uniform pooling for graph networks[J]. Applied Sciences 10, 6287.

RANJAN E., SANYAL S., TALUKDAR P., 2020. Asap: Adaptive structure aware pooling for learning hierarchical graph representations[J]. Proceedings of the AAAI Conference on Artificial Intelligence, 5470-5477.

RAO A., VG S., JOSEPH T., et al. 2018. Phenotype-driven gene prioritization for rare diseases using graph convolution on heterogeneous networks[J]. BMC medical genomics 11, 1-12.

RÉAU M., RENAUD N., XUE L.C., et al. 2023. DeepRank-GNN: a graph neural network framework to learn patterns in protein–protein interfaces[J]. Bioinformatics 39, btac759.

SCHLICHTKRULL M., KIPF T.N., BLOEM P., et al. 2018. Modeling relational data with graph convolutional networks. The Semantic Web: 15th International Conference, ESWC 2018, Heraklion, Crete, Greece, June 3–7, 2018, Proceedings 15[J]. Springer, 593-607.

SHI J, WANG R, ZHENG Y, et al. Cervical cell classification with graph convolutional network[J]. Computer Methods and Programs in Biomedicine, 2021, 198: 105807.

SHUMAN D.I., NARANG S.K., FROSSARD P., et al. 2013. The emerging field of signal processing on graphs: Extending high-dimensional data analysis to networks and other irregular domains[J]. IEEE signal processing magazine 30, 83-98.

SONG X., LI H., GAO W., et al. 2021. Augmented multicenter graph convolutional network for COVID-19 diagnosis[J]. IEEE Transactions on Industrial Informatics 17, 6499-6509.

TORNG W., ALTMAN R.B. 2019. Graph convolutional neural networks for predicting drug-target interactions[J]. Journal of chemical information and modeling 59, 4131-4149.

VELIČKOVIĆ P., CUCURULL G., CASANOVA A., et al. 2017. Graph attention networks[J]. arXiv preprint arXiv:1710.10903.

VYAS M.R., VENKATESWARA H., PANCHANATHAN S. 2020. Leveraging seen and unseen semantic relationships for generative zero-shot learning. Computer Vision–ECCV 2020: 16th European Conference, Glasgow, UK, August 23–28, 2020, Proceedings, Part XXX 16[J]. Springer, 70-86.

WANG J., HUANG P., ZHAO H., et al. 2018. Billion-scale commodity embedding for e-commerce recommendation in alibaba[J]. Proceedings of the 24th ACM SIGKDD international conference on knowledge discovery & data mining, 839-848.

WEI L., ZHAO H., YAO Q., et al. 2021. Pooling architecture search for graph classification[J]. Proceedings of the 30th ACM International Conference on Information & Knowledge Management, 2091-2100.

WU J., CHEN X., XU K., et al. 2022. Structural entropy guided graph hierarchical pooling. International conference on machine learning[J]. PMLR, 24017-24030.

WU Z., PAN S., LONG G., et al. 2019. Graph wavenet for deep spatial-temporal graph modeling[J]. arXiv preprint arXiv:1906.00121.

XIAN Y., LAMPERT C.H., SCHIELE B., et al. 2018. Zero-shot learning—a comprehensive evaluation of the good, the bad and the ugly[J]. IEEE transactions on pattern analysis and machine intelligence 41, 2251-2265.

XIAO Z., DENG Y., 2020. Graph embedding-based novel protein interaction prediction via higher-order graph convolutional network[J]. PloS one 15, e0238915.

XIAOAI G., YUJING X., LIN L., et al. 2021. An overview of disease prediction based on graph convolutional neural network[J]. Proceedings of the 6th International Conference on Intelligent Information Processing, 27-32.

XU Z.-Q.J., ZHANG Y., XIAO Y. 2019. Training behavior of deep neural network in frequency domain Neural Information Processing: 26th International Conference, ICONIP 2019, Sydney, NSW, Australia, December 12–15, 2019, Proceedings, Part I 26[J]. Springer, 264-274.

YAN S., XIONG Y., LIN D., 2018. Spatial temporal graph convolutional networks for skeleton-based action recognition[J]. Proceedings of the AAAI conference on artificial intelligence.

YIN S., PENG Q., LI H., et al. 2019. Multi-instance deep learning with graph convolutional neural networks for diagnosis of kidney diseases using ultrasound imaging[J]. Uncertainty for Safe Utilization of Machine Learning in Medical Imaging and Clinical Image-Based Procedures: First International Workshop, UNSURE 2019, and 8th International Workshop, CLIP 2019, Held in Conjunction with MICCAI 2019, Shenzhen, China, October 17, 2019, Proceedings 8. Springer, 146-154.

YING R., HE R., CHEN K., et al. 2018a. Graph convolutional neural networks for web-scale recommender systems[J]. Proceedings of the 24th ACM SIGKDD international conference on knowledge discovery & data mining, 974-983.

YING Z., YOU J., MORRIS C., et al. 2018b. Hierarchical graph representation learning with differentiable pooling [J]. Advances in neural information processing systems 31.

YOU J., LIU B., YING Z., et al. 2018. Graph convolutional policy network for goal-directed molecular graph generation[J]. Advances in neural information processing systems 31.

YUAN H., JI S., 2020. Structpool: Structured graph pooling via conditional random fields[J]. Proceedings of the 8th International Conference on Learning Representations.

YUAN Y., BAR-JOSEPH Z., 2020. GCNG: graph convolutional networks for inferring gene interaction from spatial transcriptomics data[J]. Genome biology 21, 1-16.

ZAKI N., SINGH H., MOHAMED E.A., 2021. Identifying protein complexes in protein-protein interaction data using graph convolutional network[J]. IEEE Access 9, 123717-123726.

ZHANG J, LIU B, WANG Z, et al. DeepPN: a deep parallel neural network based on convolutional neural network and graph convolutional network for predicting RNA-protein binding sites[J]. BMC Bioinformatics, 2022. DOI:10.1186/s12859-022-04798-5.

ZHANG L., WANG X., LI H., et al. 2020. Structure-feature based graph self-adaptive pooling[J]. Proceedings of The Web Conference 2020, 3098-3104.

ZHANG Y.-D., SATAPATHY S.C., GUTTERY D.S., et al. 2021. Improved breast cancer classification through combining graph convolutional network and convolutional neural network[J]. Information Processing & Management 58, 102439.

ZHANG Z., BU J., ESTER M., et al. 2019. Hierarchical graph pooling with structure learning[J]. arXiv preprint arXiv:1911.05954.

ZHU Y., MA J., YUAN C., et al. 2022. Interpretable learning based dynamic graph convolutional networks for alzheimer's disease analysis[J]. Information Fusion 77, 53-61.

ZITNIK M., AGRAWAL M., LESKOVEC J., 2018. Modeling polypharmacy side effects with graph convolutional networks[J]. Bioinformatics 34, i457-i466.

王喆, 2020. 深度学习中不得不学的 Graph Embedding 方法. https://www.zhihu.com/tardis/zm/art/64200072?source_id=1005.